Herald Hopf

Praxishandbuch Tageskliniken

Herald Hopf

Praxishandbuch Tageskliniken

Teilstationäre Behandlung in Psychiatrie und Psychosomatik

1. Auflage

ELSEVIER

ELSEVIER
Hackerbrücke 6, 80335 München, Deutschland
Wir freuen uns über Ihr Feedback und Ihre Anregungen an books.cs.muc@elsevier.com

ISBN 978-3-437-23391-3
eISBN 978-3-437-09753-9

1. Auflage 2019

Wichtiger Hinweis für den Benutzer
Ärzte/Praktiker und Forscher müssen sich bei der Bewertung und Anwendung aller hier beschriebenen Informationen, Methoden, Wirkstoffe oder Experimente stets auf ihre eigenen Erfahrungen und Kenntnisse verlassen. Bedingt durch den schnellen Wissenszuwachs insbesondere in den medizinischen Wissenschaften sollte eine unabhängige Überprüfung von Diagnosen und Arzneimitteldosierungen erfolgen. Im größtmöglichen Umfang des Gesetzes wird von Elsevier, den Autoren, Redakteuren oder Beitragenden keinerlei Haftung in Bezug auf jegliche Verletzung und/oder Schäden an Personen oder Eigentum, im Rahmen von Produkthaftung, Fahrlässigkeit oder anderweitig, übernommen. Dies gilt gleichermaßen für jegliche Anwendung oder Bedienung der in diesem Werk aufgeführten Methoden, Produkte, Anweisungen oder Konzepte.

Für die Vollständigkeit und Auswahl der aufgeführten Medikamente übernimmt der Verlag keine Gewähr.
Geschützte Warennamen (Warenzeichen) werden in der Regel besonders kenntlich gemacht (®). Aus dem Fehlen eines solchen Hinweises kann jedoch nicht automatisch geschlossen werden, dass es sich um einen freien Warennamen handelt.

Bibliografische Information der Deutschen Nationalbibliothek
Die Deutsche Nationalbibliothek verzeichnet diese Publikation in der Deutschen Nationalbibliografie; detaillierte bibliografische Daten sind im Internet über http://www.d-nb.de/ abrufbar.

19 20 21 22 23 5 4 3 2 1

Bei Patienten und Berufsbezeichnungen wurden abwechselnd die grammatikalisch maskuline und feminine Form gewählt. Selbstverständlich sind hier jeweils immer Frauen und Männer gemeint.

Planung: Ursula Jahn M. A., München
Projektmanagement: Sabine Hennhöfer, München
Redaktion: Karin Beifuss, Ohmden
Satz: abavo GmbH, Buchloe
Druck und Bindung: Drukarnia Dimograf, Bielsko-Biała, Sp. z o. o., Polen
Umschlaggestaltung: SpieszDesign, Neu-Ulm
Titelfotografie: © Herald Hopf

Aktuelle Informationen finden Sie im Internet unter **www.elsevier.de**

Vorwort

Wenig zur Kenntnis genommen wurde eine wichtige Veränderung in der deutschen Psychiatrie der letzten Jahrzehnte. Ein großer Teil der Krankenhausbehandlungen findet inzwischen von Zuhause aus, nur noch teilstationär, statt. Seit den 1960er-Jahren haben sich psychiatrische und psychosomatische Tageskliniken flächendeckend und fachlich differenziert verbreitet. Das vorliegende Handbuch soll nicht nur fachliche Standards aufzeigen, sondern vielmehr ermutigen, die vorhandenen Freiräume sinnvoll und heilsam zu nutzen. Viele neu gegründete Tageskliniken verfügen noch nicht über das spezifische Knowhow der früher in Abgrenzung zu anderen Einrichtungen profilierten Teams. Die aktuell große Offenheit gegenüber milieugestaltender Therapie ermöglicht nun endlich die Überwindung der Institutionsgrenzen, wozu aber die Kenntnis der eigenen Besonderheit vorauszusetzen ist.

Dieses Handbuch richtet sich an alle Mitarbeiterinnen und Mitarbeiter von Tageskliniken. Kollegen stationärer und ambulanter Behandlungsinstitutionen sollen umfangreiche Informationen zur Tagesklinik erhalten und Studierende oder Auszubildende im psychiatrischen Bereich einen Vorgeschmack auf das kommende Arbeitsgebiet bekommen. Auch der Patientin oder dem Patienten und ihren Angehörigen helfen die einzelnen Kapitel, ein Verständnis für das Geschehen in der Tagesklinik zu entwickeln.

Ohne die vielen Hinweise und Zuarbeiten hätte kaum ein so umfassendes Buch entstehen können. **Mein Dank** gilt den Patienten und Mitarbeitern der Tageskliniken und PIAs in Preetz, Plön, Heide und Berlin-Steglitz sowie der Privatklinik Nikolassee. Die Kollegen der Landes-AG Schleswig-Holsteinischer Tageskliniken und der DATPPP gaben wertvolle Hinweise. Exemplarisch seien genannt: Ernst Diebels, Igor Tominschek, Eckart Korth, Bettina Ryll, Petra Haupt-Schade und Sarah Born. Auch dem Krankenhaus Waldfriede sei für die Unterstützung gedankt. Fr. Jahn und Fr. Hennhöfer vom Elsevier-Verlag und meine Lektorin Karin Beifuss förderten das vorliegende Buch durch geduldige Unterstützung, Korrektur und Ermutigung.

Berlin, im Juni 2018
Herald Hopf

KAPITEL

1 Vorweg: ein Loblied auf die Tagesklinik

Eines Tages in der Medizin zu arbeiten ist für viele junge Menschen ein Traum. Die Universitäten müssen weiter hohe Zugangssperren in Form eines Numerus clausus nahe am theoretisch erreichbaren Maximum errichten. Aber dann im Verlauf der endlosen Kurse und Prüfungen bröckelt die Motivation – die Realität schimmert durch. Entweder sind die ursprünglich zur Hilfe am leidenden Menschen motivierten jungen Studierenden enttäuscht von einem an Industrieproduktivität ausgerichteten Massenbetrieb und sie werden von der Unmenge an Kontrolldokumentation abgeschreckt. Oder die noch existierenden Hierarchien selbstherrlicher Chefärzte oder ignoranter Betriebswirte, die neuen Chefs, werfen sie aus dem Rennen um die besten Weiterbildungsplätze. Übrig bleibt ein leergefegter Arbeitsmarkt an Fachärzten, auch in den Fächern der seelischen Gesundheit. In der ganzen Medizin? Nein! Ein von unbeugsamen Psychiatriemitarbeitern bevölkertes kleines Gebiet hört nicht auf, den inhumanen Entwicklungen Widerstand zu leisten.

Aus diesem Asterixschen Geist entstanden, leben noch heute viele Tageskliniken ganz glücklich in einem marginalisierten kleinen Randbereich der Medizin, der weder ganz den Krankenhäusern noch richtig den Ambulanzen zuzuordnen ist. In Tageskliniken kann ein überschaubares Team ohne hierarchische Beschränkung mit einem Jahresbudget (aus Tagespflegesätzen mal Belegungsquote) relativ frei diejenige Medizin anbieten, die auch eine nachhaltige Besserung bewirkt. Dazu gehört eine besonders nahe Begegnung mit den Erkrankten beim gemeinsamen Mittagessen oder gemeinsames Schwitzen beim Frühsport. Und die Qualitätskontrolle zum Therapieergebnis nach der Entlassung erfolgt u. a. durch den Kontakt mit ehemaligen Patienten in der eigenen Ambulanz oder in der Umgebung der Tagesklinik, beim Arbeiten, Einkaufen und im Leben.

Geringere Tendenz zum Stellenwechsel, starke regionale Verbundenheit und hohe fachliche Qualifikation gehören zu den Mitarbeitercharakteristika. Gegenüber den ambulanten Arbeitsplätzen, an denen die Kostenträger aus weiter Ferne die Arbeitsabläufe via Honorarverknappung bestimmen, oder klinischen Stellen, die fachfremden Vorgaben durch das Krankenhausmanagement ausgesetzt sind, ist die Tagesklinik ein kleiner gallischer Zufluchtsort, in dem Abenteuer (mit oder ohne Zaubertrank) bestanden werden. Nachfolgendes Handbuch soll Neueinsteiger fit machen für die Arbeit in der Tagesklinik, Patienten einen Überblick über die Idee und Vorgehensweise der Tagesklinik verschaffen und den gestandenen Tagesklinikern dabei helfen, sich wieder die notwendigen Freiräume zu verschaffen und Freude an erfolgreichem Arbeiten zu erhalten.

Teilstationäre Krankenbehandlung in den Fächern Psychiatrie und Psychosomatik boomt deutschlandweit. Die Gründe hierfür sind naheliegend. Die alten „Tanker" Landes- oder Bezirkskrankenhaus haben sich als zu langsam in der Umstellung vom Heilklima auf die praktische Lebensvorbereitung ihrer Patienten erwiesen. Die neu eingerichteten psychiatrischen Abteilungen orientieren sich am Krankenhaus mit Fokussierung auf Krankheitssymptome. Und mit der Entfernung vom Lebensalltag verringern sich die Chancen, sich an der Arbeitsstelle oder im Sportverein auszutesten oder den Kontakt zu Verwandten und Freunden zu pflegen. Die somit exkludierten psychischen Krankheiten wurden gefürchtet und die Erkrankten stigmatisiert. Unter dieser entwertenden Furcht der allgemeinen Bevölkerung leiden psychiatrische Institutionen heute noch. Seit den 1970er-Jahren – Stichwort: **Psychiatrie-Enquete** – wurde das Projekt gemeindenaher Fürsorge unübersehbar, und jeder Kreis und jede Großstadt entwickelten nun ihren Plan, psychisch Kranke lebensnah, ambulant und im regionalen Krankenhaus zu behandeln. Gezielte und dosierte Hilfen konnten seither bei Arbeit, Wohnen und Freizeit zur Integration beitragen. Im Behandlungsbereich haben sich weder die sozialpsychiatrische Nervenarztpraxis, die begleitende Soziotherapie noch die integrierte Versorgung durchgesetzt. Erfolgsmodell wurde in Deutschland die psychiatrisch-psychosomatische Tagesklinik.

Nach der Privatisierungswelle von Krankenhäusern ist der Druck zur Veränderung der Behandlungslandschaft etwas gesunken. Die Gestaltung humaner und sozialer Therapiebedingungen wurde in die Hände von Ökonomen gelegt, die feststellten, dass die Großkrankenhäuser einen vermeintlich ökonomischeren Mitteleinsatz bieten als die kleinteiligen Initiativen sozialer Psychiatrie und die niedrigschwellige Vor-Ort-Psychiatrie der Tageskliniken. Im Bereich der Psychosomatik entstanden daher zunächst weitere Großkliniken, die jetzt mühsam mit politischem Willen wieder dezentralisiert und in Krankenhausabteilungen oder Tageskliniken aufgelöst werden müssen. So wie das Schwimmen am besten im Wasser geübt wird, so kann ein angemessener Arbeitsstil oder das gesunde Familienverhalten besser in der **Alltagsumgebung** als in der Gruppentherapie geübt werden. Ambulante Therapieangebote mit ihren 1- bis 4-wöchentlichen Terminen bieten bei schwereren Symptomen nicht ausreichend Schutz und Unterstützung. Darum bleibt als derzeit bestes Trainingsangebot die tägliche intensive Therapie bei gleichzeitigem Verbleib in der häuslichen Umgebung – also die Tagesklinik.

Der Betrieb einer Tagesklinik für Psychiatrie oder Psychosomatik ist eigentlich nicht sehr kompliziert. Er ist aber in den einschlägigen Verordnungen und Gesetzen noch nicht vollständig geregelt und kann in einigen Bereichen noch dem gesunden Menschenverstand gehorchen oder sich nach Erfolg am Patienten ausrichten. Teilstationäre Behandlung birgt aber auch einige **Herausforderungen.** Mitarbeiter von Tageskliniken müssen mit dem besonderen Setting vertraut gemacht werden. Wer bislang in einer vollstationären Klinik gearbeitet hat, muss lernen, einer Patientin zuzutrauen, dass sie selber mit der Bahn fährt, die Medikamente selbst einnehmen kann und abends im Fitnessstudio trainiert – und das vielleicht sogar im selben Fitnessstudio wie die Krankenschwester oder die Ergotherapeutin. Und wer vorher nur ambulant gearbeitet hat, muss hinzulernen, über die tägliche hochintensive Behandlungsform in wenigen Wochen effektive und zielgerichtete Veränderungen der Krankheiten zu erreichen und recht schnell die Menschen wieder loszulassen. Eine entscheidende tagesklinische Säule ist neben Medikation und Psychotherapie die Nutzung und **Gestaltung des Milieus** der Tagesklinik und des Lebens. Ein täglicher enger Austausch macht die Arbeit für Therapeuten spannend. Obwohl spezifische Kenntnisse erforderlich sind, existiert trotz der vielen Tageskliniken fast kein Ausbildungscurriculum bzw. keine spezialisierte **Qualifikation.**

Dieses Buch soll die Lücke zwischen der inzwischen kräftig angewachsenen Literatur über Tagesklinikforschung und Praxisbeschreibung einzelner Tageskliniken schließen. Alle Aspekte tagesklinischer Arbeit sollen erwähnt werden. Auch wenn jede Tagesklinik einmalig ist, gibt es doch deutliche **Prinzipien,** was die Wirksamkeit einer Tagesklinik stärkt oder schwächt. Diese sollen nachfolgend so beschrieben werden, dass Mitarbeiter aller Berufsgruppen die tägliche Situation vor Augen haben und praktischen oder prinzipiellen Nutzen daraus ziehen können. Aus über 20-jähriger Arbeit in diversen Tageskliniken, mit Anfragen, Coaching und Konferenzen, aus der Forschung in diesem Feld, der Arbeit in einer Landesarbeitsgemeinschaft und dem Vorsitz der Deutschen Arbeitsgemeinschaft der Tageskliniken (DATPPP) wurden die aktuell verfügbaren Kenntnisse und Erfahrungen zusammengetragen.

Lesehinweis

Die **Geschlechterverteilung** ist bei den helfenden Berufen und eben auch in der Tagesklinik nicht mehr ausgewogen. Während Berufe wie Psychologe oder Arzt über Jahrzehnte männlich dominiert waren, treffen wir dort inzwischen mehrheitlich auf Frauen. Und in der Pflege, bei den Kreativtherapien und in der Sozialarbeit hat sich das bestehende Frauenübergewicht gehalten. Der Geschlechterunterschied bei den Patienten, dass sich mehr Frauen als Männer wegen seelischer Störungen in Behandlung begeben, nimmt dagegen gleichzeitig ab. Und die oft beklagte Abwesenheit der Väter in der Erziehung spiegelt sich nun auch in der Abwesenheit männlicher Bezugstherapeuten wieder. Üblicherweise wird um der besseren Lesbarkeit willen bei Berufsbezeichnungen und Patienten die grammatikalisch maskuline Form gewählt. In diesem Buch werden dagegen **abwechselnd männliche und weibliche Formen** benutzt. Damit sollen Bilder von der Vielgestaltigkeit der Patienten und Mitarbeiterinnen geweckt werden. Und wenn das Bild der Geschlechterausgewogenheit schon mal im Kopf entsteht, kann es sich vielleicht irgendwann auch in der Realität auswirken.

Und halten Sie sich bitte nicht sklavisch an die folgenden Empfehlungen. Diese sind **weder vollständig** noch für alle Situationen geeignet. Nehmen Sie sich die **Freiheit** für eigene Entwicklungen, achten Sie auf den **wissenschaftlichen Fortschritt** und setzen Sie die jeweils aktuellen Therapien ein. Die Forschung zu Tageskliniken ist noch im Fluss. Für eigene Erfahrungen, Forschungsergebnisse oder praktische Hinweise nehmen Sie Kontakt zum Autor oder zur DATPPP auf und helfen Sie mit, das „Praxishandbuch Tagesklinik" weiterzuentwickeln. Gewährleistung kann, trotz bester Überprüfung, nicht für alle erwähnten Bereiche übernommen werden.

KAPITEL

2 Einführung – vom Ende her

„Danke, dass Sie mir in den Hintern getreten haben, Frau Perm. Mit Ihrer forschen Art haben Sie mich aus meinem Antriebstief geholt. Ich stehe nun hier und hätte mir vor 6 Wochen nicht vorstellen können, wie es mir heute geht: ein ganz neues Lebensgefühl. Danke, dass es diese Tagesklinik gibt. Frau Grein danke ich für die Einzelgespräche, Herrn Bolz für die Entspannung und Frau Block für die Musik. Und bei meinen Mitpatienten bedanke ich mich für die vielen Gespräche und für den lockeren und offenen Umgang. Ich wünsche euch allen auch bald eine genauso gute Besserung. Und wir bleiben in Kontakt. Lasst euch den Kuchen schmecken, den ich gestern Abend noch gebacken habe."

So verabschiedet sich bei erfolgreichem Verlauf eine Patientin aus der Tagesklinik – voller Dankbarkeit, guter Wünsche und Zuversicht. Erfolgreiche Therapie ist für Patienten und Therapeuten beglückend. Ende gut – alles gut. Das Handbuch **beginnt am Ende** der Behandlung, weil eine fürs Leben relevante Therapie das **Ergebnis im Blick** hat. Nachher-Fragen wollen vorher beantwortet sein: Was ersetzt die Intensität der Krankheitssymptome? Wie lebt der Patient nach der Tagesklinik? Wie arbeitet sie später? Wie verbringt er seine Freizeit? Woran kann sie noch glauben? Wer teilt seine Nähe? Wer therapiert sie weiter? Welche Prophylaxe bewahrt ihn langfristig?

Also stellen sich Tagesklinikherapeuten in den ersten Tagen schon vor, was aus ihrer Patientin in ca. 5–10 Wochen werden kann, und richten danach ihre Therapie aus, indem sie die Patientin selbst dazu befragen und dann **gemeinsam Zukunftspläne** schmieden. Die häufigsten psychischen Krankheiten blockieren aber leider die **Antizipationsfähigkeit** der Patienten: In der Depression gibt es nur noch düstere Zukunft, in der Manie völlige Selbstüberschätzung; starke Angst hemmt das Selbstzutrauen; emotionale Instabilität lässt die Ziele täglich schwanken, und über eine schizophrene Psychose hat die Patientin den Kontakt zu einer realistischen Umgebungseinschätzung verloren. Die Zielfindung sollte deshalb sowohl vernünftige Vorgaben der Bezugstherapeutin für ihren Patienten beinhalten als auch Patienten Raum für Erfahrungen aus eigenen Entscheidungen lassen. Einige Umwege können vermieden werden, wenn im **gemeinsamen Gespräch** Patienten behutsam mit in sich unstimmigen Vorstellungen konfrontiert werden und dann im sogenannten **sokratischen Dialog** selbst auf bessere Lösungen kommen.

Ein Problem bei der Therapiezielvereinbarung besteht darin, dass sich die Schwere der psychischen Krankheit, mitsamt einer oftmals katastrophalen Lebenssituation, in den Vordergrund drängt. Demgegenüber fällt es schwerer, die gesunde Persönlichkeit mit ihren **Ressourcen** zu entdecken, die schon viele Tiefpunkte des Lebens bewältigt hat. Da Therapeuten den gesunden Menschen meist nicht kennen, besteht die Versuchung, dem Patienten eigene Vorstellung von seiner „Normalität" überzustülpen. Umgekehrt kann ein Patient protestierend davonlaufen, wenn die Therapeutin ihm seine verbliebenen Fähigkeiten nachzuweisen versucht, z. B. wenn er gewohnt ist, dass er nicht verstanden wird oder wenn seine Krankheit für ein Ziel wie die Berentung wichtig ist. Leid anzuerkennen und zugleich **offen** zu sein für überraschende Wendungen – diese Haltung lohnt sich bei psychischer Krankheit immer. Niemand kann den weiteren Verlauf sicher vorhersagen.

Und was passiert zwischen Zielplanung und Entlassung? Tageskliniken bieten eine mit der vollstationären Behandlung vergleichbare Behandlungsintensität bei effektiverem Kosteneinsatz und ebenbürtigem Therapieergebnis (Kallert et al. 2007; Marshall et al. 2011; Priebe et al. 2011; Liebherz et al. 2012; Falkai 2013; Pausch et al. 2017). Zusätzliche Vorteile ergeben sich über ein etwas besseres „soziales Funktionsniveau" nach Entlassung.

Die Tagesklinik erreicht dies durch eine **hohe Behandlungsdichte** von ca. zwei bis vier strukturierten Therapieterminen pro Tag und über ganz viel Dynamik im heilsamen Milieu der Patientengruppe. Die **familienähnliche Struktur** bietet Patienten die Chance, ihre alten Beziehungsmuster durch neu erfahrene Bindungen zu überschreiben oder im ungünstigen Fall leider zu wiederholen. Die Behandlung in **großer Alltagsnähe** ermöglicht die Übertragung des Erlernten in die eigene Lebensrealität mit besserer Verankerung und Einbezug von Umgebungspersonen. Die **Multiprofessionalität** der Therapeuten bei überschaubarer Größe führt regelhaft zu flachen Hierarchien mit individueller Aufgabenverteilung, die nur noch locker mit den Grundberufen assoziiert ist. Wie bei jedem wirksamen Heilmittel sind auch bei der Tagesklinik die Dosis, die Indikation, der zeitliche Verlauf der Krankheit und Nebenwirkungen zu beachten.

Tagesklinik lässt sich weniger über das Defizit – die fehlende Nachtbetreuung – definieren. Vielmehr handelt es sich um eine komplex arrangierte Kombination aus **stationären und ambulanten** Therapien mit hohen Anforderungen an Kompetenz und Flexibilität der dort Beschäftigten.

LITERATUR

Falkai P (Hrsg.). DGPPN S3-Leitlinie Psychosoziale Therapien bei schweren psychischen Erkrankungen. S3-Praxisleitlinien in Psychiatrie und Psychotherapie. Berlin: Springer, 2013.

Kallert TW, Matthes C, Glöckner M et al. Akutpsychiatrische tagesklinische Behandlung: Ein effektivitätsgesichertes Versorgungsangebot? Psychiatr Prax 2004; 31: 409–419.

Kallert TW, Priebe S, McCabe R, et al. Are day hospitals effective for acutely ill psychiatric patients? A European multicenter randomized controlled trial. J Clin Psychiatry 2007; 68: 278–287.

Liebherz S, Reimer J, Harfst T, et al. Effectiveness and predictors of outcome in a psychiatric university day clinic. The German Journal of Psychiatry 2012; 15: 1–9; www.gjpsy.uni-goettingen.de (letzter Zugriff: 27.4.2018).

Marshall M, Crowther R, Almaraz-Serrano A, et al. Day hospital versus admission for acute psychiatric disorders. Cochrane Database Syst Rev 2011; 12: CD 004026.

Pausch K, Nordt C, Pichler EM. Akut-Tagesklinik als kosteneffiziente Alternative zu stationärer Therapie. Neuropsychiatr 2017; 31(2): 63–69.

Priebe S, McCabe R, Schützwohl M, et al. Patient characteristics predicting better treatment outcomes in day hospitals compared with inpatient wards. Psychiatr Serv 2011; 62(3): 278–284.

KAPITEL

3 Aufnahme

Wann eine Tagesklinik für sie geeignet ist, wissen oft weder die betroffenen Patienten noch die einweisenden niedergelassenen Ärzte ausreichend. Tageskliniken müssen deshalb stärker noch als vollstationäre Krankenhäuser vor oder bei Aufnahme der Patienten eine eigene Prüfung von **Indikation** und Behandlungsmöglichkeiten vornehmen. Zur Reduktion unnötiger Therapieabbrüche (Simhandl und König 2011) lohnt sich immer die **qualifizierte Vorauswahl** (Kappes et al. 2012) durch ein Assessment bzw. **Vorgespräch.** Tageskliniker sollten wissen, welches realistische Ergebnis von einer Behandlung zu erwarten ist, damit sie dem Anfragenden auch ehrliche Auskunft geben können.

3.1 Vorgespräch

Das erste Gespräch beinhaltet alles. In Sekundenschnelle stellt sich im Kontakt eine angenehm interessierte oder klar hilfesuchende **Arbeitsatmosphäre** her – oder die Kommunikation wird stark durch Angst, Drohung, Misstrauen, Antriebs- und Energiemangel oder durch Entwertung oder Idealisierung blockiert. Bei anderen Kranken sprechen nur die Angehörigen, und die Patientin kommt gar nicht zu Wort. Manchmal erleben Therapeuten heftigsten Widerwillen und Irritation – und der Patient spürt Gleiches bei sich. Leider trauen sich gerade am Anfang die wenigsten Patienten, ihre Schwierigkeiten offen anzusprechen. Sie hätten damit eigentlich eine reiche Quelle an Erkenntnis. Die Tiefenpsychologen nennen das **Übertragung und Gegenübertragung,** die Schematherapeuten Modus und Schema. Damit lässt sich wunderbar arbeiten. Aufseiten der Therapeuten setzt dies allerdings auch ein gehöriges Stück Abstand zu den eigenen Spontanreaktionen voraus. Dabei nimmt der Therapeut zwar seine Empfindungen und das Beziehungsmuster wahr, reagiert dann aber doch ganz anders, als „normalerweise" zu erwarten wäre: z. B. freundlich, wo mit Ärger zu rechnen wäre, oder misstrauisch, wo sich ein Patient übermäßig vertrauensselig präsentiert.

Das Vorgespräch erfordert also schon eine gewisse **psychotherapeutische Grundkompetenz** der Mitarbeiter: eine durchgehend volle Aufmerksamkeit auf die Patientin und die Bereitschaft, das Anliegen des leidenden Menschen zu verstehen. Die eigenen Empfindungen zu realisieren und zu reflektieren hilft hierzu ebenso wie gezielte, auch schambesetzte Themen betreffende Nachfragen zu stellen. Die **verständnisvolle Grundhaltung** ist beileibe kein Privileg von Ärzten und Psychologen. Eine gute therapeutische Ausbildung, Selbsterfahrung und Supervision sind zur Pflege von Wahrnehmung und Reaktionen sehr hilfreich. Es gibt aber auch naturbegabte Mitarbeiter, die ausgezeichnete Zuhörer sind.

Zum Erstgespräch oder Assessment gehört immer auch die Erstellung oder Bestätigung einer **Aufnahmediagnose.** Diagnosen erfordern ärztliche Kompetenz. **Ärzte** müssen allerdings nicht das komplette Gespräch führen, auch wenn ihnen die letztliche Verantwortung für die aus der Diagnose erwachsenden Folgen obliegen. Die Ärztin muss beim Rückgriff auf Berichte jedoch großes Zutrauen in die persönliche Qualifikation ihrer Mitarbeiterinnen setzen können.

Die Initialzündung zur tagesklinischen Behandlung kommt überwiegend vonseiten des Patienten selbst oder seiner Angehörigen, des Hausarztes oder der Klinikärztin. Die **Kontaktaufnahme** erfolgt über eine telefonische Anmeldung, zunehmend auch über Mailanfragen.

Erste Station ist dann in der Regel das **Sekretariat.** Mangels ganztags ausfüllender Verwaltungsarbeit (so sehen es zumindest Verwaltungsleiter oft) ist dieses aber meist nicht durchgehend besetzt. So landet der Anrufer oft beim „Telefondienst", also bei irgendjemandem, der gerade nichts Wichtigeres zu tun vorweisen kann und deshalb mit dem Telefon herumlaufen darf. Gefragt ist beim Erstkontakt aber ein verständnisvolles, offenes Ohr, um suizidale Gefährdung sofort herauszuhören und von monologisierenden Selbstdarstellern zu unterscheiden. Statt irrtumsgeleitete Erfahrungen zu machen, spart ein gut fortgebildeter **Telefondienst** Ärger und Fehlaufnahmen.

Auch wenn das Vorgespräch eines der wichtigsten Instrumente ist, wurde es im deutschen Abrechnungssystem der Krankenkassen leider vergessen. Deshalb müssen Tageskliniken aber nicht auch gleich das Gespräch komplett auslassen. Möglichkeiten der Gegenfinanzierung sind die **Abrechnung** als Leistung einer Institutsambulanz, eines angeschlossenen MVZ oder eines damit betrauten niedergelassenen Facharztes. Notfalls verbleibt als Variante, Vorgespräche selbst dann durchzuführen, wenn sie nicht bezahlt werden, einfach weil sie unerlässlich sind.

Was ist beim Erstkontakt wichtig (➤ Box 3.1)? Die **Personalien** sind möglichst komplett aufzunehmen. Mit Abgabe und Einspeichern der Versichertenkarte sind ja meistens die Krankenversicherung und Versicherungsnummer schon gespeichert. Die aktuelle offizielle Anschrift, aber auch die Adresse, unter der die Patientin tatsächlich erreichbar ist, sollten lieber noch einmal nachgefragt werden, da Umzüge nicht immer auch der Kasse gemeldet werden. Ganz wichtig ist eine erreichbare **Telefonnummer.** Falls ein Patient einmal nicht kommt oder Folgetermine zu verschieben sind, ist das Telefon das erste und wichtigste Instrument der Kontaktsuche. Dazu kommt die Frage nach dem Hausarzt, Facharzt und Psychotherapeuten oder der überweisenden Klinik und nach einer Angehörigenadresse für den Notfall. Auf die Freiwilligkeit und Einsichtsmöglichkeit ist dabei nach der Datenschutz-Grundverordnung (DSGVO) hinzuweisen.

BOX 3.1

Themen des Vorgesprächs

- Datum und Name der Therapeutin
- Personalien des Patienten
- Subjektive Störungsschilderung der Erkrankten
- Subjektive Wahrnehmungsbesonderheiten beim Therapeuten
- Bisherige Behandlung und Verlauf
- Somatische Krankheiten und deren Behandlung
- Lebenssituation: Beruf, Wohnen, Beziehungsstatus, Kinder, Schulden etc.
- Suchtmittelprobleme
- Psychopathologischer Kurzbefund mit Frage nach Suizidalität
- Veränderungsziele
- Vereinbarung zu Aufnahme oder anderer Behandlungsform

Die meiste Zeit ist für die **subjektive Beschwerdenschilderung** der Patientin einzuplanen. Nie wieder wird der Grund für die Inanspruchnahme der Tagesklinik so deutlich mitgeteilt wie anfangs. Um diese Mitteilungen auch für den weiteren Verlauf zu erhalten, ist es ratsam, mindestens die Schlüsselbegriffe genauso aufzuschreiben, wie sie gesagt wurden. Darauf kann in der gesamten Therapiezeit Bezug genommen werden. Danach können dann die wichtigsten Bereiche der **Psychopathologie** durchgecheckt werden. Die notwendige Zeit für die komplette Beschreibung, z. B. nach dem AMDP-System (➤ Kap. 7.2), findet sich meistens erst nach Aufnahme. Unverzichtbar ist es, nach Suizidgedanken und -impulsen zu fragen. Für die Aufnahmedringlichkeit macht die jeweilige Antwort einen enormen Unterschied. Nicht fehlen darf die Frage nach dem Konsum von Alkohol und Drogen. Alle Beteiligten ersparen sich auf diese Weise unnötige Kurzbehandlungen, die dann in einer Suchteinrichtung fortgesetzt werden müssen.

Das Vorgespräch ist damit noch nicht zu Ende. Die **soziale Situation** spielt für das Behandlungssetting eine wichtige Rolle. Da die soziale Ausgangssituation viele Reaktionsweisen verstehbar macht und Ansatzpunkte für die Sozialtherapie bietet, sollte sie gründlich erhoben werden (➤ Kap. 7.3).

Körperliche Krankheiten und Therapien dürfen nicht übersehen werden, da hierdurch die Behandlung ganz anders ausgerichtet wird (➤ Kap. 7.1).

Wie bezeichnet die Patientin selbst ihre Probleme? Wie erklärt sie aus ihrer Sicht die Störung, und was könnte ihrer Meinung nach helfen? Die **subjektive Sicht** ist langfristig entscheidender als die therapeutische. Eine große Differenz zwischen Innensicht des Patienten und Außensicht der Therapeutin wird spannende Therapiestunden zur Einigung zwischen Behandler und Behandeltem nötig machen.

Die Entscheidung zur Aufnahme erfolgt möglichst **partizipativ,** also nach Festlegung eines gemeinsamen guten Grundes, der **Diagnose,** zu einer so intensiven Intervention wie einer teilstationären Klinikbehandlung. Wegen der freiwilligen Motivation muss ein guter Behandlungsgrund auf Patientenseite vorliegen. Und weil die Behandlung erhebliche Kosten verursacht, muss der Aufnahmearzt Dringlichkeit und Schwere der Erkrankung darstellen können.

Eine mehr oder weniger frei formulierte **Therapievereinbarung** dient der Festlegung gemeinsamer **Ziele.** Dadurch kommt die Patientin hoffentlich mit einem formulierten sinnvollen Anliegen in die Behandlung und weiß, dass in der Tagesklinik nicht nur ihre Krankheitsdämonen vertrieben werden, sondern neues Leben aufgebaut wird. Das Ziel kann aber auch erst im Therapieverlauf formuliert werden.

Obwohl Kennenlernen und Diagnostik beim Erstgespräch im Vordergrund stehen, beginnt hier schon die **Therapie.** Enorm viel Hoffnung kann durch ein vertrauensvolles Gespräch geweckt werden. Erste Schritte eines verbesserten Krankheitsverständnisses im Sinne einer Psychoedukation können gegangen werden. Die Entstehungsgeschichte der Krankheit wird überlegt, ein Behandlungsziel wird vereinbart, und es werden erste Veränderungsschritte ins Auge gefasst. Zum Beispiel kann vereinbart werden, auf welchem Weg eine Patientin in die Tagesklinik kommt und wie die Wegstrecke schon einmal in den Tagen oder Wochen der Wartezeit, z. B. mit öffentlichen Verkehrsmitteln, eingeübt wird.

Therapeuten, die über kein immenses Gedächtnis verfügen, sollten sich lesbare Notizen machen. Es sind eine Menge verschiedener Psychopathologie-Listen verfügbar (➤ Kap. 7.2) oder eigene leicht zu entwickeln. Freitext zur Abbildung der Besonderheit einzelner Menschen kommt immer dazu. Bewährt hat sich für diese Vielzahl von Informationen eine **Aufnahmemappe:** Personalien, Beschwerdebild, Psychopathologie, Sucht, Somatik, Anamnese mit Vorbehandlung und Medikation; eine Diagnose mit ICD-Nummer rundet das Bild ab.

Zur Behandlung gehört es auch, auf frühere Befunde zurückgreifen zu können. Da die wenigsten Patienten ihre **Vorbefunde** dabeihaben, müssen dafür ein Formular zur Anforderung vorangegangener Krankenberichte und eine zu unterzeichnende Einverständniserklärung bereitliegen. Befunde können schon in der Wartezeit bis zum Therapiebeginn eingehen, sofern sie rechtzeitig unterschrieben sind.

Wo sich eine Sucht abzeichnet oder bekannt ist, kann eine **Suchtmittelvereinbarung** geschlossen werden (➤ Kap. 14.6). Üblicherweise verpflichtet sich darin der Patient, für die Behandlungszeit auf den Konsum seiner Substanz zu verzichten. Und wenn das nicht gelingt, also für den Fall des Rückfalls, wird so vorher festgelegt, wie und wo ein Substanzentzug stattfinden soll. Die Festlegung des Prozederes für den Rückfall lässt sich besser im nüchternen Vorgespräch treffen.

Es lohnt sich, Zeit für ein erstes Gespräch einzuplanen, den Schilderungen der Patienten genau zuzuhören und diese für die weitere Behandlung zu notieren. Daraus entstehen dann die Diagnostik, die Zielvereinbarung und die Baseline der Therapie.

3.2 Was Patienten mitbringen müssen

3

Beim Vorgespräch wird geklärt, was der Patient zur Aufnahme mitbringen soll (➤ Box 3.2). Bei **seltenen Medikamenten,** kann es Sinn machen, diese mindestens für die ersten Tage auch dabei zu haben – nicht jede Apothekenbestellung klappt schon am ersten Tag.

BOX 3.2

Was Patienten in die Tagesklinik mitbringen sollen

- Zeitnah datierter Einweisungsvordruck vom Haus- oder Facharzt
- Versichertenkarte, z. B. zum Erstellen von Formularen
- Aktuelle Medikamentenliste
- Verlegungs- oder Entlassungsbericht aus der Klinik
- Frühere Behandlungsberichte, falls vorhanden
- Sportsachen für Hallensport oder Wollsocken, z. B. für Gymnastik
- Ggf. Geld für Schlüsselpfand
- Seltene Medikamente

Gelegentlich ist auch die Information erforderlich, was **nicht mitgebracht** werden soll: Lebensmittel für alle, Waffen, Hunde, Lautsprecher, Propagandaliteratur, ansteckende Krankheiten usw. Es empfiehlt sich dagegen immer, darauf hinzuweisen, dass Patienten ihre **Beschwerden** unbedingt mitbringen sollten: „Bringen Sie Ihre Angst mit!" Das hilft gegen eine nur zur Schau getragene Selbstsicherheit und hilft zugleich, als paradoxe Intervention, die Phobophobie, die Angst vor der Angst, zu mindern.

In jedem Fall sollte die Patientin einen **Aufnahmetermin** erhalten (außer bei Tageskliniken, die ihre Patienten grundsätzlich kurz vor Aufnahme anrufen), inklusive Uhrzeit und Ort, an dem sie sich einzufinden hat.

3.3 Der Aufnahmetermin

Ohne Perspektive ist eine mehrwöchige Wartezeit nur schwer zu überbrücken. Nicht nur die Tagesklinik muss ihre Belegung planen – auch Patienten benötigen Planungssicherheit. Jeder Patientin sollte die Telefonnummer des Sekretariats mitgegeben werden, damit sie anrufen kann, falls sie an anderer Stelle frühere oder bessere Hilfe erhält oder die Krankheit sich spontan bessert.

Je nach Konzept der Tagesklinik kann ein fester **Aufnahmetag,** z. B. immer montags, vorgesehen werden. Dies hat den Vorteil, alle Aufnahmevorgänge wie Aufnahmelabor, Aufnahmemeldungen, Patensystem usw. zu standardisieren. Das Gleiche gilt für die Entlassung. Mit einem fixen Entlassungstag, z. B. freitags, kann im Therapieprogramm ein Verabschiedungsritual jeweils in die gleiche Therapiegruppe eingebunden werden. Der Vorteil einer **Aufnahme an jedem Tag** ist dagegen, sofort auf Notfälle reagieren zu können und auch die Belegungsquote stabil zu halten. Die **Kombination** beider Kriterien ist vermutlich der beste Weg: Elektiv kann die Aufnahme bei weniger drängenden Problemen für einen bestimmten Aufnahmetag festgelegt werden. Und bei Notfällen oder unvorhergesehenem Belegungsabfall werden dann Patienten „außer der Reihe" aufgenommen. Die Verteilungsgerechtigkeit zwischen den schwer Kranken und akuten Notfällen und den mittelschwer Bedürftigen bleibt bei langer Warteliste ein ethisches Problem, über das immer wieder im Behandlungsteam und in der Supervision diskutiert werden sollte. Eine Therapievorbereitungsgruppe bietet zumindest für die Wartezeit schon erste Therapie.

3.4 Warteliste und Vorbereitungsgruppe

Wann macht eine **Warteliste** Sinn? Ein suizidaler Patient kann keine 6 Wochen abwarten – sonst besteht die große Gefahr, dass sich sein Problem in die eine oder andere Richtung erledigt. Und eine Angstpatientin verliert in der gleichen Zeit oft ihre Motivation, mit der sie sich zum Vorgespräch aufgerafft hatte.

Wartelisten zeigen, dass ohne aktive Steuerung eine Ausfallquote von etwa 50 % der Menschen aus dem Vorgespräch zu erwarten ist. Dadurch selektiert man sich zwar die ausdauerndsten und motiviertesten Menschen. Die Klinikleitung sollte hier aber direktiv werden und Kriterien für Aufnahmeprioritäten herausgeben. Sonst gelingt es auch nicht, sich Akut- oder Versorgungskrankenhaus zu nennen.

Eine gute Warteliste wird also nicht nur chronologisch, sondern auch nach **Dringlichkeit** differenziert geführt. Die Einschätzung, wer dringend zu behandeln ist, bleibt aber ein Dilemma. Eine subjektive Notlage erweist sich häufig als schlechtes Kriterium. **Suizidalität** ist sicher dringlicher als eine jahrelang unverändert bestehende Zwangsstörung. Die **Verlegung** aus einer Klinik ist oft insofern dringend, als auch die Tagesklinik ihre dringenden Verlegungen vom vollstationären Bereich bevorzugt behandelt wissen möchte. Die Schilderungen **niedergelassener Ärzte** lernt man im Laufe der Zeit einzuschätzen und zwischen den übervorsichtigen und den sich selbst überschätzenden Kolleginnen zu unterscheiden. Bei schwacher **Belegung** reicht schon eine leichte Dringlichkeit, während in einer über Monate ausgebuchten Tagesklinik die Adressen alternativer Behandlungsorte parat liegen sollten. Im Fall von ungeplanten Absagen kann ja vorzeitig aufgenommen werden.

Die mittlere Wartezeit auf einen Tagesklinikplatz betrug 2014 etwa 6 Wochen. Schon ab etwa 4 Wochen hilft den Wartenden das Angebot einer Therapiegruppe für die Zeit dazwischen, eine Warte- oder besser **Therapievorbereitungsgruppe.** Patienten erhalten möglichst schon im Vorgespräch einen festen Termin für diese Gruppe. Diese kann unproblematisch Bestandteil einer angeschlossenen oder kooperierenden Institutsambulanz sein. Der leitende **Gruppentherapeut** kann dafür entweder aus der Tagesklinik oder der Ambulanz abgestellt werden. Eine wöchentlich einmalige Frequenz ist für die meisten Patienten ausreichend. Bei einer Gruppengröße von mehr als ca. 12 Personen sollte eine zweite Gruppe eröffnet werden. Patienten, die tatsächlich über 4–8 Wochen regelmäßig teilnehmen, sind mit dem Arbeiten in der Gruppe schon vertraut, wissen deutlicher um ihr Problem, können schon erste Kontakte zu Mitpatientinnen aufbauen und das Vertrauen in Therapeuten und Therapie lernen. Als **Verfahren** werden die Psychoedukation, Entspannungsverfahren, Verhaltensanalyse und Hausaufgaben, problemfokussierte oder interaktionsbasierte Methoden eingesetzt. Der Selbsthilfeeffekt, dass alle mit einem Problem in Warteposition sitzen, vermittelt Zusammenhalt. Als **Effekt** stellt sich heraus, dass fast alle Patienten der Therapievorbereitungsgruppe auch tatsächlich in der Tagesklinik zum Aufnahmetermin erscheinen – bis auf diejenigen, bei denen die Gruppe schon einen ausreichenden Therapieeffekt hatte und die stabilisiert oder gesundet keine Tagesklinikbehandlung mehr benötigen.

3.5 Anfahrt und Abfahrt

Im Erstgespräch gilt es, die Frage des **Transports** zu klären. Immerhin kommt die Patientin durchschnittlich etwa 35-mal in die Tagesklinik.

Einerseits drängen **fahruntüchtige Patienten** mit Wahnsymptomen, Aufmerksamkeitseinschränkung oder Suchterkrankung darauf, selbstständig mit dem eigenen Auto zu kommen. Hier gilt es behutsam, aber sehr klar zu melden, dass dies nicht geht. Wo öffentliche Verkehrsmittel nicht infrage kommen, kann gleich eine **Taxibeförderung,** mit fertig ausgefülltem Krankenkassenformular vereinbart werden. Der Termin mit dem Taxiunternehmer kann ausgemacht und die Krankenkasse hierüber informiert werden. Eine Eigenbeteiligung des Patienten ist bei der ersten und bei der letzten „Serienfahrt" vorgesehen. Schlimmstenfalls kann bei uneinsichtigen, sich und andere gefährdenden Menschen vereinbart werden, dass **Führerschein und Autoschlüssel** in der Tagesklinik freiwillig deponiert werden oder dass wegen Gefährdung als Schutzmaßnahme bei der zuständigen Ordnungsbehörde Meldung gemacht werden muss.

Und dann kommen da die anderen Patienten, überwiegend mit Ängsten und Antriebsstörung, die nicht mit dem Auto, nicht ohne Begleitung oder nur per Taxi kommen und gehen wollen. Die Zeit bis zur Aufnahme kann hierbei zum **Fahrtraining** mit eigenen oder öffentlichen Verkehrsmitteln genutzt werden. Therapeuten trauen dabei der Patientin immer etwas mehr zu, als sie sich selbst, überfordern sie aber auch nicht mit überzogenen unrealistischen Forderungen. Wenn dann schon vor Aufnahme eine erste Befreiung von Angst stattgefunden hat, ist die

Motivation, weitere Ängste anzugehen, anschließend viel größer.

Beim Erstgespräch ist auch darauf zu achten, ob die Menschen auch tatsächlich anreisen *können* oder ob mit öffentlichen Verkehrsmitteln keine Anfahrt möglich ist. Dann kann das Taxi, ein Shuttle-Service oder ein Hol- und Bringdienst angeboten werden. Häufig ist das gar nicht von Dauer und kann nach einigen Tagen in selbstständige Beförderung überführt werden.

PRAXISBEISPIEL

Herr K. (34) kommt in Begleitung seiner Partnerin zum Vorgespräch. Er hat starke Angst beim Einkaufen, vor seinem letzten Arbeitsplatz, vor öffentlichen Plätzen und vor sozialer Ablehnung. Er beschreibt Panikattacken, Schlafstörungen, anfallsweise Hitzeanfälle und Herzrasen, verbunden mit Stimmungstief, Hoffnungs- und Perspektivlosigkeit sowie Lebensüberdruss. Die Lohnfortzahlung bei Arbeitsunfähigkeit nähert sich nun dem Ende, und die Lebensgefährtin droht im Erstgespräch mit Trennung, wenn er nicht endlich etwas Gravierendes ändere. Den Versuch einer ambulanten Psychotherapie habe er nach der dritten Sitzung abgebrochen, und das vom Hausarzt verordnete Medikament Citalopram habe keine ausreichende Wirkung gezeigt. Jetzt möchte er sofort aufgenommen werden. Er brauche aber entweder eine Begleitperson oder ein Taxi, sonst schaffe er die Strecke (ca. 15 km bzw. zwei Orte weiter entfernt) nicht. Mit einer Wartezeit von 5 Wochen zur Aufnahme ist er notgedrungen einverstanden. Also wird vereinbart, er solle gleich auf dem Rückweg zu Fuß den Weg von der Tagesklinik zur Bushaltestelle nehmen und sich dort von seiner Partnerin abholen lassen. Zwei Tage später solle er das Gleiche von zu Hause aus durchführen – bis zur Haltestelle, und sich dort abholen lassen. Zusätzlich wird er in die Therapie der Angsterkrankung eingeführt. Nach einer Woche kommt er zum nächsten ambulanten Vorbereitungstermin, und als nächster Schritt wird vereinbart, sich eine Busfahrkarte zu kaufen und nach Hause zu fahren. Nach dem derart unterstützten Üben kommt er nach 5 Wochen selbstständig mit dem Bus in die Tagesklinik.

3.6 Patensystem

Wer pessimistisch gestimmt, hoffnungs- und freudlos das erste Mal in eine Tagesklinik kommt und dort ganz allein herumsteht, ohne dass jemand Notiz von ihm nimmt, wird vielleicht weglaufen oder verzweifeln. Wenn er dagegen herzlich begrüßt wird, wenn ihn jemand bei der Hand nimmt, ihm das Haus zeigt, die Abläufe erklärt, die Therapeuten charakterisiert und erzählt, wie es ihm selbst bei der Aufnahme erging und was ihm bisher schon geholfen hat – dann gelingt das „Andocken" viel leichter.

Eine Patin prägt die **Willkommenskultur.** Die Patentradition arbeitet mit der Förderung aktiver Fürsorge für Neuaufgenommene, statt Versorgungsansprüche zu befriedigen. Eine erfahrene Patientin wird so zur Expertin für tagesklinische Behandlung – verbunden mit erheblicher **Aufwertung.** Praktische Voraussetzung ist die Planung, z. B. in der Abschlussrunde oder in der letzten Wochenorganisationsrunde. Der Patendienst gehört zu den eher beliebten Aufgaben, auch wenn **Pünktlichkeit** hierfür gefragt ist. Und nebenbei reflektiert der Pate bei der Vorstellung der Behandlungselemente den eigenen Therapiestand.

Der Anfang sollte Neuankömmlinge rasch ins Geschehen hineinnehmen. Statt langatmige Aufnahmeformalien zu durchschreiten, könnte die Tagesklinik erst einmal zum Frühsport oder zu einer kurzen Befindlichkeitsrunde und Morgenmeditation einladen. Die Anmeldung kann dann später folgen. Sowohl ein gemeinsamer **aktiver Beginn** als auch genügend Pausen helfen neuen Patienten, sich mit der Gruppe der Mitpatienten vertraut zu machen. Die Entwicklung eines **Zugehörigkeitsgefühls** ist von größter Wichtigkeit für den Erfolg einer auf Beziehung basierenden Gruppenbehandlung.

3.7 Regionalität

Mitarbeiter der Tagesklinik kennen normalerweise die Angebote ihrer Region gut. Somit können sie auch Alternativen zur Aufnahme nennen und bei Entlassung oder Verlegung die passenden Hilfen auswählen.

Tageskliniken müssen sich nicht immer strikt an ihr **Versorgungsgebiet,** meist die Kreisgrenzen, halten. Für Tageskliniken mit akutem Versorgungsauftrag wird die Aufnahme aus dem Stadt-, Kreis- oder Bezirksgebiet **Priorität** haben. Immer ist aber auch die Behandlung von Menschen aus benachbarten

Regionen sinnvoll und notwendig. Wenn gute Gründe gegen die Aufnahme in der regional zuständigen Tagesklinik sprechen, ist die Aufnahme in entfernter gelegene Tageskliniken auch für die Kostenträger unproblematisch (➤ Box 3.3). Fachlich spezialisierte Tageskliniken benötigen meist ein größeres **Einzugsgebiet,** in dem sie sich dann aber auch auskennen sollten. Wirtschaftliche Gründe weichen bei hohem Nachfragedruck und Belegungslücken enge regionale Kriterien auf und bewirken die Aufnahme von Patienten aus benachbarten Gebieten. Patienten sollten sich bei Absagen deshalb nicht davon abhalten lassen, im Bedarfsfall in einer von ihnen bevorzugten Tagesklinik nach einem Therapieplatz zu fragen.

BOX 3.3

Argumente für die Inanspruchnahme einer entfernteren Tagesklinik

- Schlechte Therapieerfahrung oder Therapieversagen in der nächstgelegenen Tagesklinik oder
- Vorweisen guter Therapieergebnisse bei Voraufenthalten in der entfernteren Tagesklinik
- Aktuelle Behandlung eines Familienangehörigen, Nachbarn oder Arbeitskollegen in der nächstgelegenen Tagesklinik
- Aversionen gegen den Träger einer bestimmten Tagesklinik (kirchlich, politisch usw.)
- Passendere Ausstattungsmerkmale wie Behindertenfreundlichkeit oder gute Verkehrsanbindung in der entfernteren Tagesklinik
- Therapeutische Spezialangebote für die jeweilige psychische Störung in der entfernteren Tagesklinik

Ohnehin wirkt bei tagesklinischem Setting die **Fahrtstrecke** begrenzend, sodass sich selbst hoch spezialisierte oder psychosomatische Tageskliniken auf einen engen Einzugsbereich begrenzen müssen. Aber es gibt wie immer spannende Ausnahmen.

PRAXISBEISPIEL

Frau/Herr W. (28) reist zur Behandlung einer depressiven Störung täglich über eine Stunde mit der Bahn aus einer Kleinstadt an, da er sich als Transsexueller in seiner Umgebung (noch) nicht zu outen wagt. In der Tagesklinik der Großstadt wird seiner sexuellen Orientierung keine besondere Aufmerksamkeit geschenkt, dagegen erhält er für seine dramatisierende, emotional stark schwankende Persönlichkeit immer wieder offene, kritische Rückmeldung. Abhängig von der Zugverbindung verspätet er sich mehrmals. Bis zur Entlassung nach 6 Wochen hat sich seine Stimmung deutlich gebessert. Er entscheidet sich danach für einen Umzug in die Großstadt und eine weitere ambulante Therapie bei einem niedergelassenen Psychologen.

Herr O. erscheint zum Vorgespräch und erklärt, er wohne zwar ca. 500 km entfernt, habe aber durch ein pressewirksam bekanntgewordenes, von ihm begangenes Delikt keine Chance, ortsnah eine „neutrale" Behandlung zu erhalten. Er kenne Freunde in der Nähe, bei denen er für die Zeit der Tagesklinikbehandlung unterkommen könne. Nach Aufnahme mit der Diagnose einer Persönlichkeitsstörung stellt sich allerdings heraus, dass er stattdessen in seinem Auto nächtigt und sich morgens auf einer öffentlichen Toilette zurechtmacht. Die Behandlung über 8 Wochen gestaltet sich trotz dieser Probleme aber erfolgreich, und Herr O. kommt in mehrwöchigen Abständen sogar zur ambulanten Nachbehandlung in die Tagesklinik.

LITERATUR

Kappes Y, Garlipp P, Sieberer M et al. Indikationsstellung in Vorgesprächen einer psychiatrischen Tagesklinik. Psychiat Prax 2012; 39(3): 136–139.

Simhandl C, König B. Psychiatrische Tagesklinik – Fehlende Behandlungsaufnahme und vorzeitige Behandlungsbeendigung. Neuropsychiatr 2011; 25(3): 151–158.

3

Tab. 4.1 Aus den Prospekten zweier Tageskliniken

Klinik A	Klinik B
Wir bieten Ihnen … … ein auf die Behandlung affektiver Störungen spezialisiertes Gruppentherapiekonzept, das es Ihnen ermöglicht: • Ihr Krankheitsbild zu verstehen, • Auslöser zu erkennen und Bewältigungsstrategien zu erarbeiten, • das Grübeln zu durchbrechen, • Ihre Wahrnehmung für das Hier und Jetzt durch achtsamkeitsbasierte Therapie zu fördern, • im Vertrauen auf eigene Fähigkeiten Ihr Selbstwertgefühl zu stabilisieren und • Stress besser zu bewältigen und sich zu entspannen.	Wir behandeln Menschen mit einer Psychose oder einer bipolaren Störung aller Altersstufen, die aufgrund ihrer Erkrankung in ihrer Lebensqualität und im Alltag eingeschränkt sind. Gemeinsam mit Ihnen erstellen wir einen individuellen, aus einzelnen Therapiebausteinen bestehenden Behandlungsplan, der speziell an Ihre Situation angepasst und kontinuierlich überprüft und aktualisiert wird. Unser Angebot umfasst neben der medikamentösen Behandlung Einzel- und Gruppentherapien.

Suchtkranke, Privatpatienten oder Patienten mit Migrationshintergrund ermöglicht den Einsatz ganz spezifischer Behandlungsmethoden (➤ Box 4.1).

BOX 4.1

Beispiele für sinnvolle tagesklinische Spezialisierungen

- Gerontopsychiatrische Krankheitsbilder
- Suchtkrankheiten
- Jugendlichenpsychiatrie
- Psychosomatische Störungen
- Interdisziplinäre Tagesklinik, z. B. für chronische Schmerzen
- Postpartale psychische Störungen bzw. Mutter-Kind-Tagesklinik
- Tagesklinik für Traumafolgestörungen
- Tagesklinik für Essstörungen

Auch die Fokussierung auf posttraumatische oder arbeitsplatzbezogene Störungen bietet Vorteile. Sich auf Depressionen zu spezialisieren ist jedoch insofern unnötig, als sie sozusagen das tägliche Brot der Psychiatrie sind und jede Tagesklinik diese Störungen hoch kompetent behandeln können sollte.

Andererseits verteilen sich heute Tageskliniken über ein Stadt- oder Kreisgebiet als ein erstes und **niederschwelliges Angebot** für Krankenhausbehandlung und bieten einen leichteren Zugang auch für **schwer psychisch Erkrankte.** Die Arbeit mit intensiv Behandlungsbedürftigen erfreut sich geringer Beliebtheit, da sie für die Therapeutinnen in der Regel belastender ist. Gleichzeitig sind aber die Psychosen, schwere Persönlichkeitsstörungen, bipolare Störungen oder komorbide Suchtkrankheiten mit den höchsten Risiken an Invalidisierung und Suizidalität verbunden und benötigen deshalb einen hohen Einsatz aller Therapiemittel, auch in Tageskliniken. Also sollten ausreichend viele Tagesklinikplätze für diese Zielgruppe in jeder Region reserviert sein. Dazu sind auch eine nach Dringlichkeit gewichtete Aufnahmepolitik, eine hohe Flexibilität im Programmablauf und ein erfahrenes Behandlungsteam unerlässlich.

4.2 Krankheitsbilder

Mangels klarer monokausaler Zusammenhänge (wie z. B. bei Autounfall > Beinbruch > Operation > Heilung) entwickelte die Psychiatrie das derzeit favorisierte **biopsychosoziale** Modell psychischer Störungen (➤ Abb. 4.1). Auf der Grundlage einer **genetischen, intrauterinen** oder **frühen Entwicklungsstörung** des Gehirns wird hierbei möglicherweise eine Prädisposition angelegt. Genauso intensiv wirkt als Einzelfaktor oder additiv eine erhebliche **Störung der kindlich-juvenilen Persönlichkeitsentwicklung** bei Einflüssen wie Vernachlässigung, Lieblosigkeit, Misshandlung, Gewalterfahrung usw. Drittens fördern **sehr ungünstige Lebenssituationen** wie Verluste, Umstellungen, Hilflosigkeitserleben, Überforderung usw. bei dazu disponierten Menschen eher seelische Symptome. Beim biopsychosozialen Modell werden Therapieansätze auf allen drei Ebenen zur Verfügung gestellt. Doch jedes Krankheitsbild hat seine eigenen pathogenetischen Faktoren, Verlaufsbesonderheiten und damit auch

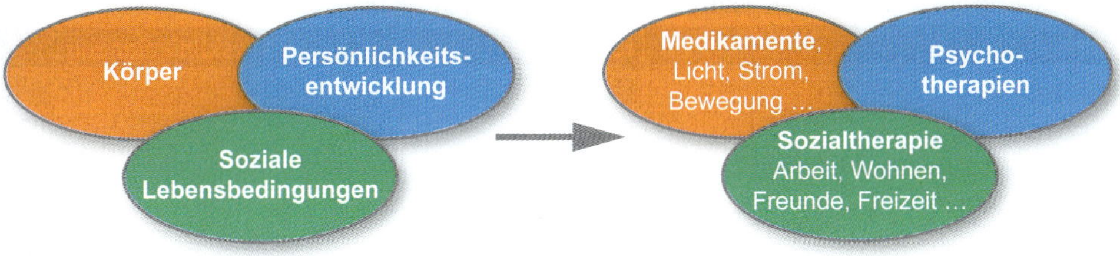

Abb. 4.1 Biopsychosoziales Störungsmodell und daraus abgeleitete Therapie

Tab. 4.2 Geschätzte Anteile der Hauptdiagnosen bei Aufnahme in einer psychiatrischen Tagesklinik

Diagnosen	Geschätzte Häufigkeit in allgemeinpsychiatrischen Tageskliniken* (in %)	12-Monats-Prävalenz in Deutschland** (in %)
Depressionen	40–60	ca. 10
Angststörungen, Belastungsreaktionen	10–25	ca. 18
Schizophrenien	5–15	ca. 2
Persönlichkeitsstörungen	5–15	?
Abhängigkeit (komorbide) und Suchtfolgestörungen	15–20	ca. 13
Übrige psychiatrische Hauptdiagnosen	5	ca. 10

* nach gesammelten Erfahrungswerten geschätzt, ** nach Wittchen (2012)

Therapieansätze. Tageskliniken setzen daher günstigenfalls an allen Ebenen der Störung an.

Die **Hauptdiagnosen** bei Aufnahme in einer regional versorgenden allgemeinen psychiatrischen Tagesklinik Anfang des 21. Jahrhunderts cum grano salis sind in ➤ Tab. 4.2 aufgeführt. In **psychosomatischen Tageskliniken** finden sich **mehr somatoforme und Anpassungsstörungen** bei somatischen Krankheiten. Bei **Sucht-Tageskliniken** zeigen sich neben Abhängigkeitserkrankungen **komorbide psychische Störungen** wie Depression, Angst, Persönlichkeitsstörung und Psychosen, die nur geringfügig von der Verteilung der Diagnosen in der Bevölkerung abweichen. **Gerontopsychiatrisch** sind vermehrt **psychoorganische Krankheiten** vertreten.

Generell können Menschen mit **fast allen Diagnosen** auch teilstationär behandelt werden. Bei einigen Störungsbildern sind sogar leichte Vorteile zugunsten der Tagesklinik zu berichten, bei anderen aber auch Nachteile (➤ Tab. 4.3).

Tab. 4.3 Eignung des tagesklinischen Vorgehens in Abhängigkeit von der Diagnose

Störungsart	ICD-10	Tagesklinikeignung
Depressionen	F32, F33, F31, F43	+
Angststörungen	F40, F41	+
Schizophrenien	F20-F25	+
Persönlichkeitsstörungen	F60	+
Suchtkrankheiten	F1×	0
Posttraumatische Belastungsstörung (PTBS)	F43.1	0
Akute Erlebnisreaktionen	F43.0	0
Organische psychische Störungen	F0×	–
Zwangsstörungen	F42	0

Tab. 4.3 Eignung des tagesklinischen Vorgehens in Abhängigkeit von der Diagnose *(Forts.)*

Störungsart	ICD-10	Tagesklinikeignung
Essstörungen	F50	0
ADHS und Autismus	F90, F84	0
Somatisierungsstörungen	F45	+
Psychische Störung bei körperlichen Krankheiten	F54	0
Intellektuelle Minderbegabung	F7×	–
Psychische Diagnostik	diverse	0

+ = sehr geeignet und Vorteile in der Tagesklinik, 0: gleich gute Ergebnisse im Vergleich von stationärem oder ambulantem Vorgehen, –: eher schwierig in Tageskliniken zu behandeln

4.2.1 Depressionen und andere affektive Störungen

Tagesklinisch sind depressive Krankheitsbilder insofern sehr gut zu behandeln, als die Tagesklinik mit nur **geringer Stigmatisierung** verbunden ist und die **Verbindung zum Lebensalltag** eine nur **kurze Behandlungszeit** ohne zu langes Einrichten in der rehabilitativen Nische ermöglicht. Depressive Krankheitszustände sind insgesamt sehr häufig und führen allenthalben zur stärksten Nachfrage nach psychiatrischer Krankenhausbehandlung. Der Verlust an Vitalität ist für die Betroffenen sehr relevant und die Gefahr von Schädigungen durch Suizidalität belastend. Die Behandlungsaussichten sind durchweg gut, wenn auch der zeitliche **Verlauf** schwer vorherzusehen bleibt. Die Behandlung kann auch bei bestem Verlauf Monate bis Jahre dauern, überwiegend aber einige Wochen. Eine Tagesklinik nur für affektiv Erkrankte (Böker et al. 2009) oder eine Spezialtagesklinik für Depressionsbehandlung ist unnötig. An der Depressionsbehandlung kommt keine Tagesklinik vorbei.

Der biologische Anteil der Behandlung ist bei teil- und vollstationärer Behandlung nahezu gleich, während psychotherapeutisch in der Tagesklinik die **Gruppenarbeit** dominiert. Entscheidender Unterschied ist aber die deutlich **lebensweltnähere soziale** Therapie mit Beachtung und Pflege des **Milieus** und mit direkter und **gezielter Übertragung** des Gelernten in den Lebensalltag (➤ Tab. 4.4). Orientierung am State-of-the-Art, also an **Behandlungsleitlinien** (DGPPN 2016; BÄK 2017), gewährleistet auch in der Tagesklinik beste Ergebnisse.

Therapiemilieu

Am **Modell** anderer Patienten und der Therapeuten wird erlebt, wie **fehlerfreundliche Kultur** zu einem gut zu ertragenden Ergebnis führen kann. Über die Erfahrung **gelassenen Verhaltens** wird die krankheitsfördernde **Anspannung reduziert.** In der improvisierenden Musiktherapie oder an der fließenden Farbe beim Aquarell kann **Loslassen** mit gutem Ergebnis geübt werden. Zur Depressionsbehandlung benötigt die Tagesklinik in erster Linie **Geduld** und **unerschütterliches Zutrauen** in die Veränderungsmöglichkeit depressiv Erkrankter.

Tab. 4.4 Unterschiede zwischen Klinik und Tagesklinik in der Behandlung von Depressionen

Depression	Klinik	Tagesklinik
Biologische Therapie	Medikation, Bewegung, Licht	Medikation, Bewegung, Licht
Psychotherapie	Diverse Methoden in Einzeltherapie und Gruppen	Diverse Methoden in Gruppentherapie und einzeln
Sozialtherapie	Sozialarbeit, Angehörigengespräch, Freizeitgestaltung	Heilsames Milieu mit Selbsthilfe, Training in realer Lebenswelt mit Fokus Familie, Arbeit und Freizeit, Familiengespräche, Sozialarbeit, Hausbesuche

Ärzte

Antidepressive Medikation und kognitive Verhaltenstherapie (KVT) werden genauso ausgewählt wie in der Klinik. Bei leichten und mittelschweren Episoden ist alleinige Psychotherapie und bei schweren depressiven Episoden die Kombination von Psychotherapie und Pharmakotherapie indiziert (Meister 2018). Nach 2 Wochen Erfolglosigkeit wird angesichts der kurzen Behandlungszeit meist auf die nächste Wirkstoffgruppe umgestellt (Dinger et al. 2014). Auch die **Augmentation,** z. B. mit Lithium, Aripiprazol oder L-Thyroxin, kann erprobt werden. Häuslicher Schlafentzug ist schwer zu überwachen und wird kaum eingesetzt. Elektrokrampftherapie (EKT) wird nur in der vollstationären Klinik durchgeführt. Das Besondere der Tagesklinik ist aber, dass mit Wiedereinsetzen von Antrieb und Stimmungsvariabilität Fähigkeiten abends und am Wochenende direkt **im Lebensalltag** erprobt werden, was langfristige Veränderungen einleitet. Bei guter Vorarbeit lassen sich die **Auslösebedingungen** der depressiven Episode so weit reduzieren, dass möglichst kein weiterer Krankheitsausbruch nachfolgt.

Auch wenn noch keine Untersuchungen dazu vorliegen, scheint die in der Klinik bei Depressionen oftmals prominent auftretende **Schlafstörung** in der Tagesklinik etwas seltener beklagt zu werden. Im eigenen Bett zu liegen und selbst verantwortlich zu sein für die Schlafumgebung mag heilsam sein. Der Einsatz von Schlafmedikation ist dennoch vielfach notwendig und erfordert ein sorgfältiges Abwägen gegenüber der Beeinträchtigung von Fahreignung und die Beachtung von Missbrauch und Abhängigkeit.

Psychotherapeuten

Ein möglichst funktionales **Krankheitskonzept** kann bei einer homogenen Therapiegruppe **psychoedukativ** erarbeitet werden (Pitschel-Walz et al. 2018): Umgang mit Medikation, Psychotherapeuten, aber auch Krankheitsakzeptanz, Offenheit gegenüber Freunden und Kollegen oder Konsequenzen der Krankheit für Lebenspartner und Kinder. Trauerbewältigung und **Umstellungsthemen** dominieren oft die Gruppe. Bei gemischten Patientendiagnosen kann **verhaltenstherapeutisch** nach der Anerkennung der Schwere des Leids ein Zugang zu **Lust und Freude** gesucht werden. **Tiefenpsychologisch** kann bei entsprechendem Mut zur Offenheit die **Entstehung der Selbstzurücknahme** biografisch nachgezeichnet werden. Adäquaten Ausdruck für aktuellen oder aus der Biografie auftauchenden **Ärger und Kritik** zu finden hilft depressiv Erkrankten. Die **systemische Perspektive** der **krankheitsfördernden Umgebungsbedingungen** schafft weitere Veränderungsoptionen. Und für chronisch depressive Denk- und Verhaltensstörungen existiert mit **CBASP** (Cognitive Behavioral Analysis System of Psychotherapy) ein wirksames Programm gegen die mächtigen Wahrnehmungsdefizite der chronischen Depression, das zwar kaum vollständig eingesetzt werden kann, das aber in seinen Elementen inzwischen oft übernommen wird (➤ Abb. 4.2). Wichtig ist die **Ermutigung** durch in der Genesung weiter fortgeschrittene Erkrankte. Über die Erfahrung in der Patientengruppe prägen sich die wesentlichen **Resilienzfaktoren** (➤ Kap. 4.5) im persönlichen Verhaltenskanon ein: z. B. Selbstfürsorge, Vertrauen, Dankbarkeit, Improvisationstalent, Lustorientierung, Offenheit zu tiefer Bindung, Liebe geben und empfangen, Hoffnung auf eine bessere Zukunft, Deutungsoffenheit, Kreativität, Bewegungsfreude, Neugier, Verbundenheit mit Höherem und freie Zeit haben.

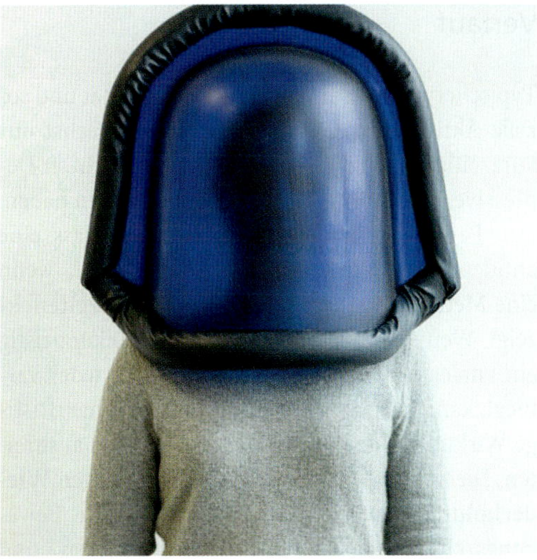

Abb. 4.2 Chronische Depression macht blind für die Umgebung

Verlauf

Typischerweise verändern Sport, Kreativität und soziale Aktivierung die Stimmungslage zunächst nur kurzzeitig. Schon danach bestreiten viele schwer Depressive, eine Stimmungsbesserung erlebt zu haben. Den Patientinnen muss erklärt werden, dass eine antidepressive Wirksamkeit schon entsteht, wenn eine Methode erst einmal nur einen **Kurzzeiteffekt** zeigt. Wenn beim Sport oder Musizieren kurzfristig ein vitaler Anteil aufscheint, der rasch wieder verfliegt, kann sich von dort ausgehend die längerfristige Wirkung in den nachfolgenden Wochen ausbreiten. Die kurzzeitige Freude kann nach einigen **Wiederholungen** auch schon über die direkte Bewegungszeit hinaus anhalten, generalisieren und schließlich in eine **ständig verfügbare Lustempfindung** als Gesundheitszustand münden. Die in der Tagesklinik intensiv eingesetzten aktivierenden Kreativ- und Bewegungsverfahren gleichen in ihrem zeitlichen Ablauf der pharmakologischen Wirkung.

Patienten

Depressiv erkrankte Menschen halten Unlust und Ärger oft zurück. In der Tagesklinik profitieren sie aber stärker, wenn es ihnen gelingt, ihre **Probleme offen** anzusprechen – egal ob in Gruppen- oder Einzeltherapie. Und geübt wird dies, wenn die Therapeuten oder die Tagesklinik selbst Anlass zu Ärger oder Verstimmung geben, was sich in der Realität kaum vermeiden lässt. Damit kann **im Hier und Jetzt** ein offenerer Umgang mit Störungen und Kritik geübt werden. Und Therapeuten werden auf Kritik in ihren Ausbildungen vorbereitet. Außerdem erhalten Sie ja „Schmerzensgeld" in Form ihres Gehalts.

Probleme

Tagesklinisch problematisch gestaltet sich der bei depressiv erkrankten Menschen häufig vorkommende **Typ** des angestrengt perfektionierten Charakters, der seinen **ungnädig überhöhten Ansprüchen** selbst nicht gerecht werden kann. Ärger über die Enttäuschung der nicht erfüllten Ansprüche an andere kann er nicht ausdrücken, und Veränderungen werden als Bedrohung für die eigene Stabilität und Sicherheit verbucht. Dementsprechend übernehmen so geprägte Patientinnen lieber ungefragt Küchendienste oder setzen sich lieber als Co-Therapeutinnen ein, als eine paritätische Gruppenentscheidung abzuwarten. Partnerschaftliches Verhalten wird so vermieden, und die Gruppenbeziehungen verschlechtern sich.

Weitere Herausforderungen der Depressionsbehandlung (➤ Tab. 4.5) sind tagesklinisch zuvorderst die Zuspitzung in Lebensüberdruss und **Suizidalität.** Darum müssen suizidale Gefahrenquellen oder -zeiten ebenso wie die Stärke schützender positiv besetzter **Bindungen** an Menschen und Objekte immer wieder neu eingeschätzt werden. Das ist lebensrettend. Während in der tiefen schweren Depression Suizidgedanken als quälend erlebt werden und durch Antipsychotika gemildert werden können, ist die Gefahr, solche Gedanken umzusetzen, in der **ersten Genesungszeit** am höchsten, wenn der Antrieb ausreicht, um zielgerichtete Selbstzerstörung auch zu realisieren. Verstärkte Beobachtung und Überwachung in Kombination mit Sedativa können hier das Risiko verringern helfen.

Die **therapierefraktäre,** sich trotz aller Maßnahmen hartnäckig haltende Depression, ist ein für alle Beteiligten missliches Phänomen. Wenn alle Anstrengungen umsonst sind, entstehen Frust und Ärger, der nur zu gern hin- und hergeschoben wird. Typische **Schuldzuweisungen** sind: Der Patient verweigert sich; die Familie erhält den Erkrankten als

Tab. 4.5 Probleme tagesklinischer Depressionsbehandlung

Phänomen	Günstige Bewältigungsstrategie
Perfektionismus	Einüben von Fehlerfreundlichkeit, Improvisation und sozial adäquat ausgedrücktem Ärger
Suizidalität	Gefahrenabklärung, Stärkung wertvoller menschlicher Bindungen, notfalls Verlegung
Therapieversagen	Geduld, langsame Strategiewechsel, Akzeptanz des Unabänderlichen
Rezidive	Vorbehaltlose Wiederaufnahme, Suche nach Auslösern, Rezidivprophylaxe
Umschlagen	Rascher medikamentöser Wechsel oder vollstationäre Verlegung bei Manie

Symptomträger; die Therapeuten diagnostizieren oder behandeln fehlerhaft, oder das Medikament hat einen zu niedrigen Wirkspiegel. Was ist zu tun? **Geduldiges Aushalten** und **Therapiestrategiewechsel** im Abstand von jeweils frühestens 2 Wochen fallen schwerer als hektische Aktivität. Zutrauen in die **langsamere Gesundungskapazität** der depressiv Erkrankten oder in weitere Therapien oder die **Akzeptanz der Grenzen** unserer Beeinflussbarkeit sind günstigere Einstellungen. Notfalls muss bis an die Grenzen der Kostenübernahmezusagen behandelt werden oder nach Entlassung und Verschlechterung bald eine Wiederaufnahme erfolgen, die dann die Notwendigkeit der langen intensiven Therapie stärker verdeutlicht.

Weitere Depressionstücken sind die häufigen **Krankheitsrezidive.** Bei **zu rascher Rückkehr** in die alten Verhältnisse mit unverändert depressiogenen Umwelteinflüssen ist dies gut nachvollziehbar. Aber auch bei bestem Verlauf kann die Krankheit erneut auftreten und damit die Patientin schneller wieder in die Tagesklinik kommen. Wichtig ist, dass aus der **Enttäuschung** kein Abweisungsgrund gemacht wird. Ein therapeutischer Lerneffekt ist durch Kontaktentzug wohl kaum zu erreichen. Erkrankte sollten im Gegenteil immer die **Sicherheit** erfahren, dass sie jederzeit wieder in die Tagesklinik aufgenommen werden können, sobald sie wieder Hilfe benötigen. Manchmal lassen sich erst durch die Wiederaufnahmen Muster erkennen oder Auslöser finden, die dann therapeutisch angegangen werden können. Pharmakologisch kommt bei raschen Krankheitsphasen irgendwann die Zeit, über eine **Rezidivprophylaxe** (Lithium, diverse Antiepileptika) nachzudenken.

Eine Depression im Rahmen einer **bipolaren Störung,** die ja auch irgendwann erstmalig auftritt, kann sehr schnell, oftmals innerhalb weniger Tage, in eine **manische** Stimmungslage umschlagen. Damit können erhebliche **Gefahren** für Finanzen, Sozialstatus, Freundeskreis und Familie sowie die Gesundheit verbunden sein. Es gilt dann sofort auf eine **sedierende und antipsychotische Medikation** umzustellen und nicht zu zögern, die Gefahren durch eine **vollstationäre Verlegung** oder die Einrichtung einer einstweiligen **Betreuung** abzumildern.

Vermutlich gründet der **Erfolg** psychiatrischer Tageskliniken zu einem großen Teil auf der erfreulich effektiven Behandlung depressiv Erkrankter. Im Gegensatz zu den eher chronifizierten Verläufen psychotisch erkrankter Menschen, die häufig nur zur Teilremission führen, tritt bei depressiv Kranken recht häufig eine völlige **Genesung** (Zeeck et al. 2013) und fast immer eine deutliche Besserung ein. Und diese Genesungsorientierung kann sich positiv auf die Erwartungshaltung bei anderen Störungsbildern auswirken.

Kernaussagen

Die tagesklinisch intensiver als in der Klinik eingesetzten Verfahren der Gruppentherapie und Milieugestaltung können die Erfolge der psychotherapeutischen Methoden **verstärken.** Sofortige **Übertragung** in den Lebensalltag macht die Therapieergebnisse **stabiler.** Bei Beachtung der spezifischen **Gefahren** – Suizidalität, Rezidive, Manie, Persönlichkeitsstruktur und lange Verläufe – können depressiv Erkrankte **hervorragend** in der Tagesklinik genesen. Die Ergebnisse hinsichtlich der Symptomatik sind mit vollstationärem Vorgehen identisch, und **die soziale Einbindung** ist anschließend etwas besser.

PRAXISBEISPIEL

Frau V. (38), stellvertretende Filialleiterin eines in Nord und Süd geteilten großen Einzelhändlers, wird von ihrer Lebensgefährtin in die Tagesklinik gebracht. Seit 3 Monaten sei sie arbeitsunfähig. Sie habe zunächst einen großen Widerwillen gegen Vorgesetzte, Kunden, Kollegen und den Arbeitsplatz entwickelt, sich dann vor sich selbst geekelt, mochte von keiner ihrer früheren Freundinnen mehr gesehen werden und vernachlässigte ihre früher aufwendige Körperpflege. Zu Hobbys und Sport sei sie durch ihre berufliche Auslastung mit Anwesenheit im Betrieb von 6:30 Uhr bis oftmals 21:00 Uhr schon lange nicht mehr gekommen. Appetit und Libido seien kaum noch vorhanden, der Schlaf schon nach wenigen Stunden wieder vorbei. Sie quäle sich mit dem Gedanken, ihr Leben sei verpfuscht. Lebensüberdruss habe sich eingestellt. Konkrete Suizidgedanken bestünden nicht.

Frau V. wird gleich am folgenden Tag in die Tagesklinik aufgenommen, wo sie sich mit den Mitpatienten sofort sehr gut versteht. Sie will die Küchenaufgaben übernehmen und die Gestaltung des Innenraums verbessern. Erst in der regelmäßigen Rückmeldung durch die Gruppe der Mitpatienten und in der Gruppenpsychotherapie wird ihr bewusst, dass sie nicht nur über eigene Grenzen, sondern auch die ihrer Umgebung geht und deshalb trotz maximalen Engagements eher verhaltene Anerkennung und nur wenig Dankbarkeit erntet. Im Malen entdeckt sie ihre lange nicht mehr gepflegte Kreativität und findet über die Beschäftigung mit ihren inneren Empfindungen und Bedürfnissen leichter zu einem echten Austausch mit anderen Patienten, was sich wiederum positiv auf die Beziehung zur Lebensgefährtin auswirkt. Medikamentös hilft der anfänglich eingesetzte SSRI auch in ausreichender Dosierung praktisch nicht. Die quälenden nächtlichen Gedanken sistieren unter einem niedrig dosierten Antipsychotikum. Letztlich bessert sich die Stimmungslage mit einem Antidepressivum mit dualem Wirkmechanismus und der Psychotherapie so gravierend, dass die Wiedereingliederung in den Beruf vorbereitet wird. Dieser Prozess dauert jedoch noch lange. Doch das ist eine andere Geschichte, die ambulant zu erzählen sein wird ...

4.2.2 Angststörungen

Der teilstationäre Benefit für Angsterkrankte liegt in der **alltagsnahen Exposition** (➤ Tab. 4.6). Während wirklich herausfordernde Situationen im Schutzraum Krankenhaus schwerer nachzustellen sind, bleibt einem tagesklinisch behandelten agoraphoben Angstpatienten gar nichts anderes übrig, als täglich mindestens zweimal die Strecke Wohnort – Tagesklinik und zurück zu üben.

Psychotherapeuten

Verhaltenstherapie ist bei Angststörungen eindeutig die Methode der Wahl. Einsichtsdominierte Verfahren sind eine große Hilfe in der Vor- und Nachbereitung. Andererseits ist es für die meisten Angstkranken hilfreich, nicht nur gegen die Angst anzutrainieren, sondern ein **positiv formuliertes Ziel** vor Augen zu haben. Dazu ist es oftmals sinnvoll, ganz einfach das individuelle Gegenteil von Angst zu erfragen. Häufig genannt werden: Mut, Freude, Sicherheit oder Gelassenheit. Dies muss dann nur noch operationalisierbar konkretisiert und am besten in einem Behandlungsvertrag schriftlich fixiert werden.

Nach laborchemischer und körperlicher Diagnostik kann die **Verhaltensanalyse** beginnen. Diagnostik findet tagesklinisch nicht nur in der Einzeltherapie statt, sondern quasi in vivo beim Verhalten in der Gruppe und in der Öffentlichkeit.

Ohne **Exposition** ist ein Symptomrückgang kaum zu erwarten. Die Hierarchisierung der Ängste unterscheidet sich nicht vom klinischen Vorgehen. Die Tagesklinik bietet **realitätsnähere Möglichkeiten,** sich seinen Ängsten zu stellen. Aber zunächst muss die **Eingangsschwelle** überwunden werden. Durch die Gruppenkohäsion tritt Ermutigung an die Stelle von Frustration und Resignation beim Alleinüben. Die Tagesklinik ermöglicht es den Patienten, in der **Gruppe** Selbsthilfeanteile zu mobilisieren, am Modell nicht nur der Therapeutinnen, sondern auch der Mitpatientinnen zu lernen und über die Verbundenheit in der Gruppe von Mitpatienten Ermutigung und differenziertere Rückmeldung zu erhalten.

Der **dichte Kontakt** zu völlig unbekannten Menschen in der Tagesklinik fordert heraus. Soziale Angst vor Menschenmengen kann in der Gruppe bei einem gemeinsamen Ausflug leichter überwunden werden als in der Einzelexposition, die anschließend nachgeholt werden kann. Viele Angsterkrankte erleben so einen **raschen Durchbruch.** Dadurch euphorisiert, gelingt es leichter, sich weiteren Zielen zuzuwenden.

Einfache Phobien werden durch wiederholte begleitete oder unbegleitete Annäherung an den gefürchteten Ort erfolgreich vermindert. **Panikatta-**

Tab. 4.6 Unterschiede zwischen Klinik und Tagesklinik in der Behandlung von Angststörungen

Angststörung	Klinik	Tagesklinik
Biologische Therapie	Medikation, Bewegung	Aktivität, Medikation
Psychotherapie	Verhaltenstherapeutische Einzeltherapie	Verhaltenstherapie in Gruppe und einzeln, lebensnähere Exposition
Sozialtherapie	Angehörigengespräch, Kreativität und Freizeitgestaltung	Heilsames Milieu mit Selbsthilfe, Training in realer Lebenswelt mit Fokus Familie, Arbeit und Freizeit, Familiengespräche, Sozialarbeit, Hausbesuche

cken können den ganzen Tag über herbeigerufen, herbeigeatmet oder herbeifantasiert werden und nach Aushalten mit oder ohne Unterstützung ihre Übermacht verlieren. **Arbeitsplatzbezogene Phobien** lassen sich dagegen meist nur einzeln in der Annäherung an den gefürchteten Ort bewältigen. Es bleiben aber viele Angstinhalte übrig, die sich in der Tagesklinik nicht anders behandeln lassen als auch vollstationär, und zwar durch die Kombination von Pharmako-, Psycho- und Sozialtherapie.

Kreativtherapeuten

Sehr schön lässt sich die Angst in der **musiktherapeutischen** Gruppe überwinden, wenn alle vom ganz Leisen ausgehend mit viel Lust und Freude immer lauter werden. Fließende **Farben ohne volle Kontrolle** (Aquarell, Seidenmalerei) erzeugen zwar Angst, helfen aber auch, die Angst zu überwinden. Analog findet diese Erfahrung Anwendung beim Kochen, wo exotische oder komplexe Speisen eine Herausforderung mit großen Gewinnchancen zur Freiheit darstellen. Und wer mit seiner Angst auf der Bühne ganz in einer Theaterfigur aufgeht, kann später immer wieder auf das Gefühl dieser Augenblicke voller Mut zurückgreifen.

Ärzte

Die angstdämpfende **Medikation** muss nicht nur aus Gründen der Gewöhnung und Abhängigkeitsgefahr **zurückhaltend** eingesetzt werden. Auch die Fahrtüchtigkeit wird durch alle Benzodiazepine und die meisten Antidepressiva herabgesetzt. Therapeutisch ganz im Vordergrund steht die Psychotherapie. Wo eine Unterstützung zeitweilig nötig ist oder der Mut zur Psychotherapie völlig fehlt, können anxiolytische Medikamente jedoch indiziert sein.

Probleme

Gefahren ergeben sich aus zu raschen und zu hohen Anforderungen und damit aus einer **Überforderung.** Wo Patienten in ihren Grenzen nicht ernst genommen oder schon die Aufnahmeanforderungen von Tagesklinikern zu unerbittlich hoch angesetzt werden, droht nicht nur der Therapieabbruch, sondern damit verbunden auch die Frustration mit depressiv bis suizidal gefärbter Selbstzuschreibung beim Patienten. Oder es kommt bei Ausbildung einer Aversion gegen jede Therapie zur Chronifizierung der Angst. Umgekehrt fördern ängstliche Therapeutinnen, die ihren Patienten die Konfrontation nicht zumuten, ebenfalls andauerndes Leiden.

PRAXISBEISPIEL

Frau N. (47) wird wegen einer seit 3 Jahren bestehenden Angststörung mit Panikattacken von ihrem Hausarzt eingewiesen. Sie berichtet im Aufnahmegespräch, zwar als Kind ängstlich gewesen zu sein, ihr Leben dann aber gut gemeistert zu haben. Sie habe die Ausbildung zur Erzieherin geschafft und führe seit 12 Jahren eine verlässliche, allerdings kinderlose Ehe. Auf einer Urlaubsreise sei der Zug in den Süden in einem Tunnel stecken geblieben und sie dabei in schreckliche Panik geraten, mit der Angst, nicht mehr herauszukommen. Medikamente hätten die Panikanfälle gelindert. Neuerdings habe sich dazu eine starke Angst vor Ansteckung mit Bakterien und Viren in ihr breit gemacht. Sie könne ihrer Arbeit nicht mehr nachgehen. Überall vermute sie Gefahr. Und ständig seien in dem Hort, in dem sie tätig sei, Kinder erkrankt. Sie wasche sich häufig die Hände, traue sich aber trotzdem seit 6 Monaten nicht mehr zu arbeiten. Wegen der Angst, sich beim Einkaufen zu infizieren, gehe sie nur noch früh morgens mit möglichst geringem Kontakt zu Menschen einkaufen. Menschenansammlungen meide sie. Auch vor den früheren Freundinnen verstecke sie sich und isoliere sich. Der Zustand sei quälend, und sie habe die Lust am Leben verloren.
In der Tagesklinik ist Frau N. stets pünktlich, kann sich aber anfänglich nicht durchringen, sich Blut abnehmen oder den Blutdruck messen zu lassen. Nach Erklärung eines Modells der Angstentstehung und -therapie kann sie sich widerwillig auf die Konfrontation und Bewältigung der medizinischen Situationen einlassen und erlebt dabei erste Erfolge. Unterstützt durch eine Mitpatientin lässt sie sich auf den Handkontakt zu einer verschnupften Therapeutin ein, ohne in den nächsten Tagen zu erkranken. Die hypochondrischen Ängste verschwinden in wenigen Wochen. Agoraphobische Ängste zeigen sich bei den gemeinsamen Ausflügen der Tagesklinik. Gezielt wird eine Fußgängerrallye in einem schwedischen Möbelhaus am Freitagnachmittag vorbereitet und mit viel Spaß und gutem Essen belohnt.
Symptomatisch hat sich nach 6 Wochen schon eine so deutliche Besserung eingestellt, dass eine 2-wöchige berufliche Wiedereingliederung vormittags mit nachmittäg-

lichem Tagesklinikbesuch angeschlossen wird. Die Besserung hält an. Volle Symptomfreiheit ist auch nach Entlassung nicht erreicht. Wie sich im Kontakt zum Psychotherapeuten der Tagesklinik schon gezeigt hatte, sind die Frage der Kinderlosigkeit und die Lebensperspektive angesichts eines als übermächtig und lustfeindlich erlebten Elternhauses noch lange nicht gelöst. Eine ambulante Psychotherapie wird angeraten.

4.2.3 Schizophrenien

Die **Stigmatisierung** schizophren Erkrankter besteht unverändert fort (Angermeyer et al. 2013). Das Stigma breitet sich auch auf die Behandlungsinstitutionen aus. Insofern ist schon die etwas geringere soziale Abwertung des Besuchs einer Tagesklinik gegenüber einem historisch gewachsenen Großkrankenhaus („Irrenhaus, Klatsche, Geschlossene, weggesperrt werden …") eine Erleichterung für die Erkrankten, die sich mit psychotischem Erleben zu einer Behandlung entschließen (➤ Tab. 4.7). Und rechtzeitig in Behandlung zu kommen kann schon über Chronifizierung oder raschere Remission entscheiden. Das gilt zumindest für die jungen Ersterkrankten. Für diese hat sich zuvorderst die Welt verändert und nicht sie selbst (Conrad 2013). Nur mit viel Mühe, Kompromissen und ganz behutsamer Annäherung kann hierbei die Behandlung beginnen. Wer bespitzelt, bedroht, beschimpft und schikaniert wird, wessen Gedanken abgehört werden, wer religiös oder ökologisch höchste Erleuchtung erfährt oder für wen im Internet anhaltend Botschaften zu finden sind, der muss erst einmal ein mit den Therapeutinnen übereinstimmendes Problem definieren können (Levander 2003). Die **soziale Isolation** der Psychose zeigt sich dabei oftmals recht schnell als übereinstimmend belastendes Thema und kann von der Tagesklinik aus leichter angegangen werden. Umgekehrt sind tagesklinisch auch **rascher** die **Grenzen** der Behandlung bei starker produktiver Symptomatik erreicht. Hippius (1989), einer der ersten Psychiater, die Antipsychotika in Deutschland einführten, prognostizierte, dass sich die Schwierigkeiten der Psychosentherapie zunehmend von der Behandlung der psychotischen Symptome auf die Wiedereingliederung der Remittierten in den Beruf und in die Familie verlagern werden. Was die Pharmakopsychiatrie erreicht habe, müsste nun von der Sozialpsychiatrie aufgegriffen werden. Anfang der 1960er-Jahre konnten Wohnheime diese Aufgabe annehmen. Heute erfolgt die **Wiedereingliederung von Pychosekranken** stärker in den Alltag hinein, wofür die Tagesklinik ausgezeichnet geeignet ist.

Ärzte

Der Umgang mit **Medikation** in der Tagesklinik unterscheidet sich nicht wesentlich vom klinischen. Erste Anspannung kann mit Benzodiazepinen gemildert werden. Antipsychotika müssen, um zu wirken, ausreichend hoch dosiert werden, dazu aber möglichst nebenwirkungsfrei oder -arm sein. Die vorgesehenen Kontrolluntersuchungen sollten eingehalten werden. Geduld ist auch hier auf allen Seiten nötig.

Durch den prozentual erheblich gewachsenen Anteil affektiv Erkrankter trat die im Anfang der Tagesklinikbewegung noch vorhandene Fokussierung auf das Krankheitsbild Schizophrenie immer weiter in den Hintergrund. Beine et al. (2005) sahen dadurch schon seit Jahren den eigentlichen Auftrag der psychiatrischen Tageskliniken verletzt und ihre Weiterentwicklung gefährdet. Das mittlerweile überwiegend **auf depressiv Erkrankte ausgerichtete** Setting

Tab. 4.7 Unterschiede zwischen Klinik und Tagesklinik in der Behandlung von Schizophrenien

Schizophrenie	Klinik	Tagesklinik
Biologische Therapie	Medikation, Bewegung	Medikation, Bewegung
Psychotherapie	Verhaltenstherapeutische Einzeltherapie, Familientherapie	Verhaltenstherapeutische Gruppen- und Einzeltherapie, Familientherapie
Sozialtherapie	Sozialarbeit, Angehörigengespräch, Kreativität und Freizeitgestaltung	Heilsames Milieu, Training in realer Lebenswelt mit Fokus Familie, Arbeit und Freizeit, Familiengespräche, Sozialarbeit, Hausbesuche

der Therapie muss für Menschen mit schizophrener Psychose angepasst werden: Praktisch heißt dies, eine Gruppentherapie anzubieten, in der **Alltagsbewältigung** oder Verbesserung der **Kommunikation** im Vordergrund stehen. Jederzeit sollte **Rückzug** möglich sein und persönliche Begleitung angeboten werden. **Angehörigengespräche** sind unerlässlich, um von Vorwürfen und Druck weg und zu mehr Verständnis zu kommen und Veränderungsschritte gemeinsam gehen zu können. **Sozialtherapeutische Einrichtungen** sollten nicht nur bekannt sein. Mit guter Verbindung zu den dortigen Therapeutinnen gelingt der Start in einer neuen Einrichtung besser.

Schizophreniebehandlung muss noch stärker als bei anderen Krankheitsbildern **individuell** sein. Typische Situationen sind eine **Krisenbehandlung** von ansonsten stabil integriert lebenden Psychosekranken oder die Fokussierung auf **Begleiterkrankungen** (depressive, Angst- oder Suchterkrankungen). Eine längere Behandlungszeit ist in der Regel bei **Ersterkrankung** erforderlich, mit ausführlicher Diagnostik, fein abgestimmter Medikation und Beratung zu weiterführenden Hilfen. Hinter einer paranoid-halluzinatorischen Symptomatik verbergen sich immer wieder unterschiedliche Störungsbilder. Auch seltene organische Ursachen wie autoimmune Enzephalitiden müssen diagnostisch berücksichtigt werden (Tebartz van Elst 2017). Tageskliniker können sich auch Zeit lassen und ganz vorsichtig **Vertrauen aufbauen.** Sie können sehr misstrauische Patienten erst einmal nur an einem Tag oder nur vormittags einladen. Damit bereiten sie Psychotikern auch in der Tagesklinik den Boden.

Meist sind schizophren Erkrankte auch in der Tagesklinik in der Minderzahl (sofern es sich nicht um eine auf Psychosebehandlung spezialisierte Klinik handelt), und sie ecken mit ihrer eigenwilligen Weltsicht schnell und anhaltend bei den Mitpatienten an. Krankheitserklärung ist deshalb nicht nur für die Schizophreniekranken selbst, sondern auch für die Mitpatienten anzubieten, um **Toleranz** bis hin zu Mitgefühl gegenüber grob abweichender Wahrnehmung und Verhaltensabsurditäten zu erzeugen. Leider werden auch Grenzen erreicht, wo die Tagesklinik nicht an der (manchmal auch zwangsweisen) Verlegung in die Klinik vorbeikommt. Auch eine Zwangseinweisung erfordert ein verständnisvolles Eingehen auf die Ängste und die Abwehr der Mitpatienten.

Psychotherapeuten

Für die Psychosekranken selbst ist **Psychoedukation** (Bäuml 2016) eines der wichtigsten Instrumente, um ein plausibleres und besser handhabbares Modell von Störung und Behandlung zu entwickeln. Dabei geht es weniger um das „Einbimsen" vermeintlicher psychiatrischer Wahrheiten. Wesentlich ist vielmehr ein Abgleich der Sichtweisen von Psychoseerfahrenen mit denen der Psychiatrieerfahrenen und den Erlebnissen der Angehörigen. Dieser **Trialog** (Bock und Buck 2000) bildet eine ideale Basis für weitere Interventionen. Nebenwirkungsbehaftete Medikamente über Jahre einzunehmen, aus dem beschützten Kinderzimmer im Elternhaus in eine chaotische Psycho-WG umzuziehen und seine beruflichen Pläne zugunsten einer Behindertenwerkstatt aufzugeben fordert allen Beteiligten enorm viel Motivation und Einsicht ab. Auf metakognitives Training als einfaches Einüben alternativer Denkweisen können Patienten immer wieder zurückgreifen.

In der Gesprächspsychotherapie sind neben der genannten Psychoedukation besonders **Therapiegruppen ohne Psychotherapiedruck** von Vorteil, in denen es konkret um Symptombewältigung, Kontaktaufnahme oder Gesundungsschritte geht. Von der Beschäftigung mit den dem Bewusstsein schwer zugänglichen emotionalen oder kognitiven Persönlichkeitsanteilen können Schizophreniekranke weniger profitieren, da sie ohnehin schon eine Vielzahl innerer Neu-Gewissheiten entdeckt haben und mit weiteren „Erkenntnissen" nur ihre Wahnbildung befeuern würden. Sinnlich greifbare Themen und Therapien bieten dagegen den Vorteil, dass sie nicht nur die Binnenkohärenz zwischen Denken und Erfahren stärken, sondern auch die Übereinstimmung zwischen der Erkrankten und ihrer Umgebung tragfähiger machen. **Recovery** (Amering und Schmolke 2012) ist ein schlüssiges Konzept, das für Strukturen wirbt, in denen nicht auf paternalistisch vorgegebenen Wegen, aber sehr wohl mit klarer Zielsetzung aufgrund realistischer Schritte ins Alltagsleben Hoffnung vermittelt wird. Psychosekranke brauchen ferner **Möglichkeiten zum Rückzug,** zeitlich und örtlich. Um rechtzeitiger Überforderung gegenzusteuern, sollten sie im Einzelfall sogar aktiv darauf hingewiesen werden.

4.2.7 Posttraumatische Störungen

So wie an der Sucht kommen Tageskliniker auch nicht am Thema **Traumafolgestörungen** vorbei (➤ Tab. 4.11). Schreckliche und im Alltag unvorstellbare Lebensereignisse kommen in der Psychiatrie gehäuft vor. Zum Glück hinterlassen auch schlimmste Erlebnisse nur bei einer Minderheit der Betroffenen anhaltende psychische Störungen, und traumaassoziierte Störungen können häufig gelindert werden.

Psychotherapeuten

Die **posttraumatische Belastungsstörung** (PTBS) mit triggerinduzierten Flashbacks, erhöhter Erwartungsanspannung mit fehlender Entspannungsphase und mit Vermeidung befürchteter Auslösereize kann teilstationär ähnlich behandelt werden wie stationär. Dem Vertrauensaufbau in der Einzeltherapie folgt die modulierte Exposition (z. B. über EMDR oder Hypnotherapie). Parallel dazu wird der Umgang mit Alltagssituationen geübt. Aktives Zugehen auf vermeintliche Reize, rechtzeitiges Abstoppen von Überforderungssituationen und der Einsatz von Skills hilft den Patientinnen, die Verfügbarkeit für die eigene Lebensgestaltung schneller wiederzugewinnen. Angesichts eines meist jahrelangen Vorlaufs darf die Lösung aller Probleme aber nicht im Hauruckverfahren über 6 Wochen erwartet werden.

Tab. 4.11 Unterschiede zwischen Klinik und Tagesklinik in der Behandlung der Traumafolgestörungen

Traumafolgestörungen	Klinik	Tagesklinik
Biologische Therapie	Medikation, Bewegung	Medikation, Bewegung
Psychotherapie	Einzelpsychotherapie mit diversen Verfahren	Gruppen- und Einzelpsychotherapie mit diversen Verfahren
Sozialtherapie	Sozialarbeit, Angehörigengespräch, Kreativität und Freizeitgestaltung	Heilsames Milieu, Training in realer Lebenswelt mit Fokus Familie, Arbeit und Freizeit, Angehörigengespräche, Sozialarbeit, Hausbesuche

Überwiegend ist mit einer Therapiedauer von mehreren Monaten bis zu vielen Jahren zu rechnen. Tagesklinisch kann also regelhaft nur ein Anfang gemacht werden, der die Motivation zur weiteren ambulanten Behandlung weckt. Traumaspezifisch arbeitende Psychotherapeuten sind **ambulant** sehr begrenzt zu finden. Darum wird eine zeitnahe Weiterbehandlung nach der Tagesklinik schwer. Zwischenzeitlich auftretende Krisen müssen deshalb wieder teilstationär überwunden werden. **Intervallbehandlung** kann hier sehr hilfreich für den Verlauf sein: Sicherheit spenden, aber nicht zu sehr aus der Alltagsbewältigung herausreißen.

Überwiegend empfiehlt es sich, in der tagesklinischen Gruppentherapie eher an der Verbesserung der **sozialen Kompetenz** zu arbeiten und spezifische Traumathemen ins Einzelgespräch zu verlagern. Der PTBS-Patientin und dem Therapeuten sollte eine **Begrenzung** der Berichte oder Intrusionen gelingen, auch um Mitpatienten vor **traumatisierender Überforderung** durch Berichte extremer Gewalt zu schützen. Der Patient sollte dennoch mitteilen können, welche Triggerreize bei ihm Flashbacks auslösen, damit die Umgebung Rücksicht nehmen kann. Einen angemessenen Umgang mit dem Erlebten zu finden gehört zu den Schwierigkeiten einer Traumatherapie.

Probleme

Nicht selten können sich die Therapeutinnen an der Bedeutsamkeit erlebter Traumatisierung für eine aktuelle Symptomatik **polarisieren:** Entweder erklären sie in übermäßiger Fürsorge alle Krankheitserscheinungen durch Traumatisierung und fokussieren ihre Therapie darauf. Oder sie wenden sich angewidert von sadistischen oder sexualisierten Begründungen aktueller Angst, Sucht, Psychose oder Instabilität ab und ignorieren ein wichtiges Stück Lebenserfahrung. Nicht wegzudiskutieren sind **Beeinträchtigungen von Mitpatienten und Therapeutinnen** durch den emotional sehr dichten Bericht von Bedrohungs- und Gewaltszenarien anderer psychisch erkrankter Patienten. **Scham** und Angst vor erheblichen **juristischen oder familiären Konsequenzen** lassen die Betroffenen häufig zunächst schweigsam bleiben. Schockierendes zu berichten fällt männlich Erkrankten wegen des damit verbundenen Gefühls der **Hilflosigkeit** meist noch schwerer als weiblichen Betroffenen.

PRAXISBEISPIEL

Herr C. (58) erscheint regelmäßig in der Tagesklinik. Immer wieder wird er durch sich aufdrängende Erinnerungen an seine schlimme Zeit als Rettungssanitäter in einer Großstadt erinnert. Dabei laufen schreckliche Szenen mit schweren Verletzungen, Bedrohung mit Schusswaffen oder der Sturz eines Kindes aus einem Fenster vor seinem Auge wie in einem Videofilm ab. Er kann laute Geräusche, unkontrollierbare Menschenmengen und starke Gerüche nur schwer aushalten, da ihn dies immer wieder in die Retraumatisierung hineinzwängt, sodass er sich aus vielen Situationen des Alltags herausgezogen hat.

In der Tagesklinik sieht er sich mit der eigentlich von ihm unerwünschten Nähe zu anderen Menschen konfrontiert. Zunächst wirkt dies für ihn wie eine Belastungszunahme. Dennoch stellt er sich immer wieder im Einzelgespräch der Erinnerung und kann mithilfe von EMDR die vorher erlernten Entspannungszustände mit Traumaerinnerungen kombinieren. Im praktischen Leben hat er nun deutlich mehr Mut, wieder Freunde zu besuchen.

Mit Bewegung, Einzeltherapie und der menschlichen Unterstützung der Gruppe gelingt es Herrn C. zwar nicht, wieder in den Rettungsdienst zurückzukehren, aber er kann wieder deutlich ruhiger schlafen und an Theaterabenden teilnehmen. Schon zweimal hat er den Besuch des Weihnachtsmarktes überstanden. In der Tagesklinik erfährt er immer wieder emotionale Stabilisierung in der Gruppe. Zur Identifikation von Auslösereizen und zur differenzierteren Wahrnehmung sozialer Situationen benötigt er Einzeltherapie. Besonders wertvoll sind für ihn die regelmäßigen tagesklinischen Außenaktivitäten mit z. T. weiten Reisen, die an seine frühere Reiselust anknüpfen, sowie die konstanten Einzelgespräche mit seiner Psychotherapeutin.

Er kommt allerdings praktisch jedes Jahr wieder, wenn belastende Jahrestage bevorstehen, wenn er durch familiäre Stressoren überfordert wird oder sich in zunehmend längeren depressiven Phasen von Verzweiflung wiederfindet, die tagesklinisch jeweils mit Behandlungen von 6 bis 10 Wochen Dauer wieder aufgehellt werden können.

4.2.8 Erlebnisreaktive Störungen

Etwas anders gestaltet sich die psychische Situation bei akutem Erleben massiv bedrohlicher Situationen. Seinen Neffen überfahren zu haben, von den eigenen Kindern verprügelt worden zu sein oder dem Schrecken des syrischen Krieges entflohen zu sein kann leicht die individuelle psychische Verarbeitungskapazität übersteigen, auch ohne dass sich eine anhaltende PTBS herausbildet. Für akute Krisenintervention stehen leider die meisten Tageskliniken, sofern sie nach einer mehr oder weniger langen Warteliste aufnehmen, nicht gern zur Verfügung.

Schnelle Entlastung zu geben ist nach schlimmen Erfahrungen aber oftmals die wichtigste Interventionsmaßnahme und führt dann auch eher zu vollständiger Wiederherstellung der Lebensbewältigungsfähigkeiten. Stärkend wirkt dabei eher die **konstante Zuwendung** einer Einzelperson, die Halt in einer zerbrechenden Welt anbietet und Raum lässt, darüber zu erzählen oder nur den Emotionen freien Lauf zu lassen. Dabei auftretende Suizidalität begrenzt die tagesklinischen Behandlungsmöglichkeiten. Gruppenbehandlung ist kaum sinnvoll, weil die Mitempfindungsfähigkeit der Patientengruppe schnell überschritten sein kann und zum Schutz der Gruppe eher eine **Einzeltherapie** notwendig werden kann. Wohnortnahe Verfügbarkeit intensiver und multimodaler ambulanter Therapie lässt sich eher in einer PIA und nur selten einmal in einer Tagesklinik zur Behandlung erlebnisreaktiver Störungen organisieren. Entsprechende Anfragen treten jedoch auf, sodass Tageskliniken sich hierfür mit den in diesem Bereich arbeitenden Hilfsorganisationen (z. B. Weißes Kreuz und Notfallseelsorge) vernetzen müssen.

Kernaussagen

Akute Notfallbehandlung muss, wenn sie die Betroffenen erreichen will, **sofort** organisiert werden. Die Tagesklinik ist dafür eher **ungeeignet** und muss deshalb ein **Netzwerk** mit Institutsambulanz, Notfallseelsorge und Weißem Kreuz vorab organisiert haben.

PRAXISBEISPIEL

Herr H. (34) hat als Fahrer eines Baugeräts bei Aushubarbeiten einen Kollegen übersehen und ihn mit seiner Baggerschaufel getötet. Er kommt in Begleitung seiner Ehefrau wenige Stunden nach dem Ereignis in die Ambulanz der Tagesklinik. Rasch wird klar, dass eine ambulante Begleitung für die erste Zeit nicht ausreicht. Im Zustand innerlicher Schockstarre wird Herr H. deshalb gleich tagesklinisch aufgenommen. Die Aufmerksamkeit der ganzen Patientengruppe, der feste Tagesrhythmus und die Kunsttherapie helfen ihm, sich langsam den schreckli-

4

chen Gefühlen von Schuld, Schmerz und Ärger zu nähern. Er verbringt die meiste Zeit mit einer Ergotherapeutin und zieht sich aus Gruppengesprächen und Aktivitäten oft zurück. In der zweiten Woche hat sich die schlimmste Aufwallung an Emotionen gelegt. Die Rückkehr an den Arbeitsplatz ist ihm aber weiter nicht möglich. Mittlerweile hat er die Zusage einer spezialisierten Rehabilitationsklinik erhalten und wird dorthin verlegt.

4.2.9 Organische psychische Störungen (inkl. Demenz)

Klare **organische Störungen** erfordern bei Arzt und Pflege neben der psychiatrischen auch eine gute organmedizinische, meist internistische und neurologische Kompetenz. Wenn dann geklärt ist, dass eine MS, ein Hirntumor oder eine HIV-Infektion für eine seelische Symptomatik ursächlich ist, kann die Behandlung genauso gut werden, wie wenn die Ursache der Depression oder Enthemmung „endogen" verstanden wird.

Ärzte

Auch die organische Depression spricht auf antidepressive **Medikation** und Psychotherapie gut an. Niedrig dosierte Antipsychotika helfen, Erregung zu dämpfen. Die erhöhte Sensibilität eines alternden Gehirns erfordert eine **Dosisreduktion.** Auch der Eliminationsweg des Pharmakons (renal oder hepatisch) muss klar sein, damit entsprechende Laborparameter auch interpretiert werden können. Bei im Alter zunehmender Medikation stehen inzwischen diverse **Interaktions-Apps** zur Beurteilung der Kombinationswirkungen zur Verfügung.

Die Motivation zu oder kritische Reflexion von gravierenden **medizinischen Eingriffen** und deren Abwägung kann in tagesklinischer Zeit gefördert werden. Dazu hilft es, vorab nach Patientenverfügungen und juristischen Betreuern zu fragen bzw. Angehörige in Entscheidungen einzubeziehen. Eine größere thematische Rolle spielt daneben aber die Akzeptanz einer schweren und chronischen Krankheit.

Der personelle und auch materielle Einsatz (z. B. spezifischer somatischer Medikamentenbedarf) ist erhöht und muss im Budget einkalkuliert werden. MRT, EEG und intensive Labordiagnostik, eine spezialisierte Demenz-Testpsychologie und gründliche neurologische und internistische Untersuchung vorzuhalten oder zu organisieren bedeutet einen hohen Aufwand. Wenn eine Tagesklinik keine Spezialisten für Neuropsychologie vorhält, muss eine gute Vernetzung zu Spezialisten aufgebaut werden, die bei Bedarf hinzugezogen werden können.

Sozialarbeiter

Sozialarbeiter müssen für die Patienten häufig mehr regeln als beim Durchschnittspatienten: Reha, Pflege, Rente, Betreuung, Wohneinrichtung usw. Begutachtungen zum Pflegegrad und Behindertenrecht müssen vorbereitet und teilweise auch von Mitarbeiterinnen der Tagesklinik durchgeführt werden.

Pflege

Die Pflege ist mehr in ihrer **Primärkompetenz** gefragt, mit Verbänden, Inkontinenz, Einnahmehilfen der Medikamente, Organisieren von Hilfsmitteln oder Unterstützungsleistungen. Sie kann aber auch den Kontakt zu Pflegediensten aufnehmen und Angehörige in der Pflege der Demenzkranken anleiten und unterstützen.

Zum Thema Demenz

Der Abbau von Gedächtnis, Orientierung, Denkklarheit und Differenziertheit der Reaktionen ist auch tagesklinisch ein gravierendes Problem, unabhängig davon, ob diese Defizite nun primär verursacht sind wie bei der Alzheimer-Krankheit oder sekundär wie bei vaskulärer Demenz oder Demenz bei Parkinson-Krankheit. Teilstationär ist die Demenzbehandlung nur **sehr eingeschränkt** möglich. Der ständige Wechsel der Aufenthaltsorte und die verwirrende Vielzahl von Bezugspersonen (Mitarbeiter, Mitpatienten) sind für die ohnehin zu Verwirrtheit neigenden Patienten nicht gerade förderlich. Positiv ist dagegen die Chance, tagesklinisch eine umfangreiche **Diagnostik** durchzuführen, die realitätsbezogener als vollstationär und umfassender als ambulant ist. Insbesondere die Abgrenzung einer **depressiven Pseudodemenz** von klaren durchgängigen mnestischen Defiziten der Demenz fällt hier leichter, da sich die Alltagskompetenz angesichts der hohen Dichte im Umgang mit diesen Patienten besser beurteilen lässt. Die Tendenz von Erkrankten und Angehörigen zur Aggravation (eher bei Depression) oder Bagatellisierung (eher bei Demenz) ist leichter durchschaubar, und die Grundstimmung lässt sich besser abbilden. Eine depressive Pseudodemenz oder eine depressiv überlagerte vaskuläre Demenz bessern sich beide unter **antidepressiver Behandlung.** Unabhängig vom Behandlungsort ändert sich eine hypothyreote Demenz unter Thyroxin, eine Parkinson-Demenz unter Antiparkinsonmedikation und ein hirndruckbedingter Ausfall nach Liquorpunktion. In einer gerontopsychiatrisch ausgerichteten Tagesklinik können Demenzerkrankte **im frühen Stadium** in der Gruppe vom Austausch mit gleichfalls Erkrankten profitieren. Dann sind die teilstationären Grenzen aber rasch erreicht, und die weitere fachärztliche Behandlung, Pflege und Ergotherapie sollten eher aufsuchend in der Alltagsumgebung (z. B. im Home Treatment) durchgeführt werden (➤ Tab. 4.12).

Kernaussagen

Bei Demenz im frühen Stadium ist die Diagnostik tagesklinisch gut zu leisten und die Krankheitsbewältigung u. a. im Austausch in der Gruppe, aber auch mit Angehörigenberatung sinnvoll. Bei weiter fortgeschrittener Demenz überwiegen dann aber rasch die negativen Aspekte.

PRAXISBEISPIEL

Herr V. (67), ein frühpensionierter Lehrer, kommt nach Anmeldung durch seinen Hausarzt zur Aufnahme. Er beklagt Schlafstörungen und nachlassende Vitalität. Auch sei die Zahnprothese vom Zahnarzt falsch gefertigt worden. Unter dem Verdacht auf eine depressive Störung wird Herr V. teilstationär aufgenommen. In der Tagesklinik findet er auch noch in der zweiten Woche den Therapieraum nicht und kann sich die Namen seiner Mitpatienten nicht merken. Ein Mitpatient berichtet, wie Herr V. bei der Anfahrt mit dem eigenen Pkw an einer Ampel in den Gegenverkehr gefahren sei und ein Unfall nur durch Achtsamkeit der Umgebung habe verhindert werden können. Herr V. kann sich, darauf angesprochen, an nichts erinnern. Im DemTect, im Mini-Mental-State-Test (MMST) und im Uhrentest finden sich deutliche Hinweise auf eine Demenz. Laborchemisch bestehen keine Abweichungen. Im erstmalig angefertigten MRT aus dem nahegelegenen Kreiskrankenhaus findet sich eine Erweiterung der äußeren Liquorräume, sprich: eine Verminderung der Hirnsubstanz, temporal und frontal beidseits. Herr V. erklärt sich bereit, auf sein Auto zu verzichten. Schlüssel und Führerschein gibt er – für den Fall, dass er das Fahrverbot am Wochenende vergessen sollte – vorsichtshalber in der Tagesklinik-Verwaltung ab und wird mit dem Taxi geholt und nach Hause zurückgebracht.

Die Einsicht in den zunehmenden Charakter der Alzheimer-Demenz kann er nicht mehr aufbringen. Das Verhältnis zu den Familienangehörigen ist schon seit Jahren zerrüttet. In Absprache mit ihm wird deshalb beim zuständigen Amtsgericht eine Betreuung beantragt. Die Sozialarbeiterin organisiert eine ambulante Krankenpflege und Haushaltshilfe sowie eine ambulante Ergotherapie für Demenzkranke. Eine antidementive Therapie mit Cholinesterasehemmern wird begonnen. Die in der Tagesklinik eingeübte tägliche Bewegungstherapie scheint Herr V. auch am Wochenende fortzuführen. Über die Ergotherapie kann er an sein altes Hobby Modellbau wiederanknüpfen, allerdings nur noch in der untersten Schwierigkeitsstufe. Energiereicher und mit ambulanter Unterstützung ausgestattet, verlässt er die Tagesklinik nach 5 Wochen dankbar.

Tab. 4.12 Unterschiede zwischen Klinik und Tagesklinik in der Behandlung demenzieller Syndrome

Demenzen	Klinik	Tagesklinik
Biologische Therapie	Medikation, Bewegung	Medikation, Bewegung
Psychotherapie	Verhaltenstherapie einzeln	Verhaltenstherapie einzeln
Sozialtherapie	Sozialarbeit, Angehörigengespräch, Kreativität und Freizeitgestaltung	Sozialarbeit, Angehörigengespräche, Hausbesuche, Training in realer Lebenswelt mit Fokus Familie und Freizeitgestaltung

4.2.10 Zwangsstörungen

Zwangsstörungen treten zwar seltener auf als Angststörungen und Depressionen, können aber tagesklinisch in gleicher Weise behandelt werden wie vollstationär (➤ Tab. 4.13).

Tagesklinische Vorteile

Unter **realistischeren Bedingungen** als auf einer spezialisierten Station können Flexibilität, Vertrauen und Loslassen geübt werden. Hilfreich für Zwangserkrankte ist zunächst eine zugewandte **empathische Annahme** durch die Therapeuten und die Patientengruppe. Erst auf diesem Boden ist ein spezifisches belastendes Expositionstraining zu mehr Freiheiten möglich. Auch die **Umgebungspersonen** können tagesklinisch in Familiengespräche leichter einbezogen werden.

Tagesklinische Nachteile

Angesichts eines meist langjährigen chronischen Leidens lässt sich bei Zwangsstörungen in den wenigen Behandlungswochen oft nur ein **kleiner oder gar kein Fortschritt** erzielen. Aber auch die kleinsten Veränderungen sind in ihrer Bedeutung zu würdigen. Sofern in der Tagesklinik keine therapeutische Erfahrung zur Behandlung Zwangserkrankter vorliegt, ist die Verlegung in eine spezialisierte Klinik oftmals erfolgversprechender.

Tab. 4.13 Unterschiede zwischen Klinik und Tagesklinik in der Behandlung der Zwangsstörungen

Zwangsstörungen	Klinik	Tagesklinik
Biologische Therapie	Medikation, Bewegung	Medikation, Bewegung
Psychotherapie	Verhaltenstherapie einzeln	Verhaltenstherapie einzeln, manchmal in Gruppe
Sozialtherapie	Sozialarbeit, Angehörigengespräch, Kreativität und Freizeitgestaltung	Training in realer Lebenswelt mit Fokus Familie, Arbeit und Freizeitgestaltung, Sozialarbeit, Angehörigengespräche, Hausbesuche

Minutenlange Waschrituale oder Türschwellenängste lassen sich tagesklinisch nur schwer verstecken. **Toleranz** für die verzögerte morgendliche Anfangszeit ist zunächst oft nötig, da lange Zwangshandlungen ein pünktliches Erscheinen blockieren können. Die Therapeuten sind gefragt, das manchmal sonderbare Verhalten Zwangskranker in der Gruppe vorab, nach Erlaubnis durch die Patienten, den Mitpatienten zu erklären, um die Betroffenen nicht in eine Außenseiterrolle geraten zu lassen. Dies ist insbesondere auch bei Ticstörungen bis hin zum Tourette-Syndrom nötig.

PRAXISBEISPIEL

Frau F. (26) nähert sich ganz vorsichtig der Tagesklinik. Erst lässt sie ihre Hausärztin nach einem möglichen Platz fragen, dann kommen die Eltern und beschreiben die Problemstellung einer starken Einengung wegen Zwangssymptomen, und letztlich erscheint Frau F. selbst. Blickkontakt kann sie nicht aufnehmen und benötigt auch lange, um die Türschwelle zum Arztzimmer zu überschreiten. Sie schildert Ängste seit ihrer Kindheit und starke zwanghafte Vorstellungen: Nahe Angehörige würden sterben, wenn sie ein aggressives Wort auch nur denke oder wenn sie ein Insekt auch nur versehentlich töte. Die Gedankenrituale benötigten oftmals 15–20 Minuten, bevor sie sich wieder anderem zuwenden könne. Hinzugekommen seien der Zwang, sich lange und ausgiebig die Hände zu waschen, sowie der Zwang, Lichtschalter und Schlösser bei Verlassen eines Raumes mehrfach zu kontrollieren. Auch die Nahrungsaufnahme sei durch Rituale erschwert. Sie habe ihr Studium nicht mehr verfolgen können und sich von den letzten Freundinnen ganz in ihr Zimmer zurückgezogen. Verhaltenstherapien hätten in der Vergangenheit mehrmals zu einer Erleichterung geführt, allerdings nur für einige Jahre.

In die Tagesklinik kommt Frau F. zunächst jeweils zu spät und muss den Rückweg schon lange vor dem offiziellen Abschluss beginnen. Nach einigen Wochen fühlt sie sich in der Gruppe der Patienten, von denen zwei weitere ebenfalls Zwangssymptome aufweisen, angekommen und beteiligt sich zunehmend aktiv an Gruppenaktivitäten. Durch gezielte Exposition kann sie dann wieder allein mit öffentlichen Verkehrsmitteln fahren. Auch ihre Freundinnen lädt sie wieder ein. Nur die Gedanken an tödliche Folgen ihrer eigenen Gedanken lassen sich nicht abstellen. Ihr hilft der Kontakt zu einem Seelsorger weiter, der ihr nach Vertrauensaufbau eine ganz neue Sicht von Tod und Leben bietet. Nach 12 Wochen Tagesklinik hat sie sich so weit Freiräume geschaffen, dass auch die weitere Ausbildung vorbereitet und zum weiteren Üben die ambulante Weiterbehandlung bei einer mit Zwangsstörungen erfahrenen Therapeutin vermittelt wird.

4.2.11 Essstörungen

Im Spektrum der Essstörungen finden sich extreme Verhaltensweisen: **Hungern** bis zum Verhungern, **Erbrechen** bis zum Elektrolytverlust und **Essattacken** bis hin zu orthopädischen und metabolischen Folgeschäden.

Ärzte

Die Ärzte müssen deshalb vorab und auch zwischendurch immer wieder die **Grenzen der Behandlung** abstecken und bei deren Überschreiten zur Lebensrettung, auch einmal gegen den Willen der Erkrankten, die Verlegung vornehmen. Bei rascher Geschwindigkeit der Veränderung kann der Grenz-BMI höher ausfallen als bei chronischer Anpassung. Um den Blick aber nicht nur auf die Gefahren zu richten, macht es wenig Sinn, täglich nach Waage oder Labor zu schielen. Wochenabstände oder **Messungen nach klinischem Bild** geben mehr Entwicklungsfreiraum, ohne die Gefahren aus dem Blick zu verlieren.

Psychotherapeuten

Körperorientierte Techniken und viele unterschiedliche kreative Medien dienen dem Zugang zu einer emotional differenzierteren Wahrnehmung. Spezielle **Trainingsprogramme** sollten dort vereinbart werden, wo Mitarbeiter mit spezifischer Kompetenz eingestellt sind, um konsequentes Umlernen in der Nahrungsaufnahme zu erlernen. Alternativ hierzu kann eine weniger spezifisch ausgestattete Tagesklinik Essstörungen auch erfolgreich therapieren, wenn im Sinne gezielter **Defokussierung** ganz andere Themen in den Vordergrund rücken und das Essensthema sich dabei zugunsten anderer behandelbarer Schwerpunkte verliert. Und die **relevanten Bezugspersonen** der meist jungen Menschen müssen immer als Unterstützungs- oder Risikofaktor einbezogen werden, was tagesklinisch sogar besser gelingt als in einer wohnortfernen Reha-Klinik.

Kernaussagen

Wenn nur der defizitäre Blickwinkel auf Patientinnen eingenommen wird, bleibt tagesklinisch meist wenig zu tun. Verhungern und schwere Organschäden sind riskant für die tagesklinische Behandlung – aber nicht, wenn nach Aufbau einer tragfähigen therapeutischen Zuwendung die volle klinische Kompetenz und Therapie für Essstörungen tagesklinisch eingesetzt wird (Herpertz-Dahlmann et al. 2014; Zeeck et al. 2009; ➤ Tab. 4.14). *„Die Kosten und Rückfallrate sind bei stationärer Behandlung hoch. Die Therapie in einer Tagesklinik ist kostengünstiger, und Rückfälle können durch den leichteren Übergang ins tägliche Leben eher verhindert werden. … Eine Magersucht bei Jugendlichen lässt sich in einer Tagesklinik ebenso effektiv, aber kostensparender behandeln wie stationär."* (Heinzl 2014: 894)

PRAXISBEISPIEL

Der ganz auf Gewicht, Aussehen und Hungerkunst trainierten 19-jährigen Frau C. wird im tagesklinischen Aufnahmegespräch mitgeteilt, man könne die Anorexie mangels spezifischer Therapie nicht behandeln, ob sie denn nicht ein anderes psychisches Problem habe. Und siehe da, die Suche nach einem geeigneten Ausbildungsplatz und einer Wohnung in der nächsten Großstadt lassen sich als äußere Ziele rasch vereinbaren. Innerlich zeigt sich, dass als Blockade in der Zielerreichung Schwierigkeiten in der Beziehungsgestaltung zu vermeintlich autoritären Personen bestehen. Therapieinhalt ist ein selbstsicheres Auftreten, der Mut, Neues zu wagen, und der offene

Tab. 4.14 Unterschiede zwischen Klinik und Tagesklinik in der Behandlung der Essstörungen

Essstörungen	Klinik	Tagesklinik
Biologische Therapie	Medikation	Medikation
Psychotherapie	Diverse und spezifische Psychotherapien in Gruppe und einzeln	Diverse und spezifische Psychotherapien in Gruppe und einzeln
Sozialtherapie	Kreativität und Freizeitgestaltung, Angehörigengespräch, Sozialarbeit	Training in realer Lebenswelt mit Fokus Familie, Arbeit und Freizeitgestaltung, Sozialarbeit, Angehörigengespräche, Hausbesuche

Austausch über emotionales Erleben mit vertrauten Personen, wie sie in der Patientengruppe zur Verfügung stehen. Und im Verlauf der ersten 2 Wochen mit Annäherung an die Mitpatienten setzt sich die Patientin bei den Mahlzeiten zur Gruppe und isst etwas selbst Mitgebrachtes, ohne dass Therapeuten oder Mitpatienten dies kommentieren. Auch wenn sich das Gewicht bis zur Entlassung nicht wesentlich verändert hat oder das „Kotzen" noch nicht ganz aufgegeben ist, kann sie in den tagesklinischen Behandlungswochen neue Copingstrategien erlernen und eine neue Qualität von Beziehung erfahren, die ihr autonomes Handeln künftig leichter machen. Für Rückfälle wird ihr eine Visitenkarte der Tagesklinik ins Portemonnaie mitgegeben.

4.2.12 ADHS und Autismus

Adulte Aufmerksamkeits- und Hyperaktivitätsstörungen (ADHS) und atypischer Autismus werden von Patienten oder Einweisern zuweilen als Erklärungen für Verhaltensabweichungen vorgebracht. Eher selten werden Erkrankte auch schon klar vordiagnostiziert zugewiesen. Diese Störungen können aber auch differenzialdiagnostisch von Tagesklinikern in Erwägung gezogen werden. Häufig steht also die **Diagnostik** dieser insgesamt eher seltenen Störungsbilder im Mittelpunkt.

Psychologen

Dazu ist einerseits viel **klinische Erfahrung** notwendig, andererseits können aber auch **Testverfahren** wichtige Hinweise geben. Bei ADHS-Verdacht sollte mindestens der HASE-Test (Rösler et al. 2013) eingesetzt werden können. Die Tests auf Autismus-Spektrum-Störungen sind weniger aussagekräftig (Lehnhardt et al. 2013), sodass bei Vorliegen von deutlichen Anzeichen eines adulten Asperger-Autismus die Überweisung in eine der wenigen **Spezialambulanzen** oder -kliniken Deutschlands infrage kommt.

Beiden Diagnosen gemeinsam ist die **entlastende Wirkung** auf die Erkrankten und ihre Umgebung, handelt es sich doch um eine **fassbare Behinderung** bei Aufmerksamkeitssteuerung und Konzentrationsdauer einerseits bzw. des pragmatischen, einfühlenden und analogisierenden Verständnisses andererseits. Bei beiden Störungsbildern lassen sich die interaktionellen Schwierigkeiten der Betroffenen im teilstationären Setting schnell entdecken, und sie sind einer spezifischen oder mehr alltagsorientierten **verhaltensmodulierenden Therapie** zugänglich.

Für die Behandlung gilt auch hier, dass tagesklinisch zumindest eine **Besserung** in der Bewältigung der Alltagsprobleme erzielt werden kann, sofern **Grundkenntnisse** der jeweiligen Störungen und deren Hintergründe im Tagesklinikteam vorhanden sind. Ansatzpunkte tagesklinischer Arbeit sind deshalb meist die Aktivierung der erhaltenen **Ressourcen** zur Bewältigung des Lebensalltags und die Suche nach **geeigneten Umweltbedingungen** bei Wohnen, Arbeiten, Freizeit- und Kontaktgestaltung.

Ärzte

Die Optimierung der **Medikation,** z. B. mit Methylphenidat, ist meist schon ambulant angegangen worden. Bei Fortführung oder Neueinsatz sind die BtM-Vorschriften zu beachten: Anforderungsvordrucke, Ausgabebuch und Tresor.

Kernaussagen

Studien zur Behandlung von ADHS- und Autismus-Spektrum-Störungen liegen tagesklinisch noch nicht vor. Fallberichte sind bzgl. einer Verbesserung der Alltagskompetenz aber ermutigend.

PRAXISBEISPIEL

Herr E. (28) wird von seiner psychisch ebenfalls erkrankten Mutter vorgestellt. Bei ihm sei Autismus festgestellt worden. Er verhalte sich zu Hause immer merkwürdiger, und alle Versuche, ihn irgendwo unterzubringen, seien jeweils nach kurzer Zeit gescheitert. Herr E. selbst bestätigt, dass er trotz mehrfacher Versuche an Arbeitsstellen schnell wieder entlassen worden sei. Partnerschaften seien nach kurzer Zeit jeweils von den jungen Frauen beendet worden. In der Tagesklinik fällt den Mitpatienten die Akzeptanz für Herrn E. zunächst schwer. Sie wird aber zunehmend besser, nachdem die Psychologin sein Störungsbild erklärt. Er übt Ausdauer in der Ergotherapie und das pünktliche Erscheinen insgesamt. Alternativen zur sehr engen Bindung an die Mutter trotz deren krankheitsbedingter Unzuverlässigkeit werden für die Weiterentwicklung gemeinsam überlegt. Leider wird die Behandlung durch Probleme mit der Kostenübernahme tagesklinischer Behandlung durch die Krankenkasse vorzeitig beendet, was von der Mutter als Wink aufgefasst wird.

4.2.13 Somatisierungsstörungen

Bei einigen Schmerzzuständen oder Funktionsstörungen von Magen, Darm, Blase und Kreislauf, bei einigen Lähmungen oder Anfällen sind keine primären körperlichen Ursachen zu finden, wohl aber eindeutig mit dem Ausdrucksthema, Auslösereizen oder Krankheitsfolgen korrelierte **innerseelische Spannungszustände** vorzufinden. Dies ist den Betroffenen meist zunächst nicht oder nur wenig bewusst. Zudem ist eine seelische Verursachung immer noch mit dem Stigma verknüpft, als verrückt, selbst schuld oder ein Simulant zu sein. Sobald der hinter den Symptomen stehende Konflikt jedoch bewusstgemacht werden kann und aufgelöst wird, kann sich die Symptomatik häufig zurückbilden. Dazu muss aber zunächst die Hemmung überwunden werden, die Störung als seelisch ausgestaltet anzunehmen, und die Betroffenen vom Hausarzt oder Internisten in die psychiatrisch-psychosomatische Fachsparte überwiesen werden. **Psychotherapie** steht also im Zentrum der Behandlung.

Der Körper als Sprachrohr ist klassisches Terrain der Psychosomatik, weshalb Somatisierungsstörungen auch überwiegend in den **psychosomatischen Tageskliniken** diagnostiziert und behandelt werden. Für die **Diagnostik** zur Klärung der Frage, inwieweit den Beschwerden körperlich fassbare Korrelate zugrunde liegen, sind die jeweiligen körperlichen Untersuchungen notwendig. Funktions-, Labor- und Röntgenuntersuchungen entscheiden nach fachärztlichen Konsilen über das weitere Vorgehen. Die chronischen Schmerzen einer Hand können ja mit einer seltenen rheumatischen Krankheit, mit dem Schmerzgedächtnis nach einer schlecht versorgten Verletzung oder mit einem Konflikt zu tun haben, der durch Funktionsausfall der Hand pseudogelöst wird. Einer einzelnen Tagesklinik fehlen da die Kompetenz und die finanziellen Voraussetzungen, um eine derart **umfangreiche Differenzialdiagnostik** zu betreiben. Bei einem guten **Netzwerk** gelingt aber doch die Zusammenarbeit der Fachgebiete (➤ Box 4.3). Und mit guter prästationärer Abklärung und Untersuchungen außerhalb der Tagesklinikzeiten kann man sich als Tagesklinikerin mit den Kosten durchlavieren. Die anschließende psychotherapeutisch dominierte Behandlung der somatoformen Störung ist dagegen weniger kostenintensiv.

BOX 4.3

Tagesklinische Beispiele, um eine umfangreiche somatische Diagnostik zu realisieren

- Fachärzte **im eigenen Haus** persönlich ansprechen und Befund gemeinsam diskutieren
- **Netzwerk** von niedergelassenen Fachärzten in Qualitätszirkeln pflegen
- Im großstädtischen Raum Absprachen unter den **psychosomatischen Tageskliniken** treffen, wer für welche Krankheitsgruppen spezialisiert ist
- Gegenseitige fachärztliche **Konsile** mit klinischen Abteilungen anderer Fachrichtungen anbieten
- **Haus- und Fachärzte** vorab bitten, ihr Netzwerk zu aktivieren und alle notwendigen Untersuchungen vorab zu veranlassen

Kernaussagen

Somatisch ausgedrückte innerseelische Verhakungen sind im **alltagsnäheren Milieu** der Tagesklinik insofern leichter zu behandeln, als die Funktionalität einer Störung durch die vielen Alltagssituationen leichter diagnostiziert werden kann. Ist der Konflikt auch im Alltag wirklich gelöst oder nur in der Klinik entaktualisiert und bricht anschließend wieder auf? Die teilstationäre Therapie kann auf ihre Alltagstauglichkeit hin überprüft werden.

PRAXISBEISPIEL

Herr U. (64) wird von seinem Hausarzt eingewiesen. Er leidet unter einem anfallsweisen Brennen der Beine, von den Unterschenkeln aufsteigend in Hoden und Damm. In einer internistischen Praxis und einer neurologischen Fachklinik waren ausführliche Untersuchungen durchgeführt worden, aber kein körperlicher Befund konnte die Symptome erklären. Herr U., berenteter Verwaltungsleiter, kann exakt den Zeitpunkt des Beginns seiner quälenden Symptome angeben. Das anfallsweise über viele Stunden oder einige Tage anhaltende Auftreten erlebt er dennoch als zufallsgeneriert. Erneute intensive Laborchemie mit ausführlichen endokrinologischen Parametern sowie neurologische und urologische Untersuchungen erbringen bis auf eine leichte Prostatahypertrophie keine ausreichende Erklärung.

Auch wenn er es anfänglich für wenig sinnvoll hält, geht Herr U. doch regelmäßig zur Einzel- und Gruppenpsychotherapie. So lernt er, welche Stressoren die Symptome provozieren können. Er ermittelt dort folgende Konfliktherde: die schwierige Beziehung zur Schwiegermutter, die nachlassende eigene Sexualität bei Konflikten in der Ehe und eine Abwehr von Unterstützungsforderungen der Ehefrau durch deren eigene schwere körperliche Krankheit. In der Skillstraining-Gruppe kann er sich zeitweilig anderen Sinnesreizen und Gedanken zuwenden und trotz schmerzenden Hitzegefühls kurzzeitig Entspannung erleben. Zwar noch nicht ganz aufgelöst, aber deutlich gebessert wird er nach einigen Wochen zur ambulanten Weiterbehandlung entlassen.

4.2.14 Psychische Störungen bei somatischen Krankheiten

Im Rahmen durchoptimierter Verfahrensabläufe wurde im aktuellen deutschen Gesundheitssystem anscheinend die Notwendigkeit einer ärztlich verstehenden Behandlung des Menschen statt eines Abarbeitens der Diagnose vernachlässigt. Das rächt sich, indem sich für die meisten medizinischen Disziplinen inzwischen „Psychodisziplinen" entwickelt haben. Es gibt schon lange eine **Psychoonkologie,** da offensichtlich bei einer das Leben bedrohenden Krankheit mit zusätzlicher seelischer Reaktivität gerechnet werden muss, die wiederum Einfluss auf das gesamte Behandlungsergebnis haben kann. In Zertifizierungsverfahren onkologischer Zentren darf die Psychotherapeutin nicht fehlen. **Chronische behindernde Krankheiten** benötigen eine **seelische Bewältigung.** Psychorheumatologie und Psychoendokrinologie bzw. -diabetologie sind Beispiele hierfür. Ob HNO, Gynäkologie, Neurologie oder Dermatologie – überall finden sich nun psychische Behandlungsansätze.

Im Rahmen der Liaison-Psychiatrie oder besser Liaison-Psychosomatik mit Einbettung der Psychosomatikerin in die somatische Klinik liegen bereits sehr gute Erfahrungen vor. Die Liaison kann aber klinisch und eben auch tagesklinisch gemeinsam in einer Einheit stattfinden, wobei die somatische Abteilung ihre Expertise und die Psychosomatik die seelischen Ansätze einbringt. Im Rahmen einer **psychosomatischen Tagesklinik** kann zusätzlich zur medizinischen Optimierung die Bewältigung der Krankheit, besonders der chronischen, im Lebensalltag geübt werden. So sind bei Zuckerkrankheit eben nicht nur die optimale Verteilung von Basis- und Altinsulin oder die häusliche Diät bei der Therapie zu berücksichtigen. Auch der Umgang mit häuslichen Belastungen und Ressourcen ist langfristig für die **Krankheitsbewältigung** entscheidend und kann bei teilstationärem Vorgehen leichter berücksichtigt werden.

Psychologen

Viele chronische Krankheiten gehen mit Verlusten an Lebensqualität und Freiheitsgraden einher. Sich in kurzer Zeit darauf einzustellen fällt manchen Menschen schwer. Therapeutisch ist das Vorgehen dann ähnlich dem gerontopsychiatrischen, wo die zunehmenden **Verluste und Einschränkungen** bis zum bevorstehenden Lebensende die Themen sind, die es zu bewältigen gilt. Bis auf die lebensbedrohlichen körperlichen Zuspitzungen spricht aber nichts dagegen, zwischen voll- und teilstationärem Vorgehen frei zu wählen bzw. die Patienten **frei wählen zu lassen,** ob die komplette Entlastung von häuslichen Pflichten (Klinik) oder eher der Erhalt eines täglich vertrauten Milieus (Tagesklinik) für sie wichtiger sind.

Ein spezielles fakultätenübergreifendes Thema körperlichen Ausdrucks ist der **Schmerz.** Chronischer Schmerz lässt sich eben nicht allein mit differenzierten Analgetika oder gezielt operativ beseitigen. **Multimodale Schmerztherapie** (MMS, ➤ Box 4.4) als Zusammenarbeit der verschiedenen medizinischen und psychologischen Gruppen nach einem klaren Behandlungsplan ist eine wirksame Behandlungsmethode, die hervorragend teilstationär in einer **Schmerz-Tagesklinik** umgesetzt werden kann. Je nach psychosomatischer, psychiatrischer oder anästhesiologischer Federführung sind die Zulassungs- und Abrechnungswege unterschiedlich, die Behandlung ist aber weitgehend vergleichbar.

BOX 4.4

Multimodale Schmerztherapie

Das Team setzt sich aus Ärzten verschiedener Fachrichtungen wie Anästhesie, Psychiatrie/Psychosomatik, Neurologie, Neurochirurgie und Orthopädie zusammen. Das nichtärztliche Team besteht aus spezialisiertem Pflegepersonal (Pain Nurses), Schmerzphysiotherapeuten, psychologischen Schmerzpsychotherapeuten, Kunst- und/oder Musiktherapeuten sowie weiteren Berufsgruppen. Die Behandlung erfolgt kombiniert in Einzel- und Gruppentherapie. Die Behandlungsdauer liegt meist zwischen 1 und 5 Wochen.

PRAXISBEISPIEL

Frau J. (44) war früher Bundesligaspielerin in einer Ballsportart. Sie scheint auch auf den ersten Blick recht kraftvoll und sicher im Auftreten zu sein. Im Gespräch werden aber ihre große Angst und Unsicherheit schnell deutlich. Nach Herzinfarkt und Schlaganfall beobachtet sie sich körperlich intensiv und erleidet Panikattacken, wenn sie beim Aufstehen einen leichten Schwindel verspürt. Sie kann eine Straße nicht mehr einfach überqueren und hat ihre Aktivitäten stark gedrosselt. Hinzu kommt nun ein starker Konsum von Alkohol zur Selbstbehandlung ihrer Ängste. Sie benötigt eine Reihe internistischer Medikamente zur Gerinnungshemmung, zur Blutdrucksenkung, zur Lipidsenkung und als Magenschutz. Dazu das adäquate Antidepressivum auszuwählen fällt der tagesklinischen Psychiaterin nicht leicht. Sie spricht die Medikation mehrfach mit dem behandelnden Internisten ab. In der Gruppentherapie erlebt Frau J. Gefühle der Sicherheit und des Stolzes, ebenso wie bei der Gestaltungstherapie und bei der Bewegungsgruppe mit Nordic Walking. Erst nach 9 Wochen ist sie so weit, dass sie sich zur Entlassung frei im öffentlichen Raum bewegen kann.

4.2.15 Intellektuelle Minderbegabung

Eine Gruppe psychisch Kranker, die nach der Auflösung der großen psychiatrischen Verwahranstalten in der Behandlungsversorgung aus dem Blickfeld geriet, sind die geistig und Mehrfachbehinderten. Behinderung *per se* ist zwar kein Grund für eine Klinikbehandlung. Aber sie erfordert **bei Auftreten zusätzlicher psychischer Krankheiten** wie Ängsten, Psychosen, Depressionen oder sozialen Verhaltensstörungen ein fein abgestimmtes Regime, das leider nicht mehr an vielen Stellen erlernt werden kann.

Ärzte

Abhängig vom Schweregrad der Behinderung und von der hirnorganischen Vorschädigung sind die **Medikamente** vorsichtiger zu dosieren. Unterlagen zur genetischen oder sonstigen diagnostischen Einordnung der **Behinderungsursache** sind hilfreich, um gezielt intervenieren zu können, aber nicht immer zu beschaffen.

Psychologen

Verhaltenstherapie ist den einsichtsgesteuerten Verfahren vorzuziehen und das **Umfeld** von Familie oder Wohn- und Beschäftigungseinrichtungen unbedingt mit einzubeziehen. Hier gleicht die Behandlung geistig Behinderter der von Kindern oder Jugendlichen. Analog dazu ist auch darauf zu achten, ob die Betroffenen auch bei Gruppengesprächen und -aktivitäten einigermaßen mitkommen und ob die Gruppe zur **Integrationsleistung** bereit und fähig ist. Wie in jeder Familie mit einem behinderten Mitglied sind Fürsorge und Ausgleich der Behinderung wichtig. Wo die Behinderte aber zu sehr im Mittelpunkt steht, kommen die anderen zu kurz. Anzustreben ist daher eine angemessene **austarierte Zuwendung** zwischen dem Behinderten und den übrigen Patienten. In der **Zusammenarbeit** mit einer Behindertenfürsorge können teilstationär Probleme des Verhaltens wie **zwischenmenschliche Konflikte** zunächst in der Tagesklinik mit Verhaltenstraining angegangen werden. Daraus werden **Empfehlungen** abgeleitet, die in die Betreuungssituation übersetzt und dort erprobt werden können.

Probleme

Spezifisches Leistungstraining für Minderbegabte ist keine Aufgabe der Tagesklinik. Eine einzelne minderbegabte Patientin übernimmt fast unweigerlich eine **Sonderrolle** in der Patientengruppe. Dies zu vermeiden gelingt, wenn neben der Behinderung auch noch **Ressourcen** ausgeprägt sind und die Betroffene individuelle Anerkennung und Verbundenheit zu spüren bekommt.

PRAXISBEISPIEL

Frau N. (32) wird von der örtlichen „Lebenshilfe" als behandlungsbedürftig gemeldet. Sie ziehe sich aus der Arbeit zurück, erleide häufig Wutanfälle und wolle nicht in ihre Wohnung. Die behinderte Frau kann einem Gruppengeschehen gut folgen, weshalb sie tagesklinisch aufgenommen wird. Hier zeigt sich, dass sie Mitpatienten sehr aufmerksam zuhört und treffsichere Rückmeldungen gibt. Zu sich selbst kann sie aber nur wenig Passendes sagen. Ihre Unsauberkeit wird ihr vorsichtig rückgemeldet und die Hygiene mit einer Krankenschwester geübt. Nun zeigt sich, dass die Eltern weiter starken Einfluss auf Frau N. ausüben und sie zu sehr unter Druck setzen. In einem Familiengespräch können alle Beteiligten ihre Erwartungen und Wünsche frei aussprechen. Die Anzahl der Wutanfälle lässt sich durch eine geringe Dosis des Antipsychotikums Risperidon reduzieren, sodass sie in ihrer Wohngemeinschaft bleiben kann. Nach Entlassung kommt sie weiterhin 14-tägig in die Institutsambulanz und arbeitet dort mit dem Ergotherapeuten.

4.3 Wer nicht profitiert – Kontraindikationen

4

An **Kontraindikationen** zeigt sich die große Unterschiedlichkeit von Tageskliniken (Albers 1999). Aufgrund einer Diagnose lässt sich tagesklinisch kaum die Behandlung ausschließen. Gegebenenfalls muss nach einer spezialisierten Tagesklinik Ausschau gehalten werden. Dennoch existieren, je nach eigenem Zutrauen oder vorhandenen Kompetenzen, Grenzen (➤ Box 4.5).

BOX 4.5

Grenzen tagesklinischer Behandlung

- Unfähigkeit, sich auf Gruppenteilnahme einzulassen
- Drohende Suizidalität
- Drohende Fremdgefährdung
- Demenz und Verwirrtheit
- Fremdmotivation durch Angehörige, Gerichte oder Berentungswunsch
- Aktueller Gebrauch von Suchtmitteln
- Obdachlosigkeit oder Ungepflegtheit
- Sprachliche Verständnisprobleme (Fremdsprache oder Gehörlosigkeit)
- Rollstuhlpflicht
- Gravierende intellektuelle Beeinträchtigung
- Hohes Alter
- Nachbarschaft oder Verwandtschaft zu einem Teammitglied
- ...

Anhand dieser Liste kann eine Tagesklinik die **eigenen „roten Linien“** zu erkennen versuchen (➤ Tab. 4.15). Alle Therapeutinnen haben nur eine begrenzte Kapazität. Sich einzugestehen, dass selbst ein gutes Team nicht alle Situationen meistern kann, hilft nicht nur Gefahren für Patienten und Mitarbeiter zu begrenzen. Das Arbeiten an den Grenzen erweitert durch Mut, Training und Fortbildung auch die eigenen Handlungsoptionen. Keine der oben geschilderten Konstellationen ist ja für sich eine **absolute** Kontraindikation für tagesklinische Behandlung. Aber jede **Grenzüberschreitung** will wohl bedacht und gut vorbereitet sein. Es kann eine spannende Erfahrung sein, Menschen mit Behinderungen, Obdachlosigkeit, Fremdartigkeit oder sozialen Defiziten in der Therapie näher kennenzulernen. Ohnehin zeigt sich die Relativität der Kontraindikationen am unterschiedlichen Umgang damit:

- **Obdachlosigkeit** ist z. B. für etwa die Hälfte der Tageskliniken akzeptabel, für die andere nicht. Dusche und Sozialberatung sind wichtige Ausstattungsmerkmale für diese Gruppe. Übrigens tolerieren Großstadttageskliniken Obdachlose eher in der Tagesklinik als ländliche.
- **Fremdsprachigkeit** ist nur für ein Drittel und **Intelligenzminderung** nur für jede fünfte Tagesklinik ein Aufnahmehindernis. Fachliche Kompe-

Tab. 4.15 Grobe Skizzierung von Behandlungsgrenzen nach Diagnosegruppen

Diagnosegruppe		Kontraindikationen (z. B. in folgenden Fällen)
F0	Organische psychische Störungen	Verwirrtheit, körperliche Behinderung, Desorientierung, sozial intolerable Enthemmung
F1	Abhängigkeitserkrankungen	Akute Intoxikation, gehäufte Rückfälle, Dealen, Demenzzustände, schwere körperliche Folgeschäden
F2	Schizophrenien	Starke Realitätsverzerrung durch Wahn und Halluzinationen, hohe Anspannung, Katatonie, erkennbare Eigen- und Fremdgefährdung
F3	Affektive Störungen	Drängende unabwendbare Suizidgefahr, Manie
F4/F5	Angst, Zwang, Somatisierung ...	–
F6	Persönlichkeitsstörungen	Sozial stark intolerable Verhaltensweisen
F7	Intelligenzstörungen	Überforderung in der Gruppe, sozial stark intolerables Verhalten

tenz für diese Gruppen im Team ist Voraussetzung für diese Arbeit.
- **Manifeste Eigen- und Fremdgefährdung** z. B. durch unstillbaren Suizidimpuls oder Bewaffnung ist tagesklinisch sicher ein **absoluter Ausschlussgrund,** ebenso wie **hochgradige Verwirrtheit** bei Demenz, Manie oder Psychose. Aber wo genau die Grenze bei Suizidalität, Fremdgefährdung, Sucht oder Altersabbau verläuft, lässt sich nicht exakt definieren, sondern muss von jeder Tagesklinik selbst gefunden werden.

In dubio pro reo heißt hier aber, dass der **Schutz** der davon betroffenen Patientinnen Vorrang hat vor etwaigen Profilierungsversuchen der Therapeuten. Und wenn die Mitpatienten nicht mehr zur Behandlung kommen, muss notfalls ein schwieriger Patient verlegt werden.

4.4 Sofortige Verlegung

Eine sofortige Verlegung ist erforderlich bei körperlichen Beschädigungen nach **Suizidversuch,** unmittelbar bevorstehender Suizidgefahr oder Fremdgefährdung, einem drohenden oder einsetzenden **Substanzentzugsdelir, Intoxikation** mit Drogen, die kein klares Handeln mehr ermöglichen, und deutlichem Abgleiten in die **wahngesteuerte Innenwelt** einer Schizophrenie.

Massive Anspannung mit Temperaturanstieg, Hypertonie, Tachykardie, Myolysezeichen und Elektrolytentgleisung kann auf eine **perniziöse Katatonie** bei Schizophrenie oder ein **malignes neuroleptisches Syndrom** im Rahmen einer antipsychotischen Medikation hinweisen. In beiden Fällen sind eine sofortige intensivmedizinische Diagnostik und Behandlung nötig.

Epileptische Krampfanfälle kommen in psychiatrischen Einrichtungen zwar häufiger vor als in der Allgemeinbevölkerung, stellen aber *per se* noch keine Indikation zur stationären Verlegung dar. Ein **erstmaliges Auftreten, begleitende neurologische Defizite, anhaltende Krämpfe oder ein Dämmerzustand** trotz Behandlung erfordern dann aber doch die Einweisung in eine neurologische Klinik.

Praktisch bedeutsam geworden ist durch den breiten Einsatz serotonerger Antidepressiva das **serotonerge Syndrom** mit u. a. Unruhe, Tremor, Tachykardie, Hypertonus, Fieber, Übelkeit usw. Alle serotonergen Substanzen wie SSRI, Trizyklika, MAO-Hemmer, Johanniskraut, Amphetamine, Lithium usw. sollten sofort abgesetzt werden. Und neben Lorazepam, Blutdrucksenkung und Kühlung muss in schweren Fällen eine intensivmedizinische Verlegung veranlasst werden. Bei sorgfältiger Beobachtung dürften Serotonin-Syndrome jedoch frühzeitig entdeckt werden und können dann teilstationär behandelt werden.

4.5 Arbeiten mit Stärken – Resilienz

Auch wenn die beeindruckenden Symptome noch so sehr in den Vordergrund drängen, werden sich erfahrene und erfolgreiche Tageskliniker nicht dadurch blenden lassen. Denn über den Ausgang einer psychischen Krankheit entscheiden nicht nur Stärke und Ausprägungsgrad der Störung, sondern – analog zum Abwehrstatus bei der Infektion – die **Abwehrfaktoren der Psyche.** Diese werden überwiegend Resilienz(-faktoren) genannt, von denen es unzählige gibt (➤ Abb. 4.3). Daneben lohnt es sich aber auch, **individuell** darauf zu achten, was einem Menschen bisher die Kraft gegeben hat, sein Leben und dessen Krisen zu bewältigen. Deshalb muss auch ein rein am Symptom orientiertes Vergütungssystem scheitern. Den Verlauf einer Schizophrenie, einer Depression oder einer Borderline-Störung bestimmen eben nicht nur die ICD-Ziffern, sondern genauso eine Vielzahl von resilienzfördernden biopsychosozialen Merkmalen.

PRAXISBEISPIEL

Herr V. (52) hat bereits alle gängigen antipsychotischen Medikamente zur Behandlung seiner paranoiden Schizophrenie erfolglos ausprobiert. Während eines vollstationären Klinikaufenthalts wurde er nur kurz nach Krankheitsbeginn therapiert. In die Tagesklinik kommt er nur im Abstand mehrerer Jahre, wenn er sich jeweils in einer Krise oder Überforderung befindet. Einmal sind die Kolle-

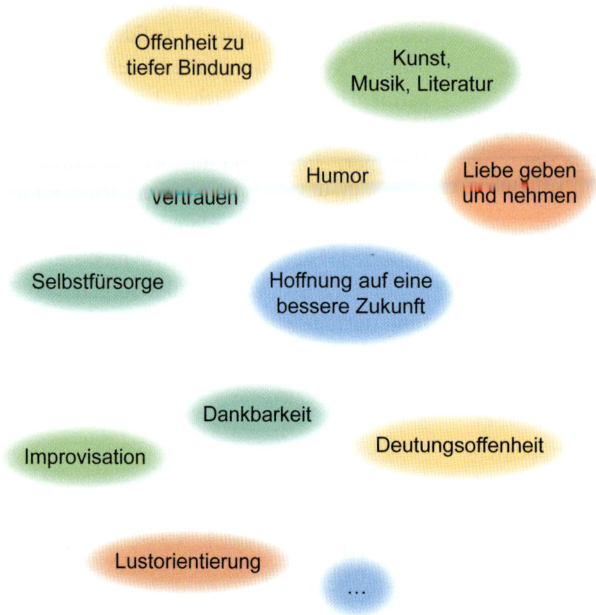
Offenheit zu tiefer Bindung
Kunst, Musik, Literatur
Humor
Vertrauen
Liebe geben und nehmen
Selbstfürsorge
Hoffnung auf eine bessere Zukunft
Dankbarkeit
Improvisation
Deutungsoffenheit
Lustorientierung
...

Abb. 4.3 Resilienzfaktoren

gen in seiner beschützten Werkstatt ausgefallen, weshalb er mit der ganzen Arbeit allein geblieben ist. Ein anderes Mal hat er über eine Kontaktanzeige versucht, doch noch eine Lebensgefährtin zu finden. Nachdem ein Annäherungsversuch gescheitert ist, nehmen abwertende, kommentierende und imperative Stimmen so zu, dass er dringend Hilfe braucht. Medikamentös lassen sich die Halluzinationen nicht beseitigen. Auch dass er die Arbeitszeit etwas verringert oder statt Partnerschaft eine lockere Freundschaft aufbaut, bringt keinen Durchbruch. Was ihm das Leben dennoch erträglich macht: täglich einen Espresso in einem Eiscafé trinken, mit dem Fahrrad zur Arbeit fahren und alte Bekanntschaften pflegen. Damit bekommt er wieder Mut zu seinem Rhythmus und ist dankbar für die ihm verbliebene Lebensqualität.

LITERATUR

Albers M. Tagesklinische Problempatienten. In: Eikelmann et al. (Hrsg.). Die psychiatrische Tagesklinik. Stuttgart: Thieme 1999, S. 101–104.

Amering M, Schmolke M. Recovery – Das Ende der Unheilbarkeit. Köln: Psychiatrie-Verlag 2012.

Angermeyer M, Matschinger H, Schomerus G. Attitudes towards psychiatric treatment and people with mental illness: changes over two decades. Br J Psychiatry 2013: 203(2): 146–151.

Arnevik E, Wilberg T, Urnes O, et al. Psychotherapy for personality disorders: short-term day hospital psychotherapy versus outpatient individual therapy – a randomized controlled study. Eur Psychiatry 2009; 24(2): 71–78.

BÄK – Bundesärztekammer. Versorgungsleitlinien.de. S3-Leitlinie und nationale VersorgungsLeitlinie Unipolare Depression. Stand: 03/2017, www.leitlinien.de/nvl/depression (letzter Zugriff: 12.2.2018).

Bäuml J. Handbuch der Psychoedukation für Psychiatrie, Psychotherapie und Psychosomatische Medizin. Stuttgart: Schattauer 2016.

Beine K, Engfer R, Bauer M. Psychiatrische Tagesklinik – Quo vadis. Psychiat Prax 2005; 32(7): 321–323.

Bock T, Buck D. Es ist normal, verschieden zu sein. Psychosoziale Arbeitshilfen 10. Köln: Psychiatrie-Verlag 2000.

Böker H, Hell D, Teichmann D. Teilstationäre Behandlung von Depressionen, Angst- und Zwangsstörungen: Tagesklinik für Affektkranke. Stuttgart: Schattauer 2009.

Conrad K. Die beginnende Schizophrenie. Versuch einer Gestaltanalyse des Wahns. Köln: Psychiatrie-Verlag 2013.

DHS – Deutsche Hauptstelle für Suchtfragen. DHS-Jahrbuch Sucht 2017. Lengerich: Pabst 2017.

DGPPN – Deutsche Gesellschaft für Psychiatrie und Psychotherapie, Psychosomatik und Nervenheilkunde. S3-Praxisleitlinien in Psychiatrie und Psychotherapie. Band 1: Behandlungsleitlinie Schizophrenie. Darmstadt: Steinkopff 2008.

DGPPN – Deutsche Gesellschaft für Psychiatrie und Psychotherapie, Psychosomatik und Nervenheilkunde. S3-Leitlinie/Nationale VersorgungsLeitlinie Unipolare Depression. Berlin: Springer 2016.

Dinger U, Köhling J, Klipsch O, et al. Day-Clinic and Inpatient Psychotherapy for Depression (DIP-D): A randomized controlled pilot study in routine clinical care. Psychother Psychosom 2014; 83: 194–195.

Engfer R, Kallert TW. Tageskliniken vernachlässigen Schizophreniekranke. Psychiat Prax 2008, 35(3): 108–110.

Heinzl S. Therapie der Magersucht: Wirksame Behandlung auch in Tageskliniken möglich. Dtsch Arztebl 2014; 111(20): A-894/B-764/C-726.

Herpertz-Dahlmann B, Schwarte R, Krei M, et al. Day-patient treatment after short inpatient care versus continued inpatient treatment in adolescents with anorexia nervosa (ANDI): A multicentre, randomised, open-label, non-inferiority trial. Lancet 2014; 383: 1222–1229.

Hippius H. Rehabilitation in der Psychiatrie. Heidelberg: Springer 1989.

Kapfhammer HP. Konsiliar- und Liaisonpsychiatrie in Psychiatrie, Psychosomatik, Psychotherapie. In: Möller HJ, Laux G, Kapfhammer HP (Hrsg.). Psychiatrie und Psychotherapie. Berlin, Heidelberg: Springer 2008, S. 2265–2282.

Klosterkötter J, Maier W. Handbuch Präventive Psychiatrie. Stuttgart: Schattauer 2017.

Lehnhardt F, Gawronski A, Pfeiffer K et al. Diagnostik und Differenzialdiagnose des Asperger-Syndroms im Erwachsenenalter. Dtsch Arztebl Int 2013; 110(45): 755–763.

Levander S. Problemformulieren – eine Methode zur Begleitung von Psychosepatienten. In: Aderhold V, Alanen Y, Hess G (Hrsg.). Psychotherapie der Psychosen – Integrative Behandlungsansätze aus Skandinavien. Gießen: Psychosozial-Verlag 2003, S. 127–142.

Meister R, Jansen A, Berger M et al. Psychotherapie depressiver Störungen. Nervenarzt 2008; 89: 241–251.

Pitschel-Walz G, Bäuml J, Kissling W. Psychoedukation bei Depressionen. München: Elsevier Urban & Fischer 2018.

Rösler M, Retz-Junginger P, Retz W et al. Homburger ADHS-Skalen für Erwachsene. Göttingen: Hogrefe 2007.

Scherg N, Karcher A, Zimmermann J et al. Beeinflusst das Strukturniveau den Erfolg tagesklinischer Behandlung? Psychother Psychosom Med Psychol 2017; 67(11): 491–494.

Tebartz van Elst L. Vom Anfang und Ende der Schizophrenie. Stuttgart: Kohlhammer 2017.

Wittchen H-U. Was sind die häufigsten psychischen Störungen in Deutschland? DEGS-Studie im Auftrag von BMG und RKI, 14.6.2012, www.aiaatr.com/resources/degs_psychische_stoerungen.pdf (letzter Zugriff: 12.2.2018).

Zeeck A, von Wietersheim J, Weiss H, et al. The INDDEP study: Inpatient and day hospital treatment for depression – symptom course and predictors of change. BMC Psychiatry 2013; 13: 100.

KAPITEL

5 Therapeuten und andere Mitarbeiter

Wer vom Ziel her denkt, fragt sich bei der Zusammenstellung eines Behandlungsteams zuerst, welche Mitarbeiter in welcher Kombination wohl am ehesten zur Gesundung der Hilfesuchenden beitragen. Zu bedenken sind dabei die angemessene Beteiligung aller Berufsgruppen und die Erfüllung gesetzlicher Vorgaben. **Kompromisse** zwischen den vielen Gesichtspunkten (➤ Box. 5.1) sind angezeigt – nicht so sehr in der Auswahl einer qualifizierten einzelnen Mitarbeiterin, aber bei der Zusammenstellung der Berufsgruppen insgesamt.

BOX 5.1

Prinzipien der Mitarbeiterauswahl

- Berücksichtigung verschiedener Berufsgruppen
- Überwiegen von Voll- gegenüber Teilzeitstellen oder Honorarkräften im Stammteam
- Mitarbeiter mit unterschiedlichen Persönlichkeitsstilen
- Ausgewogenes Alters- und Geschlechterverhältnis
- Bereitschaft der Mitarbeiter zum Einbringen ihrer Interessen, Hobbys und Neigungen
- Geeignete Ausbildungsstandards (psychiatrische Zusatzausbildung), psychiatrische Erfahrung bzw. Fort- und Weiterbildungsbereitschaft

- Ausbildung der Psychotherapeuten in speziellen Therapieformen (Traumatherapie, DBT, IPT, CBASP, MBT, Schematherapie usw.)
- Qualifikationen entsprechen der Grundausrichtung der Tagesklinik (z. B. mehr sozialrehabilitativ, psychotherapeutisch oder gerontopsychiatrisch)
- Gute Orts- und regionale Psychiatriekenntnis
- Mitarbeiter mit Migrationshintergrund, Kultursensibilität und Sprachkenntnissen
- Befähigung aller Therapeuten zu Bezugstherapie und Bereitschaft zu Gruppenarbeit
- Fachkräfte für Arbeitssicherheit, Hygiene, Arbeitsmedizin, Datenschutz, Ersthelfer
- Orientierung an der PsychPV

5.1 Mitarbeiterauswahl und Teambuilding

Nur wenige Berufsgruppen melden sich initiativ in der Tagesklinik. Fachkräftemangel ist auch in der Tagesklinik ein Thema. Eine vakante Arztstelle z. B. muss oft über den Honorararzt einer Vermittlungsagentur zeitweilig teuer gefüllt werden. **Werbemaßnahmen** bei freien Stellen sind deshalb unvermeidlich:

- Auffallende **Anzeigen** in regionalen Zeitungen und in den Fachgruppen-Journalen (z. B. Deutsches und Landes-Ärzteblatt, Ergotherapeut und Rehabilitation, ergopraxis, Psychiatrische Pflege, Krankenpflege usw.)
- Hinweise auf der eigenen **Homepage**
- Meldung bei der **Arbeitsagentur** und auf internetbasierten **Jobbörsen**
- **Headhunting** von entsprechenden Anbietern für akademische Berufe

Soziale Fähigkeiten

Mitarbeiterakquise ist eine zunehmend bedeutsame Aufgabe. Gerade die wesentlichen Mitarbeitergruppen wie Ärztinnen, Pfleger oder Ergotherapeuten stehen nur noch eingeschränkt zur Verfügung. Leichter wird es z. B., neues Personal zu gewinnen und das bestehende zu erhalten, mit der Zusage gewünschter Stundenzahlen und Arbeitszeiten, mit einer strukturierten oder neigungsbetonten Fort- und Weiterbildung, der Unterstützung bei der Suche nach Wohnung und Kinderbetreuungsplatz oder über Zugaben beim Transport wie Monatskarte oder Dienstwagen.

Angesichts der hohen interindividuellen Variationsbreite der Patienten müssen auch die Therapeuten recht heterogen aufgestellt sein. Damit fällt das Andocken der Patienten an eine Person aus der Gruppe der Therapeuten leichter. Gegenseitige **Akzeptanz und Verständnis** unter den Mitarbeiterinnen sind nicht nur nette Zugabe, sondern Pflichtprogramm zur Teambildung. Persönlichkeitsstile, die anfänglich als problematisch eingestuft werden, können bei genügendem Respekt der Teammitglieder untereinander zum unschätzbaren Reichtum im therapeutischen Angebot werden. Nur: Wie kommt der notwendige Respekt, die Achtung voreinander oder die Wertschätzung zustande? Analog zu den Patienten beginnt dies mit **emotionaler Öffnung.** In einem neuen Team entstehen Gefühle von Verärgerung, Neid, Einsamkeit, Überforderung oder Übersehenwerden. Wo die Chance eröffnet wird, dass die Kolleginnen untereinander ihre Wahrnehmung, Bewertung und Befindlichkeit äußern können, beginnt eine **Annäherung,** und die Abstoßungsreaktionen ob der Befremdlichkeit der anderen werden unterbrochen.

Eine Besonderheit der Arbeit als Therapeutin bzw. Therapeut ist, dass das **persönliche Empfinden** und der **eigene Persönlichkeitsstil** in der Begegnung mit Menschen benötigt und eingesetzt werden. Therapeuten **leiden mit** an Gewalterfahrungen, Hoffnungs- und Perspektivlosigkeit der Hilfesuchenden. Sie **spüren,** je nach Persönlichkeit mehr leiblich oder seelisch, die Verluste von Arbeitsplätzen, geliebten Menschen und Gesundheit oder **trauern** mit um die Beschränkungen tragischer Chronifizierung. Diese **Belastung** muss über eine ganze Berufskarriere hinweg tragbar sein. Immer wieder betonen Patienten, wie wertvoll es für sie war, Therapeutinnen nicht nur als abgeschottete Konzeptroboter zu erleben, sondern als echte Menschen. Wer also den **Mut zur Offenheit** hat, profitiert nicht nur als Patient, sondern auch als Therapeutin davon. Deren emotionale Reaktionen treffen aber nicht immer abgedämpft und voll durchreflektiert auf Patienten. Und wo sie über das Ziel hinausgeschossen sind, helfen eine Erklärung und schlichte Entschuldigung oft mehr als ein interaktionell durchgestylter Therapiejargon. Die **persönliche Freiheit** ist jedoch individuell recht verschieden und deshalb auch individuell zu respektieren. Der eine Therapeut hat keine Probleme, mit einer Patientengruppe in die Sauna zu gehen, während die andere Therapeutin lieber verschweigt, ob sie selbst Kinder hat oder partnerlos lebt. Beides ist ernst zu nehmen. Den Mut, die **eigenen Besonderheiten** zu zeigen, fordern Therapeutinnen übrigens auch von den Patienten.

Andererseits müssen **Grenzen gewahrt** werden, um nicht in eine private oder gar intime Beziehung zu rutschen, die zwar menschlich, aber nicht mehr therapeutisch wäre. Somit kommt jeder Therapeut in der Tagesklinik an seine **individuellen Grenzen.** Das macht verständlich, dass gerade am Anfang immer wieder einzelne Teammitglieder ans **Aufgeben** oder an einen Arbeitsplatz- oder **Berufswechsel** denken. Andere reagieren mit monotoner Einforderung fester **Regeln** und wieder andere mit **Distanzierung** von Patienten in einen Therapeutenrückzugsraum. So wie die Patientengruppe festgefahrene Überzeugungen und Emotionen durch die Erfahrung der Vielgestaltigkeit löst, so lockert sich auch die Haltung der Therapeutinnen dort, wo sie im respektvollen Blick auf andere Therapeuten lernen, dass ihre Kolleginnen mit der gleichen Situation ganz anders und evtl. erfolgreicher umgehen. Der Hang Einzelner zu überkorrekter Arbeit wird durch Lust an der **Improvisation** ergänzt, ebenso wie Chaosliebende den Wert von **Systemen** schätzen lernen. Und im Team bleibt so die Diskussion über das Verständnis der Krankheitszustände und Reaktionsweisen der ihnen Anvertrauten lebendig.

Vor den spezifischen Anforderungen an das Personal wird von allen eine therapeutische **Haltung** benötigt, wie sie die humanistische Psychologie beschreibt: ein emotional bewegbares **Einfühlungsvermögen,** offenes ehrliches **Sich-Einlassen** auf eine Begegnung und eine bei allem Schockierenden und Berührenden gleichbleibend interessierte und verständnisvolle **Distanz,** aus der heraus Fragen und Antworten generiert werden. Solche **sozialen Skills** können erlernt werden. Die Erkenntnis des eigenen **Beziehungsstils** ist dabei eine gute Voraussetzung. Die dazu notwendige **Selbsterfahrung** wird nur in externer Fortbildung möglich sein.

Begeisterung und Identifikation mit der Tagesklinik lässt sich kurzzeitig erzeugen. Ein Erfolgsbonus nach Zielerreichung oder positive Berichte über die Tagesklinik in der lokalen Presse nützen, um das Feuer am Lodern zu halten. Langfristig muss die Freude an der Arbeit größtenteils in der Tätigkeit selbst begründet sein. Die Zufriedenheit hat mit **Selbstwirksamkeit** und Gestaltungsmöglichkeiten zu tun, aber auch mit guten Ergebnissen und Arbeitsplatzsicherheit. Nicht immer sind deshalb befristete Arbeitsverhältnisse die finanziell langfristig richtige Personalmaßnahme. **Erfolgsgefühle** stellen sich z. B. ein beim hautnahen Erleben, wie Menschen aus ihrer Lethargie erwachen oder den Mut zur Wiederaufnahme ihres Lebens finden. Patienten können später im Ort als Postausträger oder Brötchenverkäuferin den ehemaligen Therapeuten ihre Dankbarkeit für die Behandlung ausdrücken.

Freiräume zur Realisation eigener therapeutischer Ansätze helfen, die Therapieergebnisse auch wirklich dem eigenen Tun und nicht nur einem gut etablierten Therapiemanual zuzuschreiben. Das **Vetorecht** der therapeutischen Leitung und konstante fachliche Diskussion begrenzen die Gefahr von Fehlentwicklungen. Auch wird sich ein von Therapeuten **frei verwaltetes Budget** finanziell vermutlich günstiger auswirken als alleinige Fremdvorgaben einer fachlich entfernten Verwaltungsleitung. Gemeinsam kann ein Team den Gürtel enger schnallen, wenn sie selbst dafür an anderer Stelle einen Gewinn verbuchen können. Der Mitarbeitereinsatz sollte persönlicher Befähigung und Neigung folgen. Wenn eine Mitarbeiterin gern mit Pflanzen arbeitet, wird sie Gartenarbeit mit Patienten als Therapieform viel engagierter einführen. Die Auswirkungen auf Patienten durch das Vorbild einer frei agierenden eigenverantwortlichen Mitarbeiterin sind nicht zu unterschätzen.

Anforderungen, die an alle Mitarbeiterinnen und Mitarbeiter gestellt werden müssen und von diesen möglichst bei Einstellung unterschrieben werden sollten, sind:

- Die Verpflichtung zur Einhaltung der gesetzlich vorgeschriebenen Schweigepflicht.
- Abstinenz im Umgang mit Patienten: Die therapeutischen Beziehungen bleiben vollständig frei von finanziellen oder sexuellen Kontakten.
- Respektvoller, freundlicher Umgang mit allen Patienten und Kolleginnen, unabhängig von Nationalität, Religion, sexueller Ausrichtung, kultureller Besonderheit usw.

- Bereitschaft zur Einhaltung von Tarif- oder AVR-Bestimmungen, gesetzlichen Vorgaben wie Arbeitsschutz, Hygiene- und Datenschutzbestimmungen und fachlichen Standards.

Und was haben Mitarbeiterinnen und Mitarbeiter davon, wenn sie sich für eine Tagesklinik entscheiden? Sichere und günstige **Arbeitszeiten** mit freier Nacht und freiem Wochenende, auch wenn damit eine Gehaltseinbuße verbunden ist. Gegenüber einer selbstständigen Praxis bietet die Anstellung in einer Tagesklinik einen sicheren Arbeitsplatz mit **festem Gehalt** und **sinnstiftendes,** lebensweltnahes Arbeiten gegenüber einem „therapeutischen Fließbandjob“.

Dennoch stellt sich immer die Gehaltsfrage. Die **Vergütung** wird sich allerdings tagesklinisch aufgrund der geringen Patientenzahlen nicht übermäßig in die Höhe treiben lassen. Nach Tarifvertrag (z. B. TVÖD) oder Arbeitsvertragsrichtlinien (AVR) ist zwar eine Einordnung möglich. Angebot und Nachfrage bestimmen aber, ob z. B. in ländlichen Gegenden **Zusatzanreize** geschaffen werden müssen, um überhaupt einen Facharzt anzulocken oder Engpässe im großstädtischen Milieu bei Ergotherapeuten oder Krankenpflegern auszugleichen. Psychologen fehlt leider sowohl der Engpass als auch die machtvolle Gruppenvertretung, sodass sie in ihrer Pflichtweiterbildungszeit zum Psychotherapeuten (PiA) leicht **finanziell ausgebeutet** werden können. Für eine Tagesklinik macht es oftmals eher Sinn, auch Psychologinnen ausbildungs- und aufgabenadäquat zu honorieren. Die Motivation und die Lust auf eine anhaltende tagesklinische Beschäftigung für diese so tragende Berufsgruppe zu fördern bringt auf mittlere Perspektive auch qualifizierte Mitarbeiter hervor und ist schon einige Euros wert. Klagen über unangemessene Bezahlung lassen sich insgesamt aber wohl kaum vermeiden, da Ausbildung, Erfahrung, persönliches Engagement, Alter, Dauer der Betriebszugehörigkeit und natürlich auch die Art der Aufgabe jeweils einzeln bewertet, aber nicht als Gesamtkomplex für alle Beteiligten zu einer befriedigenden Rangfolge der Gehälter zusammengefasst werden können. Um **Unzufriedenheit** zu verringern, helfen manchmal kleine Ausgleiche mit **Zulagen** für Fahrtkosten, Umzugshilfen, höhere Fortbildungszuschüsse, Sonderzuwendungen im steuerbefreiten Bereich usw. Langfristig müssen die Arbeit und das Kollegium aber die Motivation darstellen.

> Außer fachlicher Qualifikation benötigen Tageskliniktherapeuten eine hohe Bereitschaft zum persönlichen Engagement und zum einfühlsamen offenen Umgang mit Patienten und untereinander. Gute Mitarbeiter sind das Kapital der Tagesklinik. Zusätzliche Investitionen in diesem Bereich lohnen sich.

5.2 Therapeutenzahl und -qualifikation

In der Regel sind die einzelnen Behandlungsaufgaben den verschiedenen Berufsgruppen zugeordnet. An der Einstellung von Mitarbeiterinnen der wichtigsten Professionen kommt die Tagesklinik deshalb nicht vorbei. Eine genaue Beachtung der einzelnen Kategorien der gesetzlichen Vorgaben der Psychiatrie-Personalverordnung (PsychPV; ➤ Tab. 5.1) ist dabei aber **nicht** immer wie dort beschrieben **umsetzbar.** Aus ihrer Entstehungszeit heraus kalkuliert die PsychPV noch mit deutlich rehabilitativeren

Tab. 5.1 Zeitliche Vorgaben der PsychPV nach Berufsgruppen (nach Kunze und Kaltenbach 2003)

PsychPV-Berufsgruppen der Kategorie A6	Minuten pro Woche	Wochenstunden	Stellenanteile	Stellenanteile mit Ausfallzeiten
Ärzte	2.280	38	0,99	1,18
Pflege	6.020	100,33	2,61	3,13
Psychologen	1.660	27,67	0,72	0,86
Ergotherapeuten	3.520	58,67	1,52	1,83
Bewegungstherapeuten	340	5,67	0,15	0,18
Sozialpädagogen	1.340	22,33	0,58	0,70

Aufgaben der Tagesklinik, als es der aktuellen akutpsychiatrischen Realität entspräche. Bessere Standards müssen erst noch entwickelt werden.

Nach eigener Untersuchung (Hopf und Diebels 2017) liegt die durchschnittliche **Zahl** der Mitarbeiter einer 20-Platz-Tagesklinik bei **8,66** (± 3,90) **Vollzeitstellen,** entsprechend **0,46** (± 0,28) Mitarbeitern **pro Patientenplatz.** Die Verteilung der Berufsgruppen finden sich in ➤ Tab. 5.2. Darüber hinaus beschäftigen 58 % der Tageskliniken einen Hausmeister, 69 % Auszubildende sowie 16 % Ehrenamtliche, und 19 % halten ein Tier, überwiegend einen Hund (15 %).

Tab. 5.2 Durchschnittlich in Tageskliniken beschäftigte Mitarbeiter

Berufsgruppe	Vollkräfte im Schnitt
Ärzte	1,44
davon Fachärzte	1,14
Psychologen	1,35
davon Psychologische Psychotherapeuten	1,13
Pflegemitarbeiter	2,76
davon Fachpfleger	1,77
Sozialpädagogen	1,03
Ergotherapeuten	1,24
Musik- und Kreativtherapeuten	0,55
Physiotherapeuten	0,85
Verwaltungskräfte	1,23

5.3 Berufsgruppen

5.3.1 Ärzte

In unserer Kultur ist ein Krankenhaus als medizinische Institution durch die Anwesenheit eines Mediziners der jeweiligen Fachrichtung **definiert.** Die Tagesklinik für seelische Gesundheit muss also eine Fachärztin vorhalten. Der Facharzt trägt die **fachliche Verantwortung für Diagnostik und Therapie,** auch wenn die wirkliche Krankenhausleitung seit einigen Jahrzehnten mehr in den Händen von Betriebswirtschaftlern liegt, der häufigsten Qualifikation von Geschäftsführern. Einer guten Behandlung dient regelmäßige offene Kommunikation zwischen Ärztin und Geschäftsführung mit Vertrauensbildung, aber manchmal eher vertrauensvollem Abstand voneinander. Alternativ kann auch ein Mediziner sich **betriebswirtschaftlich** fortbilden und beide Bereiche vertreten, z. B. modellhaft am Alexianer St. Joseph-Krankenhaus, Berlin-Weißensee, wo die Ärztliche Direktorin gleichzeitig Geschäftsführerin ist. Kurse für ärztliche Managementqualifikationen werden inzwischen deutschlandweit angeboten.

Die tagesklinische Versorgung erfordert nicht nur die **Anwesenheit** irgendeines Arztes, sondern muss Behandlung auf **Facharztniveau** ermöglichen. Die Leitung obliegt also einer Fachärztin für Psychiatrie und Psychotherapie, für Nervenheilkunde oder für Psychosomatische Medizin. Gerade der letzte Titel bereitet in der Praxis Probleme, da Fachärzte für **Psychosomatische Medizin** (noch) nicht so weit verbreitet sind, wie es der Aufbau psychosomatischer Tageskliniken erfordern würde. Die medizinische Arbeit kann aber auch gut von einem in Weiterbildung befindlichen **Assistenzarzt** geleistet werden – unter Anleitung und Aufsicht einer Fachärztin. Mit der ständigen Anwesenheit von Assistenzärzten in Weiterbildung und einer ermächtigten Fachärztin in **Hintergrundbereitschaft,** die z. B. für diverse Tageskliniken zuständig ist, können Arztlücken, zumal in ländlichen Regionen, gestopft werden (➤ Abb. 5.1).

Um die tagesklinische Arbeit für nachwachsende Ärzte attraktiv zu machen, lohnt es sich für den leitenden Arzt, bei der Landesärztekammer die **Weiterbildungsermächtigung** im jeweiligen Fachgebiet zu beantragen. Zwischen 6 und 24 Monaten tagesklinischer Weiterbildungszeit werden gewährt. Bei Teilzeitarbeit der Assistenzärztinnen verdoppelt sich die Zeit entsprechend. Zusammen mit dem Antrag muss eine genaue Aufstellung der eigenen Arbeit und der Fortbildungswege eingereicht werden. Zudem müssen regelmäßige Fortbildungsveranstaltungen abgehalten werden. Der Zusammenschluss mehrerer Kliniken und Tageskliniken bietet hierfür bessere Bedingungen. Diskontinuitätsprobleme können durch **zu rasche Wechsel** von unter 2 Jahren rotierender Weiterbildungsärzte entstehen. Tagesklinisch wirkt die Position eines **leitenden Oberarztes** verlässlicher als mehrere Fachärzte. Solitäre Tageskliniken haben dagegen einen eigenen **Chef-**

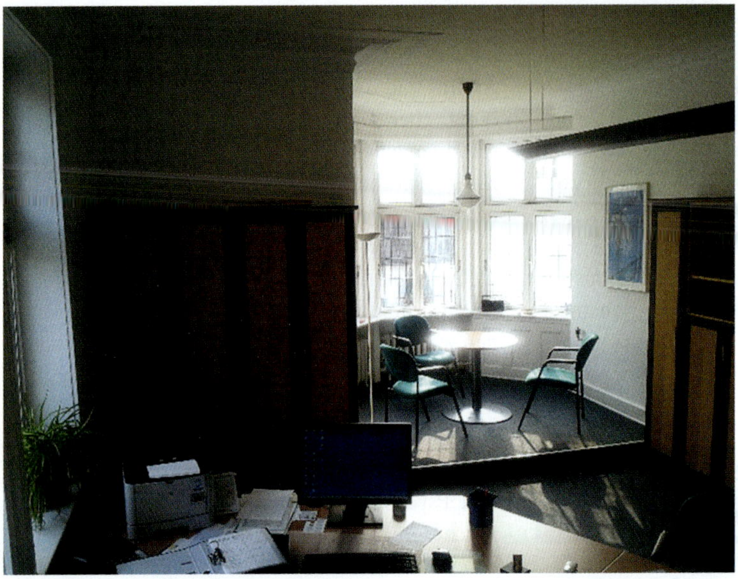

Abb. 5.1 Der tagesklinische Psychiater: zwischen Klinikmanagement und sprechender Medizin

arzt, der aber mangels Umsatz eher oberärztlich bezahlt werden kann.

Aufgaben des Arztes

Ärzte sind für **Diagnostik und Therapie** der verschiedenen Körpersysteme ausgebildet. Dementsprechend ist ihre nicht delegationsfähige Domäne die **körperliche,** insbesondere neurologische **Untersuchung,** die Festlegung und Dokumentation der **somatischen** Behandlung mit **Medikation** sowie die Erfassung und Berücksichtigung **körperlicher Begleiterkrankungen.** In der Regel wird die **Erstuntersuchung** am Aufnahmetag oder kurze Zeit danach durchgeführt und in wöchentlichen **Visiten oder Sprechstunden** der Stand überprüft. Dabei muss in der Tagesklinik vom anwesenden Arzt oftmals ohne lange Rücksprache eine **Entscheidung** über **eingreifende Maßnahmen** bei Patienten getroffen werden. Offizielle Stellungnahmen wie **Rezepte, Arbeitsunfähigkeitsbescheinigungen, Wiedereingliederungsanträge, Todesfeststellung, Unterbringungsgutachten, Massageverordnungen** und dergleichen Formulare mehr dürfen nur von Ärzten unterschrieben werden. Und da Ärzte die Verantwortung für die Gesamtbehandlung haben, obliegt ihnen auch die Verfasserschaft des **Abschlussberichts.** ➤ Box. 5.2 zeigt exemplarisch die vielseitigen ärztlichen Aufgaben, die aber teilweise auch einmal an dafür geeignete Therapeuten delegiert werden können.

BOX 5.2

Aufgaben der Ärztin in der Tagesklinik

- Indikationsstellung für die Behandlung inkl. Diagnosestellung
- Belegungssteuerung, Festlegung der Aufnahme- und Entlassungszeitpunkte
- Aufnahmeuntersuchung
- Anordnung der Diagnostik und der Konsile mit Auswertung der Ergebnisse
- Erfassung, Festlegung und regelmäßige Überprüfung der Medikation
- Verantwortung für Dokumentation und Lagerung von Medikation und Material
- Befundaustausch mit niedergelassenen und stationär tätigen Kollegen
- Begründung von Behandlungsverlängerungen, ggf. Kontakt zum MdK
- Attestierung von Arbeitsunfähigkeit, Krankengeld, Wiedereingliederung und diversen anderen Vordrucken
- Einschätzung der PsychPV- und OPS-Kategorie
- Einbringen somatischer Aspekte ins Gesamtbehandlungskonzept
- Organisation (fach-)ärztlicher Weiterbehandlung nach Entlassung oder Verlegung
- Verfassen des Abschlussberichts mit Abschlussdiagnose
- Abschlussgespräch mit Patienten

- Personalführung, ggf. mit Überprüfung der Weiterbildung und der jährlichen Fortbildungen der ärztlichen Mitarbeiter
- Verantwortung für Hygiene, Datenschutz, Brandschutz und – eingeschränkt – den wirtschaftlichen Erfolg
- Vertretung der Interessen der Tagesklinik gegenüber der Geschäftsführung, im Kollegium anderer Abteilungen und in Fachgremien

Soziale Fähigkeiten

Neben ihrer **fachlichen Kompetenz** benötigt die Ärztin auch **Teamleitungskompetenz.** Dazu gehört die Bereitschaft, trotz Führungsverantwortung auch die eigene Position nur als eine von mehreren stehen zu lassen und Mitarbeitern damit auch Freiraum für eigenverantwortliche Tätigkeit zu geben. Bei brenzligen Punkten muss der Arzt ein **Veto** einlegen können. Anliegen der Tagesklinik wird er in **Gremien** der Region und gegenüber der eigenen **Geschäftsführung** vertreten müssen, Hoffnung oder wenigstens **Zuversicht bei Krisen** ausstrahlen können, für sich selbst geeignete **Beratung** suchen und Bereitschaft zu **lebenslanger Fortbildung** mitbringen. Unumgänglich für Leiter ist es, **menschlich zugänglich und vertrauenswürdig** zu bleiben. Die Anforderungen an Ärzte werden von der Klinikleitung und Untergeordneten oft sogar noch höher angesetzt. Ärzte sind aber auch nur Menschen. Ihre Aufgaben können auch im Team verteilt werden.

„Kranke Menschen behandeln impliziert eine Verbindung aus **Technik, analytischer Verstandestätigkeit** *und* **kreativer Herzenstätigkeit.** *Das macht die Aufgabe des Arztes zu so einer großen Herausforderung. … Was der Mensch hat, können wir sehen, wer er ist, können wir nur hören."*

Maio (2015: 205)

Sein Schicksal annehmen lernen, Vertrauen geben und Hoffnung entwickeln sind die gesundheitsstiftenden **Haltungen** für Patienten, die auch ein Behandler braucht, wenn er mit existenziellen Fragen konfrontiert ist. Dies erfordert eine **Kultur des Zuhörens,** die über erlernte Empathietechnik hinausgeht. Auch wenn die Anforderung hoch ist, soll sie doch an dieser Stelle an die Führungskraft einer Tagesklinik gestellt werden. Denn sie bestimmt ja die Atmosphäre, Haltung und Entwicklung des gesamten Teams entscheidend mit.

5.3.2 Psychologen/Psychotherapeuten

Wenn die Psychotherapie essenzieller Kern der psychiatrisch-psychosomatischen Tagesklinik ist, dann sollten deren professionelle Protagonisten den Mitarbeiterschwerpunkt bilden. Erstaunlicherweise ist dies aber selten gegeben. In Deutschland ist der Beruf der Psychotherapeutin (noch) kein primärer Ausbildungsgang, sondern eine berufliche Weiterqualifikation mit hohem Aufwand und Anforderungen an Ärzte oder Psychologen (für die Erwachsenenbehandlung). Dem Studium folgen Jahre geringen Verdienstes und zeitlichen Aufwands für die curriculare Weiterbildung (➤ Tab. 5.3) als **Psychotherapeuten in Ausbildung** (PiA) – ohne Schutz vor Ausbeutung und Lohndumping.

Für diese Ausbildungszeit muss eine **Vereinbarung** mit dem jeweiligen Ausbildungsinstitut geschlossen worden sein und eine **Weiterbildungsermächtigung** vorliegen. Die Tagesklinik kann Glück haben mit einer PiA, die therapeutisches Geschick mitbringt und neueste Therapiekenntnisse erlernt hat. Die jungen „Masters" bringen oft hohe Motivation und neueste Standards mit. Die Ausbildung

Tab. 5.3 Ausbildungsverordnung für Psychologische Psychotherapeuten (PsychTh-APrV)

Theoretische Ausbildung	620 Stunden
Selbsterfahrung	120 Stunden
Praktische Tätigkeit I	1.200 Stunden in einer psychiatrischen Klinik
Praktische Tätigkeit II	600 Stunden in einer psychosomatischen Klinik oder Psychotherapiepraxis
Praktische Ausbildung	600 Stunden Behandlung von Patienten (unter Supervision)
Supervision	150 Stunden
Vor- und Nachbereitung aller Fächer und Lerneinheiten	mind. 930 Stunden
Gesamtdauer	3 Jahre Vollzeit oder 5 Jahre Teilzeit

zum **Gruppenpsychotherapeuten** gehört z. B. zu den erst neuerdings etablierten Qualifikationen.

Zum Kerngeschäft der Psychologinnen gehören die **Psychodiagnostik** mit Testverfahren, die sie in ihrer differenzierten Breite kennen sollten, und die Psychotherapie, die zunächst gründlich in einem anerkannten Verfahren erlernt werden muss und dann über die vielen zusätzlichen Facetten diverser **weiterer Methoden** zu einer individuellen Melange emulgiert werden sollte. Sie kann Aufnahmegespräche führen, Verlaufsberichte schreiben und als Ansprechpartner **für Angehörige** dienen. **Einzelpsychotherapie** wird überwiegend von Psychologen durchgeführt. Ärzte sind durch vielfältige andere Aufgaben hierbei weniger präsent.

Soziale Kompetenzen

Selbstständigkeit ist in der Tagesklinik gefragt. Einzel- wie auch Gruppenpsychotherapie wird der Psychologe selbstständig und überwiegend auch allein erfolgreich abhalten. In der Therapie sind sowohl eine **einfühlsame** Kontaktaufnahme als auch eine **klare Konfrontation** gefragt. Der Psychologische Psychotherapeut kann bei persönlicher oder fachlicher Befähigung durchaus die therapeutische **Leitung** einer Tagesklinik übernehmen. Dazu gehören die **therapeutische Verantwortung,** die Einsatzplanung sowie die tatsächliche Therapiearbeit und deren Dokumentation. Ein gutes Einvernehmen mit dem Facharzt vorausgesetzt, kann er bis auf die medizinischen Aspekte die Leitungsaufgaben wahrnehmen.

5.3.3 Pflege

Im Krankenhaus ist die **häufigste und wichtigste Berufsgruppe** die der Krankenpfleger – auch in der Tagesklinik. Die Aufgaben der Kranken- und Gesundheitspflege in der Tagesklinik umfassen allerdings deutlich andere Kompetenzen als im somatischen Bereich, da medizinisch-klinische Pflegetätigkeiten hier nur zu einem kleinen Anteil zu erledigen sind. Das Weiterbildungscurriculum **Psychiatrische Pflege** greift die Herausforderung des Fachgebiets auf und bereitet Pflegerinnen auf den Alltag in psychiatrischen Kliniken vor (Thiel et al. 2016; Schädle-Deininger 2017). Dieser besteht aus organisatorischen, somatischen und co-therapeutischen Aufgaben (➤ Box. 5.3).

BOX 5.3

Aufgaben der Pflege in der Tagesklinik

Verwaltung und Organisation

- **Ablauforganisation** der Tagesklinik für einen wirtschaftlich erfolgreichen Rahmen
- Entwicklung und Führung der **laufenden Dokumentation mit Schreiben** von Einsatzplänen, Bestelllisten oder Verlaufsbeschreibungen

Medizinisch-somatische Pflege

- Kenntnis der **Medikamente** des Fachgebiets, deren spezifische Anwendung und Beobachtung von Wirkung und Nebenwirkungen. Umgang mit deren unspezifischen Wirkungen (Hoffnung vermitteln, Schmerzen lindern oder Nebenwirkungsängste wecken)
- **Lagerung, Bestellung** und **Ausgabe** von Diagnostika, Verbandsmaterialien und Medikamenten
- **Anleitung** zur tatsächlichen Einnahme der Psychopharmaka
- Organisation der **somatischen Diagnostik:** Blutentnahme und Urinprobe durchführen; EKG, EEG und MRT anmelden, organisieren oder assistieren; Patienten dabei begleiten und beruhigen
- **Somatische Pflege** bei Bedarf mit Anlegen von Pflaster/Verband, Fiebermessen, Lagern, Essensversorgung usw.

Psychiatrisch-psychotherapeutische Pflege

- **Erkennen der Krankheitszeichen** von z. B. Psychosen, Depressionen, Abhängigkeiten, psychosomatischen Störungen oder Ängsten
- **Co-Therapie** in Gruppentherapie und Visite
- **Ansprache** der Patienten bei auftretenden Unstimmigkeiten
- **Übersetzungsarbeit** schwieriger therapeutischer Interventionen für Patienten
- **Emotionales Auffangen** dekompensierender Patienten
- **Milieugestaltung,** Wahrnehmung für das jeweilige Milieu bei den Patienten und Sorge für dessen konstruktive Veränderungen
- Durchführung **alltagsnaher Therapien** wie z. B. Sport, Kochen, Einkaufen, Freizeitgestaltung, aber auch Frauengruppen oder Entspannung
- Abhalten sozialtherapeutischer stützender und diagnostischer **Einzelgespräche**

Pflegekräfte können ihre volle Wirkung entfalten, wenn sie neben guter Fachkenntnis und Lebenserfahrung auch große **Offenheit** Patienten gegenüber mitbringen. Im Kollegium dagegen ist zudem der Mut, eigene Sichtweisen einzubringen und zu diskutieren, gefragt – im gegenseitigen Respekt. Für die somatischen Pflegeanteile benötigen sie zudem eine **enge Absprache** und ein gutes Verständnis mit der Ärztin. Andererseits qualifiziert die anhaltende große Nähe zum Leiden kranker Menschen sie im Verständnis des Erlebens der Patienten und der medizinischen Maßnahmen.

Bezugspflege ist seit Jahrzehnten pflegerische Kernkompetenz. Insofern können Pflegerinnen, darauf zurückgreifend, auch als **Bezugsperson,** Bezugspflegerin oder Bezugstherapeutin eingesetzt werden, je nachdem, welches Modell die jeweilige Tagesklinik favorisiert.

Krankenschwestern dürfen sich nicht nur in der vorgeschriebenen Dokumentation von Patienten erschöpfen, sondern ihnen ist auch im therapeutischen Bereich eine **Aufgabe** zu ermöglichen. Allerdings können Pflegekräfte auch überfordert werden, wenn ihr universelles Arbeitsgebiet zu wenig abgegrenzt wird (Rakoczy 2010). Und sollte tatsächlich einmal körpernahe Pflege gefragt sein, muss die Krankenschwester sich auch noch an ihre **somatische Tätigkeit** erinnern können. Fußulzera zu verbinden, Wunden nach Operation oder Verletzungen zu pflegen oder die Nahrungsaufnahme nach Schluckstörung zu trainieren kann auch tagesklinisch erforderlich werden. Wenn der Krankenpfleger eine Anleitung dazu erhalten hat und sich die Ärztin ein Bild von seiner Befähigung gemacht hat, kann er auch zur **Blutentnahme,** in Delegation einer eigentlich ärztlichen Leistung, eingesetzt werden.

In den allermeisten Tageskliniken unterscheiden sich Mitarbeiter und Patientinnen in ihrer Kleidung nicht mehr. Ausnahmen sind die medizinischen Aufgaben wie z. B. die **Blutentnahme oder Spritzenvergabe.** Hierfür ist eine beide Seiten schützende Dienstkleidung vorgeschrieben und auch tagesklinisch sinnvoll.

Pflegekräfte können ausbildungsbedingt eine qualifizierte Dokumentation erstellen und führen, Alltagsbegleitung bei Außenaktivitäten leisten, Expositionen begleiten und sind auch bzgl. Ernährungsfragen und -verhalten häufig die kompetentesten Teammitglieder. Krankenpfleger sind im nahen Umgang mit Erkrankten bestens erfahren. Ihnen kommt daher neben Assistenz bei allen Therapien und körperlicher Pflege in der Tagesklinik die Umsetzung und Übersetzung der therapeutischen Themen zu.

Definition psychiatrischer Pflege

„Psychiatrische Pflege muss insofern von der somatischen Pflege unterschieden werden, als sie nicht allein bedeutet, bei den Alltagsverrichtungen unmittelbar helfend in den Handlungsbedarf einzugreifen oder ärztlich verordnete abgrenzbare Einzelleistungen wie Medikamentenvergabe oder Verbandswechsel durchzuführen. Sie muss vielmehr bedeuten, dem psychisch Kranken Hilfe zu geben, dass er die Regeln der Sorge des Menschen für sich selbst und des mitmenschlichen Umgangs als Element des eigenen Handlungsrepertoires wahrnimmt und umsetzt …"
Expertenkommission der Bundesregierung (1988)

5

5.3.4 Sozialpädagogen

Mitarbeiter aus verschiedenen Sozialberufen bringen beste Voraussetzungen für Sozialtherapie und -beratung mit. Der **Bachelor** im Feld der Sozialen Arbeit, z. B. mit Schwerpunkt Sozialpädagogik, reicht als Abschluss für eine fundierte Sozialarbeit in der Tagesklinik aus. **Praxiserfahrung** auf dem Gebiet der Psychiatrie und die **Kenntnisse der Region** sind wichtiger als akademische Meriten. Wo Erfahrung fehlt, muss mit einer längeren Einarbeitungszeit gerechnet werden.

Sozialarbeit umfasst tagesklinisch (➤ Box. 5.4) einerseits die **Beratung** zu sozialrechtlichen Leistungen mit Berentung, Verschuldung, gesetzlichen Hintergründen, Versorgungs- oder Betreuungsformen u. v. m. Diese eher **informative und vermittelnde Funktion** wird ergänzt durch den aktiveren Teil der **Sozialtherapie.** Hier wird die berufliche Wiedereingliederung nicht nur vorbereitet, sondern begleitet. **Familiengespräche** dienen dem Verständnis und der gegenseitigen Entlastung. Der **Umgang mit Behörden** und Versicherungen wird geübt, Einkaufen, Haushaltsführung, Kindererziehung, Aufnahme von Hobbys, Kontakte zu Freunden usw. Auch Mitarbeiter mit einem anderen professionellen Hintergrund können Menschen zur Selbsthilfe anleiten, die mit ihrer aktuellen Lebenssituation überfordert sind. Sozialpädagogen sollten das **breiteste Wissen** um Hilfsangebote und die Wege zu deren Inanspruchnahme aufweisen. Sie sollten im Team der Tagesklinik zwar ihre Kenntnisse einbringen, sich aber auch zugunsten der biologischen und psychotherapeutischen Ansätze zurücknehmen können.

BOX 5.4

Aufgaben von Sozialpädagogen

Sozialberatung

- Informationen zum **Leistungsrecht** und zu sozialen Instanzen wie Versicherungen, Behörden, Gerichte
- Kontaktvermittlung zu **weiterbetreuenden Einrichtungen** mit Hilfen zu Wohnen, Arbeit, Tagesgestaltung, Freizeitgestaltung, Kontaktvermittlung usw.

Sozialtherapie

- Anleitung, Training und Begleitung beim Umgang mit Behörden und Sozialinstanzen
- Den Umgang mit Familie, Kollegen, Vereinen und Freunden üben
- Die Aufnahme von Arbeit, Hobbys usw. begleiten

In der Tagesklinik wird Sozialarbeit in **Einzelberatung,** aber auch im **Gruppentraining** sozialer Kompetenz, im Haushaltstraining oder mit Psychotherapeuten gemeinsam in anderen Therapiegruppen angeboten. Hinzu kommt die aufsuchende und direkt im sozialen Feld übende Tätigkeit, quasi als die **Außenabteilung** der Tagesklinik.

Studiengänge wie z. B. Sozialarbeiterinnen, Sozialpädagogen, Sozial- und Erziehungswissenschaftlerinnen sind trotz breiter Studieninhalte an die Arbeit in der Tagesklinik nicht ideal angepasst. Sehr hilfreich ist zur Aufgabenerfüllung deshalb eine beraterische oder therapeutische **Zusatzausbildung.** Systemische oder Familientherapie passt sehr gut zum Arbeitsfeld der Sozialpädagogik, kann aber im Gehaltsgefüge oft nicht ausreichend wertgeschätzt werden.

5.3.5 Ergotherapeuten

„Ergotherapie unterstützt und begleitet Menschen …, die in ihrer Handlungsfähigkeit eingeschränkt oder von Einschränkung bedroht sind. Ziel ist, sie bei der Durchführung für sie bedeutungsvoller Betätigungen in den Bereichen Selbstversorgung, Produktivität und Freizeit in ihrer persönlichen Umwelt zu stärken."

Selbstdefinition des Deutschen Verbandes der Ergotherapeuten (DVE; www.dve.info)

Erweiterung der Handlungsfähigkeit ist ein wesentlicher Bestandteil tagesklinischer Arbeit. Insofern trifft die Ergotherapie zielgenau die Richtung tagesklinischer Therapie. Dazu empfiehlt es sich nicht nur eine, sondern eher **zwei** Ergotherapeutinnen einzustellen, um Vertretungszeiten auch fachlich gut versorgt durchzustehen. Die ergotherapeutische **Ausbildung** umfasst obligat auch einen psychiatrischen Anteil. In der Regel können Ergotherapeutinnen in der Tagesklinik deshalb auch „gleich loslegen".

Überschneidungen ergeben sich zur Sozialarbeit, besonders bei beruflichen Vorbereitungsaufgaben, und zur Pflege, wenn die täglichen Lebensaktivitäten geübt werden sollen. Ergotherapeuten nutzen als Basis ihrer Arbeit üblicherweise die Palette der handwerklichen und künstlerischen Ausdrucksformen (➤ Abb. 5.2). Die Tagesklinik muss sich deshalb auch auf Investitionen für Raum, Gerätschaften und Therapiematerial einlassen. Mit etwas Lebenserfahrung bleiben ihre Aktivitäten dann oft nicht nur beim kunsthandwerklichen Freizeitgestalten, sondern können recht gezielt bis zur Arbeitstherapie Komponenten schwieriger Arbeitskonstellationen bearbeiten oder als Kunsttherapie weit ins Feld der Psychotherapeuten hineinreichen (➤ Box. 5.5).

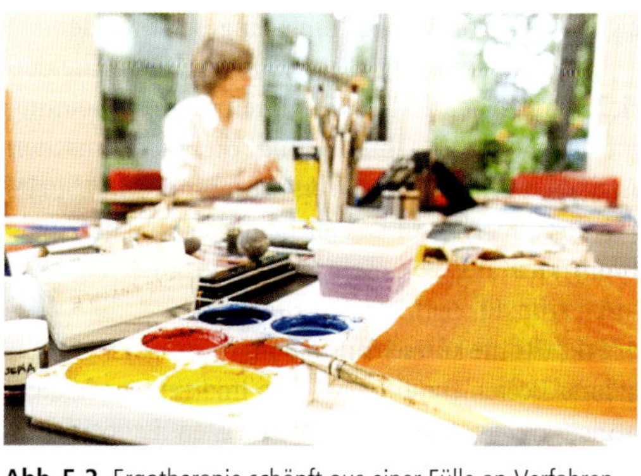

Abb. 5.2 Ergotherapie schöpft aus einer Fülle an Verfahren, Materialien und Farben

BOX 5.5

Aufgaben von Ergotherapeuten in der Tagesklinik

- Einzelergotherapie nach gezielter Indikation
- Gruppenergotherapie als Standard mit vielen Medien
- Sozialtherapeutisches Einzeltraining
- Co-Therapie bei allen Gruppentherapien

Ergotherapie hat sich in den letzten Jahrzehnten weiterentwickelt, weg vom schlichten Korbflechten und den an Werkunterricht erinnernden Laubsägearbeiten. Sie ist im Gegenteil schon sehr früh auf das **Training von Alltagsfertigkeiten** aufmerksam geworden, also Menschen ganz praktisch auf das vorzubereiten, was ihnen in Haushalt oder Arbeitswelt wieder begegnet (Scheepers et al. 2007; Kersken 2017; Blaser 2014). Mit genau diesem Ansatz arbeiten Tageskliniken erfolgreich.

Ergotherapeuten sind von ihrer Profession her keine Psychotherapeuten. Ihre Ausbildung beschränkt sich aber nicht nur auf nonverbale praktische zielgerichtete Veränderungen bei den Patienten. Eine zusätzliche **Therapieausbildung** z. B. in systemischer Beratung, in Konzentrativer Bewegungstherapie (KBT), DBT und einer anderen Psychotherapierichtung erleichtert den Zugang zum Innenleben der Erkrankten und sinnvolle Einflussnahme. Psychotherapeutisches Verständnis ist sehr hilfreich in der gemeinsamen Verständigung der Therapeuten über Patienten und befähigt dazu, mit besonders „schwierigen Menschen" zu arbeiten. Eine **gestaltungstherapeutische** (zu unterscheiden von der gestalttherapeutischen) Zusatzausbildung erweitert die Fähigkeiten von Ergotherapeutinnen im Umgang mit Gruppen.

5.3.6 Kreativtherapeuten

Bildende oder darstellende Kunst hat ihre eigenen Studienwege. Eine **kunsttherapeutische Ausbildung** fördert die Offenheit gegenüber der riesigen Breite an angebotenen Materialien, Techniken oder Theorien und die Fokussierung auf eher prozessorientierte Gestaltung oder Ergebnisse. Eine befähigte Tanztherapeutin z. B. kann aufgrund ihrer Spezialisierung einfacher und schneller als andere Kollegen Menschen in Bewegung bringen und deren Interaktion dabei fördern oder bremsen. Musik als Element hochemotionalen und unmittelbaren Ausdrucks sollte immer durch Ausbildung oder Kurse erlernt sein. Dabei geht es weniger um die „Beherrschung" eines Instruments als vielmehr darum, Patienten differenziert zu musikalischem Ausdruck zu verhelfen, die Interaktion im Blick zu haben und auch notfalls bremsen zu können, sowie den Ausdruck des Gehörten interpretieren zu lernen.

Die **Ausbildungsgänge** der verschiedenen Kreativtherapien sind in Deutschland noch sehr vielseitig und wenig reglementiert – an Universität, Fachhochschule oder privaten Ausbildungsinstituten. Die Varianten der psychotherapeutischen oder philosophischen Grundhaltung und die Techniken und Settings sind schon kaum mehr vollständig zu übersehen. Lediglich in Österreich existiert bereits ein Musiktherapeutengesetz zur Vereinheitlichung und Qualifizierung der Ausbildungs- und Arbeitsbedingungen. Für die meisten Felder der Kunst haben sich **Berufsverbände** konstituiert, welche die Berufsausbildung und -ausübung standardisieren und die Interessen der Therapeuten besser vertreten wollen. Ausbildungen, die deren Standards entsprechen, bieten eine sicherere Grundlage für Kreativtherapeuten als einige mehrwöchige Fortbildungskurse oder reine Autodidaktik. Therapeutisches Tanzen dagegen und Poesie- bzw. Bibliotherapie sind in Deutschland noch nicht so weit entwickelt, dass eine Tanz- oder Lesetherapie definiert werden könnte. Ein zu hoher Verschulungsgrad kann aber auch die notwendigen Freiheitsgrade kreativer Tätigkeiten beschneiden.

Egal, welche Kreativtherapeuten zum Einsatz kommen: Eine volle Stelle wird wohl kaum jemals daraus entstehen. Also müssen sie tagesklinisch als **Teilzeitkräfte** koordiniert eingesetzt werden. Aber die tagesklinische Arbeit lässt sich nicht ohne Wirkungsverlust modulartig segmentieren. Vor Beginn der Therapieeinheit muss die Therapeutin auf den aktuellen therapeutischen Stand der Patienten gebracht werden und danach die Beschreibung des Therapiegeschehens mündlich übermitteln und schriftlich dokumentieren. Also müssen auch immer **indirekte Therapiezeiten** beim Beschäftigungsvertrag mit bedacht werden. Alternativ können auch Mitarbeiterinnen anderer Berufsgruppen (aus Ergotherapie, Pflege, Sozialarbeit usw.) mit einer entsprechenden Zusatzausbildung kreativtherapeutisch tätig werden. Die besonderen Kreativtherapeuten sind aber das unverwechselbare „Sahnehäubchen" der Tagesklinik.

5.3.7 Bewegungs-/Entspannungstherapeuten

Nicht nur zum Erhalt der körperlichen Leistungsfähigkeit sollten Menschen sich täglich körperlich über ihre Bequemlichkeit hinweg zu sportlicher Aktivität aufraffen, sondern auch **emotionale Stabilität** und **Selbstsicherheit** nehmen sportlich zu. In der Praxis zeigt sich jedoch besonders bei Menschen mit Antriebsproblemen und Lustlosigkeit ein ganz anderes Bild, weshalb Bewegung von außen gefördert werden muss. Vom Berufsbild her eignen sich dafür am ehesten **Krankengymnasten** oder **Physiotherapeuten.** Durch ihren differenzierten Blick auf die verschiedenen Bewegungsstörungen sind sie für das reine In-Gang-Bringen jedoch überqualifiziert. Wo in größeren Kliniken Kranken- oder Heilgymnasten beschäftigt werden, können sie in der Tagesklinik stundenweise eingesetzt werden. Ein Sportpädagoge ist in der Regel gewohnt, Kinder zu motivieren. Die **konzentrative Bewegungstherapie** ist ein mehr psychotherapeutisch dominiertes Verfahren, um damit alle Patienten regelmäßig in Bewegung zu bringen. Also behelfen sich Tageskliniken oft mit **„selbstgestrickter Bewegung":** z. B. **Joggen oder Walken** mit den davon begeisterten Psychologen oder Ergotherapeuten, Gymnastik und Stretching mit der Krankenschwester usw. Angesichts der großen Bedeutung der Bewegungstherapie erstaunt es, dass sich hierfür bislang nur wenig strukturierte Fortbildungen finden lassen.

Im Gegensatz hierzu ist die **Entspannung** klar reglementiert. Ausbildung und Qualifikation als Kassenleistung ist fest definiert für autogenes Training, progressive Muskelrelaxation und Hypnose. Daneben existieren noch weitere Entspannungsverfahren, die mehr oder weniger geordnet erlernt werden können. Ein Grundberuf ist hierfür nicht vorgesehen. Es wäre wohl auch zu eintönig, den ganzen Tag über Jahre hinweg Menschen in Entspannung zu bringen. Insofern sind die Themen Bewegung und Entspannung ganz entspannt anzugehen und üblicherweise auf die ohnehin eingestellten, bereits therapeutisch oder beraterisch ausgebildeten Mitarbeiter aufzuteilen.

5.3.8 Verwaltung, Sekretariat

Wer öffnet die Tür, wenn ein bis dahin unbekannter Mensch in der Tagesklinik klingelt? Und wer begrüßt die anfragende Mutter eines im sozialen Rückzug versandeten Twens am Telefon und muss dann entscheiden, wie dringlich die Situation ist? Wo landen die Beschwerden über Abrechnungsprobleme einer Krankenkassenmitarbeiterin? Rasch wird klar: Die Position der Verwaltungskraft oder Sekretärin ist eminent wichtig. Hierfür gibt es kaum eine voll geeignete Ausbildung. Am ehesten qualifiziert sind hier die **Kauffrau im Gesundheitswesen,** eine Medizinische Fachangestellte **(MFA),** ein weitergebildeter Krankenpfleger oder ein BWL-Bachelor. Die Liste zeigt schon den Spagat auf: Mit möglichst gutem Einblick in therapeutische und medizinische Abläufe soll die Dringlichkeit von Anfragen und die Zuordnung personeller Ressourcen eingeschätzt werden können. Hilfreiche Reaktionen auf schwierige Menschen klappen dort, wo psychiatrische Grundkenntnisse und regelmäßige Teilnahme an Fallgesprächen die Basis dafür liefern. Dagegen erfordert der stark formalisierte Kommunikationsstil mit Kostenträgern und Behörden, der Buchhaltung oder der Personalabteilung, dem Controlling usw. eine emotional zurückgenommene Position – ganz im Gegensatz zur emotional aufmerksamen Wahrnehmung der eigenen Wirkung auf Menschen in Therapie und in Not. Dementsprechend ist nicht festgelegt, ob die Sekretärin **zu Fallgesprächen oder Supervision** hinzustoßen oder lieber hinter ihrem Schreibtisch sitzen bleiben sollte.

Die Sekretärin benötigt im Team die beste **EDV-Ausbildung** in den angewandten medizinischen Erfassungs-, Abrechnungs- und Übermittlungsprogrammen bzw. im Krankenhausinformationssystem (KIS). Große Klinikbetriebe haben da ihre eigene Infrastruktur, die den Erfordernissen und der Flexibilität der Tagesklinik meist wenig gerecht werden, sodass die Sekretärin hier vermitteln und gangbare Kompromisse entwickeln muss. Als Verwalterin muss sie auch die gesetzlichen Vorgaben zur Qualitätssicherung und die neusten Änderungen in den

Dateiübermittlungsformaten nach § 301 SGB V kennen. Hinzu kommt, dass ihre Position sehr gut geeignet ist, nicht nur Personaljubiläen zu registrieren und den Urlaubsplan zu führen, sondern auch als **Informationszentrum** für die Befindlichkeit, Krankheitszustände und Lebenssituation aller Mitarbeiterinnen zu dienen. Und das Ganze wird auch noch mit einer geringeren Vergütung honoriert als die der anderen Mitarbeiter. Nicht ohne Grund gibt es eine indirekte Entschädigung über edle Büromaterialien oder regelmäßige Blumenbouquets à la Signorina Elettra (Sekretärin beim TV-Commissario Brunetti). Die Aufgabe der Sekretärin immer wieder zu würdigen ist eine systemimmanente Notwendigkeit. Vorab bleibt jedoch die Aufgabe der richtigen Auswahl einer **einfühlsamen** und trotzdem völlig **sicheren** Verwalterin.

5.3.9 Weitere Verwaltungsmitarbeiter

Hinter einer Verwaltungskraft müssen aber noch viele weitere Fachkräfte für einzelne Bereiche stehen.

- **Schreibdienste** standen in der Vergangenheit bei Ärzten hoch im Kurs, sind inzwischen aber weitgehend verschwunden. Heute müssen die Psychologen und Ärztinnen meist entweder selbst schreiben oder ihre Texte per Diktierprogramm erstellen.
- Die **Personalverwaltung** ist ein aufwendiges Geschäft, das viel Fachkenntnis in Arbeitsrecht und Buchhaltung erfordert. Die Übernahme dieser Aufgabe durch eine Zentrale oder andere Bereiche des Trägers erspart unnötige Konflikte.
- Eine erfahrene **Finanzbuchhaltung** möglichst mit Kostenstellenrechnung erleichtert die Einnahmen-/Ausgabenübersicht.
- **QM-Beauftragte** brauchen hierzu in der Regel einige Jahre Einarbeitung. Das Qualitätsmanagement (QM) wird nur von dazu qualifizierten, aber auch in die Qualitätsfragen der Tagesklinik eingeführten Fachkräften sinnvoll durchgeführt werden können.
- Einkauf und **Beschaffung** sind auch durch Spezialisten leichter, gelingen aber auch bei alltagserfahrenen Mitarbeiterinnen bei nur geringfügig erhöhtem Kostenaufwand.
- Die Hardware, aber auch die Software müssen regelmäßig von Systemadministratoren und **IT-Beauftragten** gepflegt werden. Da Ausfälle und Probleme auch am Freitagnachmittag entstehen, lohnt sich ein täglich einsatzbereites Team, das nur in größeren Häusern intern zur Verfügung steht. Mit entsprechender Schweigeverpflichtung kann aber auch ein externer Dienstleister engagiert werden.

5.3.10 Hauswirtschaft

Die Tagesklinik muss täglich gereinigt werden. Eigentlich ist das kein Problem, würde es sich nicht um einen hochsensiblen Bereich handeln. Infos und Therapiematerialien von Patienten liegen trotz Bemühungen um Datenschutz herum. Es kommen immer wieder Patienten zu einem späteren oder früheren Termin in der Tagesklinik vorbei, sodass persönlicher Kontakt nicht ausbleibt. Und dabei kann es sich durchaus auch um den Nachbarn, den Versicherungsvertreter, die ungeliebte Lehrerin der eigenen Kinder oder einen Politiker handeln. **Reinigungskräfte** stehen im Gehaltsgefüge als Geringverdienerinnen häufig an unterster Stelle. Deshalb reicht eine formale Verpflichtung auf die Schweigepflicht nicht aus. Immer wieder muss die persönliche Integrität durch Gespräche gefördert werden.

Gleiches gilt, wenn eine **Hauswirtschafterin** z. B. beim Kochen, mit dem Leiden der Menschen konfrontiert, die Relevanz von Vertrauen kennenlernt. Manche psychiatrische Träger bieten ihren hauswirtschaftlichen Mitarbeitern besondere Kurse in **psychiatrischer Basiskompetenz** an, was sehr geeignet ist zur Vorbereitung auf die Verantwortung im Job. Ungünstig in der Tagesklinik ist es, hauswirtschaftliche Aufgaben an eine **Fremdfirma** mit wechselnden Mitarbeiterinnen zu vergeben. Immer wieder neue Einarbeitung und Einweisung sind kaum realistisch. Andererseits ist die Vertretungsmöglichkeit bei ein bis zwei Mitarbeiterinnen in Grippe- und Urlaubszeiten schwierig.

Eine **Hausmeisterin** oder ein Gebäudemanager entlasten die Therapeuten von Alltagsaufgaben wie Elektrik, Sanitärbereich, Geräte- und Fahrzeugwartung, Gartenpflege, Schneeräumung, kleinen Renovierungsarbeiten, Einkäufen usw. Hierfür kann ein Honorarvertrag ausreichen, für den ein Vergleich mit ortsüblichen Tarifen für die gefragten Konditionen nützlich ist.

5.3.11 Seelsorger

Große und kirchliche Krankenhäuser leisten sich den **Luxus** der Krankenhausseelsorge. Luxus ist es insofern, als diese Mitarbeiter nicht in der PsychPV vorgesehen und auch nicht als therapeutisches Personal in den Pflegesatzverhandlungen anrechenbar sind. Und dennoch sind sie ein wertvoller Baustein klinischer Behandlung. Da die Personalkosten der Seelsorgerin oft von den Kirchen bezahlt werden, steht sie sozusagen außerhalb aller Hierarchie und Teamregeln. Das hat erhebliche Vorteile. Auch die Patienten spüren bald, dass hier jemand **Unabhängiges** zur Ansprache zur Verfügung steht, der noch dazu für die essenziellen Fragen des Lebens mit Zuhören und religiösen Riten oder als Mensch mit seiner Resonanz da ist. Der Seelsorger ist ein mit existenziellen Krisen erfahrener Mensch, der durch seine **Schweigeverpflichtung** nichts ihm Anvertrautes weitergeben darf. Ihre Auswahl wird in kirchlichen Häusern oft vorgegeben. Die anderen Tageskliniken müssen sich selbst darum kümmern, entweder über die somatisch eingesetzten Krankenhausseelsorger oder einfach durch Vereinbarung mit einer Kirchengemeinde.

5

5.3.12 Sonstige Mitarbeiter

Praktikanten, Studierende und Auszubildende aller Berufsgruppen finden in der Tagesklinik eine Praxis vor, die zur Arbeit anregt, statt als Institution abzuschrecken. Nach einem gründlichen Auswahlgespräch lässt sich oft schon absehen, wer nach der Einarbeitungszeit von einigen Wochen sogar in die Patientenversorgung unter Anleitung einbezogen werden kann, z. B. beim Frühsport, in der Co-Therapie, Ergotherapie usw. Dieser Effekt erfordert allerdings **Praktikumszeiten ab 4 Wochen.** Der Aufwand lohnt sich, da die Praktikantin selbst eine gute Einschätzung für die späteren Aufgaben und ihre Entwicklungsmöglichkeiten erhält und andererseits bei Erfolg auf die ehemaligen Praktikanten bei Neubesetzungen zurückgegriffen werden kann.

Während in somatischen Kliniken **Ehrenamtler** ihren festen Platz haben, fehlt diese Klarheit in der psychiatrischen Tagesklinik. Ehrenamtler können am engeren Therapiegeschehen aus Gründen der Schweigepflicht und fehlenden Erfahrung meist nicht teilnehmen. Als **Assistenz** von Gruppenaktivitäten, zur **Begleitung** einzelner Patientinnen bei ängstigenden Aktionen wie Einkaufen oder Behördengängen und zur Hilfestellung bei Hauswirtschaft, Kochen, Basteln und anderer Freizeitgestaltung können freiwillig Tätige sehr wohl zum Einsatz kommen. Damit kann mehr Unruhe, aber auch Anregung in die Tagesklinik kommen. Neue Verbindungen und sogar Freundschaften entstehen, die zu den Professionellen nie zugelassen werden dürften. Helfer sind in Zeiten knappen Personals zur Entlastung gern gesehen. Das betrifft Wochenend- oder Feiertagsangebote, aber auch den späten Nachmittag in Urlaubszeiten. Während einer Teambesprechung aller Mitarbeiter bleiben Peers für die Patienten die Ansprechpartner. Wenn sie eingesetzt werden (und auch eine Entlohnung erhalten), dann brauchen sie eine klare Einsatzdefinition. Wie bei jeder anderen Einstellung muss die mögliche Zusammenarbeit mit dem Mitarbeiterteam durch ein **Bewerbungsgespräch** vorab geklärt werden.

Für **Psychiatrieerfahrene,** ehemalige Patienten oder erfolgreich Gesundete gibt es inzwischen einen Interessenverband (Berufsverband Psychiatrieerfahrener, www.bpe-online.de) und **Ausbildungsgänge,** wie man als „Peer" hilfreich sein kann. Programme zur Ausbildung als psychiatrieerfahrener Helfer (z. B. Ex-In) erleichtern Betroffenen die Selbstwahrnehmung und das Einhalten von Grenzen in der Beratung anderer Erkrankter (Utschakowski 2015). Den ehemaligen Hilfesuchenden fällt es aber noch schwer, einen adäquaten Platz in Tageskliniken zu finden.

5.4 Vertretungskompetenz

Ein Tagesklinikteam setzt sich immer wieder neu zusammen und verteilt die Aufgaben. Die wichtigsten Aufgaben müssen mit dem Namen der dafür zuständigen Person und im Vertretungsfall der Zweitverantwortlichen festgehalten sein. **Aufgaben** sind z. B.: Fitnessangebote, Sportgruppe, Gesprächsgruppe, Kompetenzgruppe, Entspannungstraining, Frauengruppe, große Außenaktivitäten, Theater und Spiel, Kochen und Backen, Haushaltstraining und Pflege der Kücheneinrichtung, Kontaktperson zu

Reinigungskräften, Wäscherei, Hausmeister und Heizungswartung, Kassenverwaltung, Versorgung von Hund und Fischen, Blumenpflege, Kfz-Verantwortlicher, Führen der Patientenanwesenheitsliste und eines Protokollbuchs, Bestellung von Essen, Brötchen und Getränken.

Berufsgebundene Tätigkeiten der Mitarbeiterinnen können nur schwer von anderen Berufsgruppen vertreten werden. Blutentnahme erfordert Übung und Kenntnis und kann nur von Krankenpflege und Ärztinnen ausgeübt werden. Beratung bzgl. Rentenbezug oder Bewertung von Testdiagnostik erfordern Spezialkenntnisse. Aber der Großteil tagesklinischer Tätigkeit ist nicht so deutlich auf einen Ausbildungsgang bezogen und kann **gegenseitig vertreten** werden (➤ Tab. 5.4). Wer mit den Patienten Frühsport treibt, Pfandgeld für ein Schließfach einnimmt oder Angehörigen Auskunft gibt (oder nicht), kann frei eingeteilt werden. Rechtzeitige Planung schützt vor Chaos bei morgendlichen **Krankmeldungen.** Und nicht zuletzt entsteht häufig die Situation, dass durch einen finanziellen Engpass oder Bewerbermangel gar nicht alle Stellen besetzt werden können. Dann hilft es, sich rechtzeitig eine **Vertretungsstruktur** aufgebaut zu haben.

Tab. 5.4 Beispiele für mögliche Fachvertretungen

Profession	Vertreter
Psychiater	Arzt aus Ambulanz, anderer Abteilung oder Klinik
Krankenschwester	Arzt
Sozialpädagogin	Sozialarbeiterin aus Ambulanz oder Klinik
Ergotherapeuten	Gegenseitig
Psychologen	Arzt
Verwaltungskraft	Sozialpädagoge

5.5 Mitarbeiterpflege

Die krankheitsbedingte **Ausfallquote** im psychosozialen und besonders psychiatrischen Arbeitsfeld ist überproportional hoch. Trotz der hohen seelischen Belastung scheinen **Tageskliniken** davon **weniger** betroffen zu sein. Das zeigt sich auch in einer hohen **Mitarbeiterzufriedenheit,** die sich auch in geringer Fluktuation ausdrückt. Um diese zu erhalten, benötigt man eine gute Mitarbeiterpflege.

Wenn jedes Teammitglied überall mit- und aushelfen soll, kann die Tagesklinik ihre Angestellten damit rasch an die **persönlichen Grenzen** führen: Eine Mitarbeiterin kann z. B. nicht mit den Nachbarn arbeiten oder mit Verwandten und Arbeitskollegen. Der andere kann aufgrund eigener Probleme keine Nähe zu süchtigen oder religiösen Patienten, zu politisch Extremen oder kriminellen Tätern oder Opfern usw. herstellen. Dann müssen Kollegen aushelfen. Andererseits lohnt es sich auch, als Therapeut seine **Grenzen** durch gute Supervision, regelmäßige Teamintervision und Ermutigung **zu erweitern.** Vorgesetzte können die Mitarbeiterkultur wesentlich beeinflussen (➤ Box 5.6).

BOX 5.6

Mitarbeiterförderung durch Vorgesetzte

- Auf das Erreichen der **Belastbarkeitsgrenze** achten
- Mitarbeiter ermutigen und ihnen eine **positive Zukunftsvision** vermitteln
- **Rückmeldung** zur Arbeitsqualität geben
- Mitarbeitern die notwendigen **Arbeitsmittel** zur Verfügung stellen
- **Freiräume** zur Entwicklung eigener Therapieansätze lassen
- Vertrauen in die **Selbststeuerungsfähigkeit** entwickeln
- Den Mitarbeitern versichern, dass ihre Leitung immer zuverlässig **hinter ihnen** steht
- **Grenzen** der Toleranz klar benennen
- Interesse an der Arbeit und der **Lebenslage der Mitarbeiter** zeigen
- In alle Aufgaben selbst **hineinschnuppern**
- Glaubwürdige **Beurteilungen** abgeben
- In Notfällen rasch und unkompliziert **erreichbar** sein
- Erfolge gemeinsam **feiern**

Zum Erhalt einer zufriedenstellenden Arbeitsfähigkeit dient auch externe Entlastung durch **Supervision.** 83 % aller Tagesklinikteams nutzen die externe Unterstützungsmöglichkeit bzgl. Teamkonflikten und Arbeitsverhakungen oder ungünstigen Therapieverläufen.

Fort- und Weiterbildung ist für Mitarbeiter hoch bedeutsam, um nicht im einmal erworbenen „eigenen Saft zu schmoren“. Der Austausch mit anderen

Kollegen, Methoden und Erkenntnissen regt an. Manchmal nützen auch die entlastende Wirkung von einigen Tagen Lernurlaub und das Gefühl der Gratifikation durch Gewährung von Fortbildungstagen und -geldern.

5.6 Personelle Kontinuität, Bezugstherapie

Wie für die Pädagogik und Erziehung von Kindern scheint auch in der Psychotherapie zwar die Vielfalt an Menschen hilfreich zu sein, aber nur, sofern **mindestens eine Person als stabil** und verlässlich erlebt wird. Auch wenn ein Team von Therapeuten quasi als komplette Familie Übertragungsmuster anbietet, gewährleistet doch ein Bezugstherapeut Halt, Containment oder Sicherheit bei neuen Herausforderungen. Es macht also Sinn, die **Bezugstherapie** längerfristig anzulegen, auf Urlaubs- oder Fortbildungszeiten zu achten und, wo dies möglich ist, auch eine poststationäre Zeit vom gleichen Therapeuten dann über die Ambulanz vorzusehen.

Das in den meisten Kliniken verwendete System der Bezugspflege ist hier deutlich ausgeweitet (➤ Tab. 5.5). Als Bezugsperson kann **jeder** Mitarbeiter der Tagesklinik dienen. Die Patienten können entweder auf psychotherapeutisch ausgebildete **Bezugs(psycho)therapeuten** oder sozialtherapeutisch versierte **Bezugspersonen** (z. B. Pfleger, Ergotherapeuten usw.) aufgeteilt sein. Dann sollte allen Beteiligten klar sein, warum die eine Patientin eine mehr psychotherapeutische und der andere Patient eine mehr sozialtherapeutische Begleitung erhält. Oder es wird die aufwendigere **Kombination** aus Zuteilung **von Bezugsperson und Bezugstherapeutin** für jeden Patienten mit Erfolg praktiziert. Durch unterschiedlichen Informationsstand der Mitarbeiter und unterschiedliche Bewertungen kommt es immer wieder zu Spannungen (Henrich 1998), weshalb Bezugstherapeutinnen den Kolleginnen immer wieder das Wichtigste aus ihrem Kontakt vermitteln müssen (➤ Box 5.7).

Tab. 5.5 Bezugssysteme in Tageskliniken

Bezugspflege	Zuordnung der Patienten zu einer Pflegekraft
Bezugsperson	Zuordnung der Patienten zu einem Mitarbeiter
Bezugstherapeut	Zuordnung der Patienten zu einem Einzelpsychotherapeuten

BOX 5.7

Aufgaben des Bezugstherapeuten in der Tagesklinik

- Für alle Anliegen des Patienten offen sein
- Einzelgespräche anbieten
- Über Biografie und Therapiestand informiert sein
- Das Behandlungsziel absprechen und weiter überprüfen
- Biografisch brisante Erinnerungen besprechen
- Ein offenes Ohr für Störungen der Therapie und Krisen aller Art haben
- Das soziale Umfeld kennen und ggf. Familiengespräche anbieten

Auch ohne Austauschdefizite bieten die unterschiedlichen Mitarbeiter schon ein reichhaltiges Reservoir für **Spaltungsphänomene** bei (insbesondere emotional instabilen) Patientinnen. Dies lässt sich in dem Bewusstsein bewältigen, dass das Problem polarisierter emotionaler Bewertung Teil des Störungsmusters der Patientinnen ist und dass jede der engagierten Therapeutinnen einen „Teil der Wahrheit" erfasst. Durch **Kombination aller Teamwahrnehmungen** entsteht eine Erweiterung der Handlungsoptionen, was die Patientin entlastet und deren Beziehungen entspannt.

Es kann aber auch zur **Inkompatibilität** zwischen Therapeutin und Patient kommen, also zu einer durch persönliche, körperliche oder soziale Merkmale hervorgerufenen unerträglichen Konstellation, deren Auflösung den Therapieprozess unnötig verlängern würde. Deshalb ist es auch kein echtes Problem, die Bezugstherapeutin zu **wechseln,** überwiegend in den ersten Wochen. Dem Wunsch nach weiblichem oder männlichem Therapeuten sollte nach Möglichkeit nachgegeben werden. Manchmal erweist es sich aber als zielführender, einen zweiten Therapeuten hinzuzufügen, da so die Problemstellungen aus zwei unterschiedlichen Perspektiven beleuchtet werden können. Ein weiterer Wechselwunsch deutet aber weniger auf Inkompatibilität als auf ein gravierendes interaktionelles Defizit bei der fordernden Patientin hin.

PRAXISBEISPIEL

Frau I. (29) kommt mit einer schweren Depression zur Aufnahme. Schon vorher hat sie die tagesklinische Behandlung an zwei weiteren Tageskliniken abgebrochen. In der zweiten Behandlungswoche beschwert sie sich in der Abschlussrunde vehement über ihren so verständnislosen Bezugstherapeuten, der sie in eine stigmatisierende diagnostische Ecke als Borderlinerin und Narzisstin gedrängt habe. Im Einzelgespräch mit dem Bezugstherapeuten und in Anwesenheit einer weiteren „neutralen" Mitarbeiterin kann Frau I. vorsichtig nachvollziehen, dass sie sich abwehrend gegen den Therapeuten verhält, da er ihrer Emotionalität sehr nahe kommt. Aus ihrer Biografie kennt sie es, von ihren Eltern gedemütigt und zurückgesetzt zu werden. So erwartet sie von zur Versorgung eingesetzten Personen inzwischen auch nichts Gutes. Über das Einüben metakognitiver Strategien kann die Situationsbewertung vielfältiger und nützlicher gestaltet und die Behandlung beim gleichen Bezugstherapeuten zu einem guten Ende geführt werden.

5.7 Vollzeit-/Teilzeitmitarbeiter

Ob mehr Voll- oder Teilzeitmitarbeiterinnen beschäftigt werden, ist nicht nur eine Frage des Geschmacks oder der aufgewendeten Personalnebenkosten. Zuerst ist darauf zu achten, dass die Öffnungszeiten der Tagesklinik personell auch gut abgedeckt werden können. Insofern sollten Teilzeitmitarbeiterinnen auch nachmittags anwesend sein können. Der hohe Anteil von Übergabe- und Informationsweitergabezeiten an der Gesamtarbeitszeit spricht für einen höheren Anteil an vollzeitig Beschäftigten. Andererseits wird man kaum vollschichtig Musik- oder Tanztherapeuten engagieren können. Falls diese teilzeitig oder als Honorarkraft mitarbeiten, muss ein spezielles **Übergabeverfahren** entwickelt werden, z. B. eine komprimierte Übergabe bei Dienstbeginn der jeweiligen Mitarbeiterin oder ein schriftlicher Austausch. Günstig ist ein personell überwiegend vollschichtig stabiles **Stammteam,** zu dem **Teilzeit-Spezialisten** hinzukommen.

LITERATUR

Blaser M. Ergotherapie in der Psychiatrie: Handlungsfähigkeit und Psychodynamik in der Erwachsenen-, Kinder- und Jugendpsychiatrie. Bern: Huber 2014.

Expertenkommission der Bundesregierung. Empfehlungen der Expertenkommission der Bundesregierung zur Reform der Versorgung im psychiatrischen und psychotherapeutisch/psychosomatischen Bereich. Bonn: Bundesministerium für Jugend, Familie, Frauen und Gesundheit 1988.

Henrich R. Teamdynamik und Patientenzufriedenheit: Ein Beitrag zur Stellung der Psychiatrischen Tagesklinik. Göttingen: Cuvillier 1998.

Hopf H, Diebels E. Merkmale und Praxis psychiatrischer Tageskliniken in Deutschland. Psychiat Prax 2017; 44(4): 228–233.

Kersken S. Ergotherapie in der Psychiatrie: Praktische Übungen für Ergotherapeuten. Hamburg: Tredition 2017.

Kunze H, Kaltenbach L. Psychiatrie-Personalverordnung. 4. A. Stuttgart: Kohlhammer 2003.

Maio G. Den Kranken Menschen verstehen. Freiburg: Herder 2015.

Rakoczy F. Pflegearbeit in der psychiatrischen Tagesklinik: Belastungen und Beanspruchungen. Saarbrücken: VDM Verlag Dr. Müller 2010.

Schädle-Deininger H. Psychiatrische Pflege: Kurzlehrbuch und Leitfaden für Weiterbildung, Praxis und Studium. Bern: Hogrefe 2017.

Scheepers C, Steding-Albrecht U, Jehn P. Ergotherapie: Vom Behandeln zum Handeln. Stuttgart: Thieme 2007.

Thiel H, Jensen M, Traxler S. Klinikleitfaden Psychiatrische Pflege. München: Elsevier Urban & Fischer 2016.

Utschakowski J. Mit Peers arbeiten. Neumünster: Psychiatrie Verlag 2015.

KAPITEL

6 Therapieumgebung – zentrale Randbedingungen

Anzahl und Ausbildung der eingesetzten **Mitarbeiter** entscheiden über die Behandlungsqualität. **Zeiten und Räume der Therapie** ermöglichen die Begegnung. Die **Atmosphäre** prägt die Attraktivität der Tagesklinik, und die **adäquate Dokumentation** macht die Behandlung transparent und nachvollziehbar.

6.1 Angegliederte oder selbstständige Tagesklinik

Praktisch jede Klinik kann Patienten stundenweise, nachts oder tagsüber nach Hause schicken, auch wenn finanzielle Erwägungen oft dagegen sprechen. Das „kalte Bett“ über Nacht, die **teilstationäre Mitbehandlung** auf einer Station oder in einer Abteilung, bringt leider weniger Geld. Sinnvoll ist das Vorgehen allemal, da durch rechtzeitige Belastungserprobung

Tab. 6.1 Varianten zur Organisation einer Tagesklinik

Einzelne Patienten einer Station bleiben nachts zuhause	Teilstationäre Mitbehandlung
Tagesklinikstation innerhalb einer Klinik oder Abteilung	Tagesklinikstation
Eigene Räume einer vom „Mutterhaus" getrennten Tagesklinik	Tagesklinik einer Klinik
Tagesklinik als eigenes Krankenhaus	Unabhängige Tagesklinik

das symptomatische Therapieergebnis auf seine Belastbarkeit, Alltagstauglichkeit oder Übertragbarkeit im häuslichen Milieu getestet werden kann. Aber diese Einzelfälle machen noch keine Tagesklinik aus. Tagesklinik definieren wir als eine örtlich, personell und organisatorisch **abgetrennte Funktionseinheit** mit eigener Leitung. Tageskliniken können innerhalb einer vollstationären Klinik oder Abteilung als **eigene Station** oder als **Haus im Gelände** eines Krankenhauses angesiedelt sein (➤ Tab. 6.1).

Die Anbindung an die **Infrastruktur** der Gesamtklinik bietet viele Vorteile: verfügbare Essensversorgung, Sportplatz, Controlling, Personalvertretung und Hausmeisterei. Teilnahme an spezialisierten Therapieangeboten, ein großer klinischer Ergotherapiebereich und gezieltere, durchlässigere Verlegungen innerhalb des Hauses sind gesichert. Tageskliniken in Kliniken oder Abteilungen müssen aber darauf achten, dass ihre Mitarbeiterinnen nicht zu sehr von den anderen Stationen vereinnahmt werden und das engagiert-vertraute Milieu z. B. durch zu häufige **Rotationen** gefährdet wird. Dagegen ermöglicht es die Anbindung an ein Klinikum, spezialisierte Angebote für **seltenere Erkrankungsformen** vorzuhalten und im **Notfall** rascher medizinische Hilfe zu leisten.

Vorteile der Tageskliniken in **eigenen Räumen** oder im eigenen Haus sind: Sie werden weniger als Medizinbetriebe angesehen, weniger stigmatisiert und damit leichter aufgesucht, und es entsteht eher eine geschlossene **familiäre Atmosphäre.** Die Tagesklinik mit räumlicher Trennung vom Großkrankenhaus hat die Chance größerer **Selbstständigkeit.** Das kann sich in stärker am Lebensalltag orientierter Behandlung niederschlagen, wohingegen die Klinikstation sich mehr mit den Usancen des Großkrankenhauses herumschlagen muss. Tageskliniken, die als eigenständige Klinik („Stand-alone") arbeiten, müssen viel Energie einsetzen, alle Randbereiche wie z. B. Schneeräumen, Fahrdienst, Materialbeschaffung oder PC-Support selbst zu regeln. Um bei Personalausfall nicht gleich völlig „ausgeknockt" zu werden, müssen sie eine höhere Flexibilität beim Personaleinsatz bewahren. Während eine unabhängige, solitäre Tagesklinik ihre Entscheidungen autonomer am Patientenwohl orientieren kann, erreicht die Tagesklinik als Station oder Ableger einer Großklinik einen effektiveren Personaleinsatz.

Welche Betriebsart zu bevorzugen ist, bleibt noch unklar. Beide Modelle sind in den letzten Jahren parallel zueinander gewachsen.

> Tageskliniken erreichen als eigenständiges Krankenhaus mehr Entfaltungsfreiräume, allerdings um den Preis, dass sie sich um die gesamte Logistik selbst kümmern müssen.

6.2 Tagesklinikdefinition – juristisch

Die WHO (2014) definierte tagesklinische Angebote durch ein Angebot an eine Gruppe psychisch Kranker, durch Anwesenheit der Kranken in der Institution auch außerhalb der engeren Behandlungszeiten und durch Angebote über einen halben oder ganzen Tag.

Die deutsche **gesetzliche Definition** einer Tagesklinik im Leistungsrecht, dem SGB V, ist in den §§ 28, 39 und 107 nur grob umrissen. Fragen zu **„ärztlicher Behandlung, Krankenpflege, Versorgung mit Arznei-, Heil- und Hilfsmitteln, Unterkunft und Verpflegung"** werden durch die Rechtsprechung verdeutlicht (➤ Box 6.1).

BOX 6.1

Tageklinisch relevante Gesetze

SGB V § 28 (1)

Die ärztliche Behandlung umfasst die Tätigkeit des Arztes, die zur **Verhütung, Früherkennung und Behandlung von Krankheiten** nach den **Regeln der ärztlichen Kunst ausreichend und zweckmäßig** ist. Zur ärztlichen Behandlung gehört auch die Hilfeleistung anderer Personen, die von dem Arzt angeordnet und von ihm zu verantworten ist.

SGB V § 39 (1)
Die Krankenhausbehandlung wird vollstationär, stationsäquivalent, teilstationär, vor- und nachstationär sowie ambulant erbracht. Sie umfasst … **ärztliche Behandlung, Krankenpflege, Versorgung mit Arznei-, Heil- und Hilfsmitteln, Unterkunft und Verpflegung.**

SGB V § 107
Krankenhäuser sind Einrichtungen, die der Krankenhausbehandlung oder Geburtshilfe dienen, fachlich-medizinisch unter **ständiger ärztlicher Leitung** stehen, über ausreichende, ihrem Versorgungsauftrag entsprechende **diagnostische und therapeutische Möglichkeiten** verfügen und **nach wissenschaftlich anerkannten Methoden** arbeiten, mit Hilfe von jederzeit verfügbarem **ärztlichem, Pflege-, Funktions- und medizinisch-technischem Personal** darauf eingerichtet sind, vorwiegend durch ärztliche und pflegerische Hilfeleistung **Krankheiten** der Patienten **zu erkennen, zu heilen, ihre Verschlimmerung zu verhüten, Krankheitsbeschwerden zu lindern** oder Geburtshilfe zu leisten, und in denen die Patienten **untergebracht und verpflegt** werden können.

KHG § 2 (1)
Krankenhäuser sind Einrichtungen, in denen durch ärztliche und pflegerische Hilfeleistung **Krankheiten, Leiden oder Körperschäden festgestellt, geheilt oder gelindert** werden sollen oder Geburtshilfe geleistet wird und in denen die zu versorgenden Personen **untergebracht und verpflegt** werden können.

SGB V § 108
Die Krankenkassen dürfen Krankenhausbehandlung nur durch folgende Krankenhäuser (zugelassene Krankenhäuser) erbringen lassen:
1. Krankenhäuser, die nach den landesrechtlichen Vorschriften als **Hochschulklinik** anerkannt sind,
2. Krankenhäuser, die in den **Krankenhausplan** eines Landes aufgenommen sind (Plankrankenhäuser), oder
3. Krankenhäuser, die einen **Versorgungsvertrag** mit den Landesverbänden der Krankenkassen und den Verbänden der Ersatzkassen abgeschlossen haben.

Im Schrifttum wird das Merkmal **„Unterbringung“** in einem Krankenhaus als erfüllt angesehen, wenn Betten vorgehalten werden. Es gilt aber auch dann als erfüllt, „wenn der Betroffene in die Obhut einer Einrichtung, in der er zumindest auf einige Dauer (in der Regel Tag und Nacht) – jedenfalls aber nicht nur stundenweise – verbleibt und versorgt wird“. Das Krankenhaus muss die Möglichkeit einer längeren Aufnahme zumindest vorhalten. Dies trifft nach einem Urteil des BSG vom 28.1.2009 auch für Tageskliniken zu (BSG, B 6 KA 61/07 R, Rn. 22). Dabei müssen das qualifizierte Personal, die Diagnostik, Behandlung und Versorgung nur für die üblichen Betriebszeiten vorgehalten werden. Tagesklinik ist somit auch eigenständig ein echtes Krankenhaus mit allen Rechten und Pflichten. Die **Krankenhausbehandlungs-Richtlinie** von 2015 beschreibt: *„Eine teilstationäre Behandlung unterscheidet sich im Wesentlichen von einer vollstationären Behandlung durch eine regelmäßige, aber nicht zeitlich durchgehende Anwesenheit des Patienten im Krankenhaus. Im Rahmen der teilstationären Behandlung kann Unterkunft und Verpflegung gewährt werden“* (G-BA 2015, BAnz, AT 29.4.2015 B2). Die aktuell (noch) unscharfe Definition erlaubt es einerseits, die Grenzen sinnhaft auszuloten, schafft aber auch erhebliches Streitpotenzial, in welchem Fall Tageskliniken ihren Bonusstatus bei Kostenträgern und Behörden verlieren können.

Nach § 108 SGB V werden die Behandlungskosten gesetzlich Versicherter nur für Universitätskliniken, **Plankrankenhäuser** oder für Krankenhäuser mit einem Versorgungsvertrag mit den Krankenkassen übernommen. Wie dieser Status zu erhalten ist, wird in ➤ Kap. 17 beschrieben.

6

6.3 Räume der Begegnung – und des Rückzugs

Charakteristisches Möbel der Tagesklinik ist der **Spind** oder ein Schließfach. Hier erfolgt der Übergang von der Privat- in die Gruppensphäre, vom Zuhause in die Klinik. Und er ist das Rudiment des Nachtschranks am Bett, der klassischen Klinikausstattung. Patientinnen können hierin ihre mitgebrachte Tasche deponieren. Sinnvoll wäre das Wegschließen des Smartphones, wozu man allerdings eher nur eine Minderheit motivieren kann. Sport- oder Gymnastikkleidung wird hier deponiert. Für die Schließfächer kann man **Schlüssel** ausgeben und dafür Pfand erheben, das ausreicht, um bei Verlust des Schlüssels ein Ersatzschloss einzusetzen.

Zusätzlich benötigt wird eine **Garderobe** für externe Gäste und nasse Wintermäntel, die am Haken besser trocknen. Der Hinweis auf Haftungsausschluss durch die Tagesklinik sollte aushängen.

Der **Raumbedarf** für Tageskliniken und die Ausgestaltung des Platzes einer Tagesklinik waren schon Gegenstand von Untersuchungen (Albers 1999; Hopf und Diebels 2017). Die benötigten Räumlichkeiten sind ➤ Box 6.2 zu entnehmen. Wichtige Prinzipien (➤ Box 6.3) sind dabei, **gemütliche** Räume zur Begegnung und zum Rückzug für die Patienten zu schaffen und **genügend** Platz für die Einzel- und Gruppentherapien zur Verfügung zu stellen (➤ Abb. 6.1).

BOX 6.2

Typischer Raumbedarf einer Tagesklinik

Empfang
- Angenehmer Empfangsraum mit Schreibbüro
- Einladender, wenig einsehbarer Wartebereich
- Garderobe mit Schließfächern für persönliche Gegenstände der Patienten
- Parkplätze

Therapie
- Gruppenraum für mindestens 18 Teilnehmer, evtl. auch teilbar
- Ergotherapeutischer Gruppenraum
- Musik-, Bewegungs- und Entspannungsraum

Aufenthalt und Rückzug
- Aufenthaltsraum der Patientinnen als „Wohnzimmer"
- Ruheraum für Rückzugsbedarf mit Liegemöglichkeit
- Geschützte Ecken für Patienten zum kurzen Rückzug
- Küche mit qualitativer Küchenausstattung und Vorratskammer
- Raum für Mahlzeiten (Frühstück und Mittagessen)
- Toiletten, geschlechtergetrennt
- Raucherbereich im Freien (mit Überdachung)
- Dusche, besser zwei geschlechtergetrennte Duschen

Mitarbeiter
- Büros mit Gesprächsmöglichkeit für mindestens drei Personen, für etwa je sechs Mitarbeiter fünf Räume
- Untersuchungsraum
- Pflegezimmer mit Labor-/Apothekenabteilung plus Materiallager
- Dienst- und Besprechungszimmer der Mitarbeiter
- Abstellraum für Reinigungsutensilien, Medien, Rollstühle, Kinderwagen und Gartengeräte

Oft lassen sich diese vielfältigen Anforderungen nicht alle in einer kleinen Tagesklinik erfüllen. Manche Raumfunktionen sind gut zu **kombinieren:** Im Wohnbereich kann auch gegessen werden, und der Entspannungsraum kann sowohl als Rückzugs- und

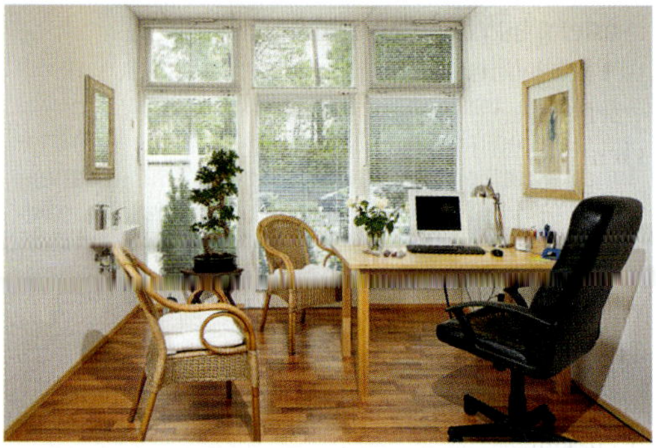

Abb. 6.1 Ein typischer Raum für Mitarbeiter und Einzelgespräche

Ruheraum wie auch als Gesprächsraum für Mitarbeiter genutzt werden. Frühsport ist auch im Gruppengesprächsraum möglich. **Vorgaben,** die eine gemeinsame Nutzung einschränken, sind z. B.: Reinigungsutensilien können nicht mit den Lebensmittelvorräten gelagert werden, Einzelgespräche erfordern die Intimsphäre eines abgetrennten, akustisch gedämmten Raums, und mancherorts müssen die Duschen/Umkleideräume für Mitarbeiter von denen der Patienten getrennt werden. Generell gilt als Faustregel, dass durchschnittlich **ca. 20 m²** an Therapieräumen pro Patientenplatz benötigt werden. Aber da die örtlichen Verhältnisse zwischen Neubau und Altbau mit Denkmalschutz oder zwischen Etage und freistehender Villa stark schwanken, sind allgemeine Rahmenbedingungen, wie sie auch in einigen Länderministerien als Bauvorgaben existieren, nicht zu sklavisch auszulegen.

BOX 6.3

Zusammenfassung der Raumparameter
- Gesamtbedarf ca. 20m²/Patient
- Atmosphäre durch Farbe, Licht, Bilder und Objekte, Blumen und Akustik
- Tür als Filter, aber Offenheit gegenüber der Umgebung
- Erreichbarkeit und Ruhe, Anknüpfung an die Umgebung
- Eigenes Gepräge

Die **Atmosphäre** sollte durchweg einladend freundlich sein. Krankenhäuser werden trotz der Mühen um eine modernere Architektur weiter an klarem bis durchdringendem Weiß erkannt – an den Wänden, den Lampen, den Türen und manchmal an der Bekleidung der Mitarbeiter. Nicht alles, was rein aussieht, hilft auch bei der inneren Reinigung. **Sanfte Farbgebung** bis zu leicht anregender Gestaltung erscheint in der Tagesklinik angenehmer. **Helles Licht** wirkt antidepressiv, Rot-Gelb-Färbung aber gemütlich. Die Kunst besteht in der adäquaten Kombination einer generell hellen Ausstrahlung mit **gemütlichen Ecken** und Winkeln. **Blumen** vermitteln Natürlichkeit, müssen aber regelmäßig gepflegt werden und widersprechen gängigen Hygienevorstellungen. **Bilder und Objekte** sollten den Raum ästhetischer und wohnlicher wirken lassen und nicht erschlagen oder dominieren. Dazu können sie öfter gewechselt werden. Vorhangstoffe, Teppiche und dämpfende Deckenprofile dienen einer angenehmen **Akustik** statt unwirtlichem Hallenklang.

Trotz offener Psychiatrie ist es für den Schutzraum Tagesklinik überwiegend empfehlenswert, die **Eingangstür** geschlossen zu halten. Die offene Tür ist in unserer Kultur auch mit Verletzbarkeit assoziiert. Eine Gegensprechanlage an der Türklingel sortiert die Eintretenden sinnvoll. Manche Tagesklinik lässt eine **Hintertür** offenstehen, durch die der zu spät kommende Patient schnell noch hineinrutschen kann.

Wie weit die **Barrierefreiheit** gehen soll, ist örtlich anzupassen. Für Gehbehinderte und Rollstuhlfahrerinnen bauen einige Tagesklinik neben einem treppenfreien Zugang auch einen **Fahrstuhl** ein.

Vermieden oder gering gehalten werden sollte die **gemeinsame Nutzung** von zentralen Aufenthalts- und Rückzugsräumen mit anderen Tageskliniken, Stationen oder anderen Institutionen. Das Gefühl von familiärer Verbundenheit benötigt auch eine **Abgrenzung** gegenüber den Nicht-Familienmitgliedern. Anders verhält es sich bei eher selten genutzten Funktionsräumen. Eine **Sporthalle** kann gut von einem Verein stundenweise gemietet werden. Musiktherapie kann in besonderen Räumen einer großen Klinik oder einer Musiktherapiepraxis unproblematisch praktiziert werden, und die Ergotherapie kann sich räumlich spezialisierter aufstellen (Töpferraum, Holzraum usw.), wenn sie für mehrere Einheiten zuständig ist. Tageskliniken, die Teil eines Krankenhauses sind, können Funktionsräume gemeinsam mit anderen Stationen nutzen. Alleinstehende Tageskliniken müssen dagegen stärker improvisieren: Neben Sportvereinen, Kirchen, öffentlichen Beratungsstellen, sozialpsychiatrischen Einrichtungen können auch Räume in Volkshochschulen, Schulen oder Industrie angefragt werden. Umgekehrt kann eine Tagesklinik ihre Räume auch außerhalb der Öffnungszeiten **anderen Institutionen zur Verfügung** stellen. Dabei ist unbedingt auf Datenschutz zu achten, also alles wegzuräumen, was auf die tagsüber dort behandelten Menschen hinweisen könnte.

Die **Lage** einer Tagesklinik im Ort hat Bedeutung. In der Stadt ist Erreichbarkeit mit **öffentlichen Verkehrsmitteln** einzuplanen, **Parkplätze** sind leichter auf dem Land vorzuhalten. Tageskliniken fallen in einem Wohngebiet wenig auf und werden von den Nachbarn meist ohne Probleme toleriert. Einladungen zur Eröffnung und zu einem Tag der offenen Tür helfen, das Verständnis in der Nachbarschaft zu verbessern. Im **Innenstadtbereich** ist das Alltagstraining mit Einkaufen, Behörden und Menschenmengen leichter. Dagegen bietet die **Vorortlage** eher Ruhe, Gartennutzung und Joggingstrecken. Im **Industriegebiet** ist die Tagesklinik von Kontakten eher abgeschnitten. In der Regel bekommt man dort aber viel Platz für das zur Verfügung stehende Geld. Im Bürohochhaus können sich ungeahnte Verknüpfungen ergeben – zur Bank oder Versicherung eine Etage tiefer, gemeinsames Catering mit der Behörde, dem Kindergarten oder einem Hotel. Viele Tageskliniken werden aber einfach ins **Gelände eines Klinikkomplexes** gesetzt. Das hat den Vorteil der gemeinsamen Nutzung der Infrastruktur, aber den Nachteil der klinischen Assoziation bei den Patienten. Tagesklinik soll ja eine Anschubstation auf dem Weg ins Alltagsleben sein. Und sowohl bei Mitarbeitern als auch Patienten kommt leichter das Gefühl einer eigenen Gemeinschaft auf, wenn die Tagesklinik baulich für sich steht.

6.4 Platzzahlen statt Betten

Eine Tagesklinik führt keine Betten. Mancherorts mögen die Ruheplätze mit Betten gefüllt sein. Aber für die meisten Patienten wird kein Bett zur Verfügung stehen. Also bemisst sich die Größe einer Tagesklinik an der Zahl der zur Verfügung gestellten Plätze.

Die Platzzahl wird im Krankenhausplan des Bundeslandes aufgeführt und ist die Planungsgrundlage für Zuwendung durch das Land, für die Abnahme durch die Gewerbeaufsicht oder für die Personalbemessung bei Pflegesatzverhandlungen. Starr ist diese Zahl insofern aber nicht, als sich durch einfaches Hinzufügen von Stühlen eine höhere Belegung meist leicht realisieren lässt. Überbelegung ist tagesklinisch also recht einfach möglich. Um Zeiten der Unterbelegung auszugleichen oder bei Erweiterungsabsichten den Bedarf darzustellen, kann durchaus einmal überbelegt werden. Die personelle und finanzielle Ausstattung begrenzt aber überhöhte Aufnahmezahlen, da Überbelegung in der Regel nicht kostendeckend entgolten wird.

Die Sachverständigenkommission 1975 nahm auf eine britische Leitlinie Bezug, die 65 tagesklinische Plätze pro 100.000 Einwohner als **Bedarf** schätzte, während die Empfehlungen der Expertenkommission 1988 nur noch 20 allgemeinpsychiatrische Plätze für 100.000 Einwohner vorsahen. Für die neue Zielrichtung der pharmakologisch-psychotherapeutisch dominierten Akutbehandlung werden wohl eher zwischen 60 und 100 Plätze pro 100.000 Einwohner mit allen Subspezialisierungen benötigt. Die Empfehlungen zur **Größe** einer Tagesklinik-Einheit von bis zu ca. 20 Plätzen blieben dagegen über die Jahre konstant. Größere Tageskliniken sind in der Regel als Cluster mehrerer 20er-Einheiten konzipiert. Mit weniger als ca. 12 Plätzen lässt sich eine Klinik kaum noch wirtschaftlich betreiben. Bei mehr als ca. 25 oder 30 Plätzen geht der innere Zusammenhalt verloren, und auch die ersten Therapeuten verlieren den persönlichen Bezug zu ihren Patienten.

6.5 Besprechungszeiten, Übergabe

Für eine wirksame Teambehandlung ist der Anteil von Besprechungszeit in der Tagesklinik hoch. Im Mittel sind dies **ca. 4 h/Woche,** also fast eine Stunde pro Tag, mit erheblicher Variation (± 1,9 h).

Typisch ist eine kurze Besprechung **am Morgen** zur Klärung der Anwesenheit von Patienten und der anstehenden Aufgaben des Tages. Weitreichende Entscheidungen ergeben sich aus der **Abwesenheit** von Erkrankten: Soll ein Patient aufgesucht werden? Soll ihm die Freiheit gelassen werden, später oder nicht zu erscheinen? Sollen Polizei oder Gesundheitsamt wegen akuter Gefährdung losgeschickt werden, oder wird die Patientin, die schon mehrmals nicht kam, telefonisch oder schriftlich über ihre Entlassung heute informiert? Eine kurze Planung über die Abläufe des Tages umfasst auf jeden Fall die Zuordnung der Mitarbeiter zu den Therapien.

Eine längere Besprechungszeit bietet sich während der **Mittagspause** der Patienten an, typischerweise während oder nach den Mahlzeiten. Hier teilen Mitarbeiter ihre Erkenntnisse aus den Therapien und fokussieren sich auf wesentliche Themen der Patientinnen. Um die Besprechungen effektiv zu gestalten, hilft die Strukturierung durch ein festes **Besprechungsritual.** So können z. B. alle Patienten nach einer bestimmten Liste oder nach einer festgelegten Reihenfolge zum Thema gemacht werden und organisatorische Fragen z. B. immer dienstags oder am Ende an die Reihe kommen. Einzelne Tage können dann einer **Chefarzt- oder Kurvenvisite** vorbehalten sein. Die **Dokumentation** bei relevanten Erkenntnissen der Tagesbesprechung kann z. B. parallel durch eine Mitarbeiterin am PC im Hintergrund oder später durch die jeweiligen Bezugstherapeuten erfolgen.

Ein Teammitglied ist oft als **Moderator** für das Einhalten der Spielregeln und einen zügigen Ablauf zuständig. Die Besprechungsleitung hält dabei den **Fokus** auf den emotional oder kognitiv bedeutsamen Themen. Die Intelligenz des Teams findet im Gespräch kreativere Therapieansätze als disparate Einzelbetrachtungen. Symptomreduktion in wenigen Wochen ist nur durch **optimale Teamabstimmung** möglich. Aber dort, wo nur noch die Tradition zusammenführt oder wo Ablenkungsstrategien auf das persönliche Leben von Mitarbeitern dominieren, muss die Besprechung infrage gestellt werden, wobei in der Supervision noch eine gute Chance besteht, die Tücken des Teams besser kennen und ändern zu lernen.

6.6 Supervision – der Blick von außen

Offen und vertrauensvoll miteinander zu reden, erfordert in der Tagesklinik von allen Mitarbeitern viel Mut. In aufkommenden Konflikten stehen gelegentlich nicht nur **Meinungsdifferenzen,** sondern auch erworbene Fähigkeiten und das Wesen der eigenen Persönlichkeit zur Disposition. Entwertung und Kränkung mit den Folgen offenen Streits oder verborgener Aggression, Teamspaltung, Schädigung von Bezugspatienten oder der Behandlungseinrichtung, Mobbing einzelner Mitarbeiter, hoher psychosomatisch überlagerter Krankenstand usw. können die Folgen unreflektierter Problemkonstellationen sein. Spätestens dann sollte Hilfe über ein Instrument wie die Supervision gesucht werden. Besser ist es, wenn Supervision schon zum Standardprogramm der Therapie gehört. Rund **80 % der Tageskliniken** „leisten sich" eine externe Supervision.

Extern heißt hier, dass eine mit der Institution oder dem Arbeitgeber nicht verbundene Psychotherapeutin in vereinbartem Intervall mit dem Team spricht. Eine Stufe darunter kann die **kollegiale Supervision** durch einen erfahrenen Kollegen z. B. einer anderen Abteilung oder einen Vorgesetzten erfolgen. **Intervision,** Supervision ohne Supervisor, fördert zeitweilig das gegenseitige Verständnis bei besonders gut kooperierenden Teams als intensivierte Besprechung, ersetzt aber nicht die externe Supervision, die als der Goldstandard der Therapeutenpflege gilt.

Der externe Supervisor muss nicht die gleiche **Therapieschule** vertreten wie die Therapeutinnen. Er sollte aber zumindest mit dem tagesklinischen Setting, dem Themengebiet der Psychiatrie oder Psychosomatik vertraut und langjähriger Therapeut sein.

Die **Häufigkeit** von Supervision richtet sich nach den Bedürfnissen des Teams, der finanziellen Ausstattung und den Möglichkeiten des Supervisors. Wenn der Bedarf hierzu allerdings häufiger als **etwa monatlich** auftritt, sollte die Art der Supervision oder die Qualifikation der Mitarbeiter für ihre Aufgabe überprüft werden. **Einzelne Krisensituationen** sind hiervon ausgenommen. In einem Honorar- oder Werkvertrag sollten Preis, Frequenz, Inhalte und Schweigepflicht vorab festgehalten werden. Patienten können in ihrer Therapievereinbarung über die Erweiterung der **Schweigepflicht** gegenüber einer externen Supervisorin aufgeklärt werden und ihre Zustimmung hierzu geben. Mindestens muss aber im Behandlungsvertrag ein Hinweis auf die eingeschränkte Datenweitergabe im Rahmen der Supervision gegeben werden.

Ob mit Befindlichkeitsrunde, Themensuche oder gestalterischer Zustandsbeschreibung begonnen wird, ob mit festgelegter Struktur oder freier Assoziation gearbeitet wird, ob man in der Tagesklinik, in der Supervisorenpraxis oder an einem neutralen Ort zusammenkommt, kann frei entschieden werden und spiegelt die Vielfalt supervisorischer **Optionen** wider. Die Unterteilung in Fall- und Teamsupervision ist eigentlich unnötig, da das Team ja in jeden Fall verwickelt ist bzw. Fälle auf eine Teamkonstellation treffen. Eine Teamsupervision ohne Bezug zur Tagesarbeit ist als Selbsterfahrung zu betrachten und müsste eigentlich von den Teilnehmerinnen selbst bezahlt werden, sollte also der Ausnahmefall sein.

Ein **Supervisorenwechsel** macht Sinn, wo nach Jahren der Zusammenarbeit zwar große Vertrautheit entstanden ist, aber keine neuen Elemente mehr das Team bereichern. Da häufig erst nach einigen Sitzungen die volle Leistungsfähigkeit von Supervision erreicht ist, kann aber auch ein zu häufiges Wechseln nicht empfohlen werden.

6.7 Dokumentation und Datenschutz

Behandlungsdokumentation ist unerlässlich: Die Verpflichtung hierzu ist schon im BGB (§ 630 f.) verankert. **Kostenträger** bezahlen Leistungen eigentlich nur, deren Erbringung ausreichend plausibel aufgezeichnet ist. **Klagen** vonseiten des Patienten oder seiner gesetzlichen Vertreter kann nur durch geeignete Dokumentation begegnet werden. Und bei **Ausfall** einer Kollegin ist deren Arbeit nur durch Aufzeichnung nachvollziehbar. Unnötige Doppeluntersuchungen oder erfolglos wiederholte Behandlungsversuche entfallen hiermit.

Allein schon deshalb sind bei der Dokumentation unterschiedliche **Adressaten** zu berücksichtigen (➤ Tab. 6.2). Problematisch ist, dass für den medizinischen Dienst der Krankenkassen (MdK) andere Tatsachen aufgezeichnet werden müssen als für den Einsicht nehmenden Patienten. Und noch einmal anderes interessiert die in der Therapie nachfolgende Kollegin. Der **Krankenkasse gegenüber** ist die

Therapeutin geneigt, die Symptomschwere zu betonen und Zeiten des „Therapieleerlaufs" oder zu großer Erfolgssprünge zu marginalisieren. Wenn klar ist, dass der Patient, seine Angehörigen oder die Kriminalpolizei **bei späteren Ermittlungen** in die Akten schauen, tendieren Therapeuten dazu, persönliche Wertungen im Auftreten der Behandelten und Unsicherheiten in der Einschätzung auszulassen. Für die **nachfolgende Kollegin** würde man aber lieber möglichst die differenzialdiagnostischen Erwägungen, unklaren Befunde und noch offenen Probleme der Patientin diskutieren.

Tab. 6.2 Adressaten der Dokumentation und die daraus resultierenden Konsequenzen

Krankenkassen	Ausreichende Symptomschwere und Tendenz zur Besserung aufgrund der Therapie
Gerichte	Eindeutige, klare Befunde, möglichst keine subjektiven Wertungen
Patienten	Wertschätzende, einfache Sprache
Kollegen/ Weiterbehandler	Differenzialdiagnostische und therapeutische Erwägungen, medizinischer Fachjargon

Manche Therapeuten lösen dieses Dilemma durch **Mehrfachdokumentation,** einer offiziellen für Kasse und Patient sowie einer inoffiziellen für spätere Nachfragen von Kollegen. Die Mehrzahl der Therapeuten entscheidet sich wohl für eine **„abgespeckte" Dokumentation** mit nur den nötigsten Fakten, was nicht nur dieses Dilemma löst, sondern auch der ohnehin knapp bemessenen Zeit für PC-Arbeit gerecht zu werden scheint. Nur wenige Mitarbeiter neigen zur kompletten Verschriftlichung aller Erkenntnisse, Erwägungen und Beobachtungen am Patienten. In der Kommunikation mit dem MdK kann im Fall einer angezweifelten Kostenübernahme die aus Abkürzungen bestehende Dokumentation spezifisch **nacherläutert** werden. Eine proaktive Kontaktaufnahme mit Erklärung des eigenen Konzepts wirkt ohnehin erfolgversprechender als reine „Gefahrenabwehr-Dokumentationen" (van Treeck 2007).

Dokumentiert werden müssen unbedingt die kostenträgerrelevanten **Basisdaten** (s. u.). Zur Aufnahme gehört das **Erst- oder Aufnahmegespräch** (➤ Kap. 3) mit ausführlicher Dokumentation der Aufnahmebeschwerden, der Anamnese, des körperlichen, psychischen und Sozialstatus sowie der Medikamenten- und Suchtgeschichte mit körperlichen und neurologischen Untersuchungsergebnissen. Die **körperlichen Parameter** Gewicht, Herzfrequenz und Blutdruck werden häufig in späteren Gutachten nachgefragt und sollten ebenfalls minimal bei Aufnahme, günstiger aber eher wöchentlich, aufgezeichnet werden. **Labor- und technische Diagnostik** sowie strukturierte **Testpsychologie** kommen hinzu. Eine **Behandlungsvereinbarung** mit den Rahmenbedingungen der Therapie oder der Hausordnung, eine Vereinbarung über **Therapieziele** oder ggf. über den Umgang mit Suchtmittelproblemen kann ergänzt werden. Die **laufende Dokumentation** beinhaltet **pflegerische Leistungen** wie Medikation, Untersuchungen und Zustandsbeschreibungen, **ergotherapeutische** und andere gruppen- und einzeltherapeutische Interventionen, ärztliche und psychotherapeutische **Befunde,** Bewertungen oder Zielsetzungen. Daraus errechnen gute Programme gleich die in **OPS**-Codes übertragbaren Therapieeinheiten.

Die Aufgabe der Dokumentation kann **von allen Mitarbeitern** gleichberechtigt, überwiegend oder ausschließlich vom Bezugstherapeuten oder von einer Stationssekretärin ausgeübt werden. Günstig ist es jedoch, wenn jeder Mitarbeiter **Zugang zur Dokumentation** hat und unmittelbar nach oder sogar noch während einer Therapie seine Aufzeichnungen hinzufügen kann. Wo mit Papier dokumentiert wird, müssen für jeden Mitarbeiter die zugehörigen Ordner erreichbar sein. In einer Dokumentationssoftware ist ohnehin die Zugangsberechtigung zu regeln.

Da aus all den Bausteinen ein **Abschlussbericht** gefertigt werden muss, ist eine übersichtliche Zugänglichkeit aller Eintragungen wichtig. Oder es wird ein Abschlussbericht zu jeder Therapieart geschrieben. Durch Copy-and-Paste lassen sich dann die PC-Berichte leicht zum Entlassungsbericht (➤ Kap. 16.2) zusammenstellen.

Auch wenn noch vereinzelt Papierdokumentation gepflegt wird – an einer **elektronischen Patientenakte** kommt die Tagesklinik der Zukunft kaum vorbei. Das spart nicht nur Aktenschränke und Archivarin. Minimale Zugriffszeiten (bei gepflegter Ordnung), Verfügbarkeit an jedem Ort und noch parallel, Bündelung aller Befunde und Nutzbarkeit für Berichte und Atteste zeigen die Überlegenheit der

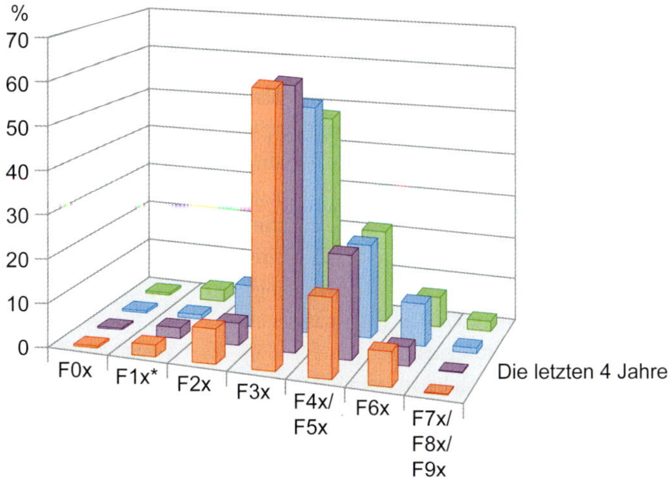

Abb. 6.2 Diagnosenverteilung einer durchschnittlichen Tagesklinik (Erstdiagnosen aller Aufnahmen in Prozent)

Elektronik an. Der **Datenschutz** erfordert dagegen höheren Aufwand und technische Probleme müssen leicht lösbar sein, damit Mitarbeiter nicht wieder zu Stift und Papier zurückkehren. Die Wahl des **Dokumentationssystems** liegt leider meist nicht in Händen der Tagesklinik, sondern richtet sich in der Regel nach den Erfordernissen und Vereinbarungen der Verwaltungsabteilung des Trägers. Ohnehin ist noch kein für Tageskliniken optimal geeignetes System am Markt entwickelt worden. Beim Zusammenschluss mehrerer Tageskliniken können aber ganz vernünftige Lösungen gefunden werden. Als notwendig angepriesene Gadgets wie Zimmerbelegungsplan und Therapiezeitenausnutzung werden in der Tagesklinik nicht benötigt. Die täglich mehrfache **Notierung der Therapieabläufe und Patientenbeobachtung** dominiert. Ein gutes System lässt die Einspielung von **Labordaten** und Ergebnisse psychometrischer **Testergebnisse** zu. Priorität muss die **Datenübermittlung an die Kostenträger** fehlerfrei funktionieren, wozu auch aus der Therapiedokumentation die OPS-Codes und PEPP-Ziffern ausgeworfen werden sollten. Informationstechnologisch schwierig zu lösen ist in einem Dokumentationssystem, die Erfassung **gruppenweiser** Teilnahme an einer Therapie für alle Teilnehmerinnen zu beschreiben und gleichzeitig zu jedem Patienten Notizen der individuellen Themen oder Reaktionen zu notieren. Kleine selbstständige Tageskliniken kommen gar nicht erst an ausreichend **ausgefeilte Programme** heran, da die Softwareanbieter ihre Programmier-Anpassungskompetenz nicht schon ab 5-, sondern erst ab 6-stelligen Euro-Kosten auszupacken bereit sind.

Jahresstatistiken zu erstellen gelingt nur bei entsprechend vorbereiteter und gepflegter Dokumentation. Die vorgeschriebenen **Landes- und Bundesstatistiken** müssen bedient werden. Andererseits sollte es auch leicht möglich sein, Fragen zu beantworten zur Entwicklung der mittleren **Verweildauer** über die Jahre, die Verteilung der **Diagnosen** (Beispiel in ➤ Abb. 6.2), des **Durchschnittsalters,** der **Wohnorte** bzw. der Entfernung des Wohnortes von der Tagesklinik, der **Geschlechterverteilung** und anderen sinnvollen Markern der eigenen Tätigkeit. Dazu müssen die Grunddaten der Patientenerfassung einigermaßen frei zugänglich und bearbeitbar sein. Aus den Kennzahlen und Kurven, mit denen sich die eigene Tagesklinik beschreiben lässt, ergibt sich im **Vergleich** zu anderen Tageskliniken die eigene Positionsbeschreibung (Godemann 2017).

Gemäß **Datenschutz-Grundverordnung (DSGVO)** muss auch in der Tagesklinik jeder Patient auf den Umfang der über ihn gespeicherten Daten hingewiesen werden, was in der Praxis schon kaum machbar ist. Information muss gegeben werden, wer Zugang zu welchen Daten hat. Einsichtnahme und Beschwerdemöglichkeit werden sicher eröffnet werden können. Das Recht auf Datenlöschung steht aber der gesetzlichen Aufbewahrungspflicht entgegen. Die DSGVO kann aber auch sinnvoll genutzt werden. Als Anreiz für eine wirksame **IT-Sicherheit** sollte die Tagesklinikleitung folgende Fragen beantworten können und damit auch fit für Anfragen sein:

- Auf welchen Servern, PCs oder in welchen Clouds lagern eigentlich die patientenbezogenen Daten?
- Wer hat Zugang zur Datenverwaltung?
- Wie werden die eigenen Daten gegen Missbrauch geschützt? Ist schon die Datenübertragung geschützt? Können Schutzverletzungen erkannt werden, und wie wird im Falle eines Lecks reagiert? Gibt es eine Dokumentation von Angriffen und Maßnahmen? Gibt es regelmäßige Updates der Abwehrstrategien?

Wenn ein **Patient** Einsicht in seine Krankenakte verlangt, kann dieses Ansinnen praktisch nicht mehr abgelehnt werden (§ 630 g BGB). Allerdings empfiehlt es sich, die Aufzeichnungen vor Ort zu **erläutern,** statt sie dem Patienten einfach nur in die Hand zu drücken.

6.8 Formulare, Formulare, Formulare

Soweit nicht vom Krankenhausträger schon alles vorgegeben wird, muss eine Tagesklinik ihre eigenen **Formulare** erstellen (Beispiele in ➤ Box 6.4). In der **Aufnahmesituation** hilft ein selbsterstelltes Formular der durchführenden Mitarbeiterin, wichtige Fragen an die Patientin wie das Geburtsdatum oder die Frage nach Suizidalität nicht zu vergessen. **Formulare für Patienten** bieten Klarheit und Orientierung, z. B. über den vereinbarten Aufnahmezeitpunkt, Mitzubringendes, den Umgang mit Suchtmitteln, Pkw-Nutzung und die Abrechnungsmodalitäten. Besonders bei Privatversicherten bzw. Selbstzahlern müssen vorher der Kostensatz und die Zahlungsbedingungen vereinbart werden. Die Verständigung mit den Krankenkassen läuft im Falle gesetzlicher Versicherung über amtlich geregelte Wege der drahtlosen Übermittlung – die Form ist vorgegeben. Zur **Befundanforderung** sollte die **Schweigepflichtentbindung** schriftlich formularisiert sein, ebenso wie die Aufträge zur **Diagnostik** (Labor, Radiologie, Konsile usw.) oder **externen Therapie** (z. B. Physiotherapie, Logopädie usw.). Und bei Entlassung (➤ Kap. 16) besteht die Verpflichtung, dem Patienten die **Behandlungsdaten** zu bescheinigen, einen **Medikationsplan** auszuhändigen und einen **Behandlungsbericht** zu erstellen. Die **Arbeitsunfähigkeit** kann auf dem Muster 1 bzw. 52 der Kassenärztlichen Bundesvereinigung („gelber Schein") bescheinigt werden oder formlos bleiben.

BOX 6.4

Sinnvolle Formulare in der Tagesklinik

- Hinweise zum strukturierten Aufnahmegespräch
- Patienteninformation zum Aufnahmezeitpunkt
- Behandlungsvertrag
- Schweigepflichtentbindung
- Behandlungsbericht- und Befundanforderung
- Therapiezielvereinbarung und ggf. Suchtmittelvereinbarung
- Anforderungsscheine für Labor, EEG, MRT/CT u. a.
- Verordnung von Physiotherapie, Logopädie usw.
- Konsilanfrage an externe Ärzte
- Krankenkassenkommunikation: Aufnahme, Verlängerung, Entlassung
- Arbeitsunfähigkeitsbescheinigung
- Vorläufiger Behandlungsbericht, Behandlungsbescheinigung und Medikamentenplan
- Vordruckmustersammlung der Kassenärztlichen Vereinigung (KV)

Einige komplett in ihrer Form zwischen Krankenkassen und KVen vereinbarte **Vordrucke** sind von der Tagesklinik vorzuhalten: Krankentransportschein (Muster 4), Verordnung häuslicher Krankenpflege (Muster 12), Heilmittelverordnung (Muster 13), Rezept (Muster 16), Ergotherapieverordnung (Muster 18), Wiedereingliederungsplan (Muster 20), Konsiliarbericht für Psychotherapie (Muster 22), Soziotherapieverordnung (Muster 26 und 27) und Chronikerbescheinigung (Muster 55). Die **KVen** geben diese entweder selbst heraus oder können auf die jeweils zuständige Ausgabestelle oder Druckerei verweisen. Als komplette Formulare sterben die Papiersammlungen in Praxis und Klinik jedoch langsam aus. Immer mehr wird die entsprechende Software für die einzelnen Formulare in die **Krankenhaus-IT** eingebaut, sodass dann nur noch die blanko gelieferten rosa Vordruckpapiere in den verschiedenen Größen bereitliegen müssen. Genauso können alle intern verwendeten Vordrucke den Mitarbeitern am PC zur Verfügung stehen und in einer **elektronischen Patientenakte** abgespeichert werden.

6.9 Kostensicherung über die Kostenträger

Die beste Behandlung scheitert, wenn sie nicht sicher und zeitnah bezahlt wird. Also muss der Kontakt zu den Kostenträgern stimmen. In einer durchschnittlichen Tagesklinik stammen die Einkommen zu ca. **90–95 % von gesetzlichen Krankenkassen,** wobei die fünf größten Versicherungsgruppen (AOKen, TKK, BEK/GEK, DAK, BKKen) den Großteil abdecken. **Kontaktpflege** zu den zuständigen Mitarbeiterinnen der regional wichtigsten Kassen schützt vor Missverständnissen und Zwistigkeiten. Die anderen Kostenträger fordern jeweils viel Aufwand in ihrer Besonderheit.

Übrigens ziehen einige Patienten die Tagesklinik auch der vollstationären Behandlung vor, weil sie hier **keine Zuzahlungen** leisten müssen – verankert in § 39(4) SGB V. Die Haushaltskosten laufen ja auch abends und am Wochenende weiter.

Die wichtigsten **Grunddaten** für die Übermittlung der Aufnahmedaten eines Patienten an die Kostenträger sind in ➤ Box 6.5 aufgeführt.

BOX 6.5
Grunddaten von Patienten zur Übermittlung an die Kostenträger

- Name (evtl. plus Geschlecht)
- Geburtsdatum
- Adresse
- Krankenversicherungsnummer
- ICD-Diagnose der Einweisung und der Aufnahme
- Name und Nummern des einweisenden Arztes
- IK-Nummer des Krankenhauses und der Krankenkasse
- Aufnahmetag, -uhrzeit, -grund
- Voraussichtliche Behandlungsdauer

Deshalb müssen diese Daten unbedingt bei Aufnahme erhoben und dokumentiert werden. Wenn ein einweisender Arzt genannt wird (Alternative ist z. B. ein dringender Notfall mit Direktaufnahme), muss dies über einen **Einweisungsschein** dokumentiert sein. Dieser wird inzwischen aber nicht mehr an die Krankenkasse geschickt, sondern verbleibt zum Nachweis im Streitfall in der Patientendokumentation der Tagesklinik. Nach **§ 301 SGB V** erfolgt die Meldung auf elektronischem Wege. Leider kann man dazu nicht eines der üblichen Mailprogramme und ein Standardtextverarbeitungsprogramm benutzen. Nur wenige Softwarefirmen erfüllen überhaupt die sehr detaillierten Auflagen von Kostenträgern und Gesundheitsverwaltung und haben die Manpower, jedes Jahr erhebliche Veränderungen der Gesetzesvorgaben in ihr Programm einzupflegen. Aber an der Suche nach einem **lizensierten §301-Übermittler** führt kein Weg vorbei.

Wenn alles geklappt hat, kommt als Antwort auf die Aufnahmemeldung eine **Kostenzusage** der Krankenkasse zurück – meist auf wenige Wochen beschränkt. Üblich ist bei nachvollziehbarer Indikation eine Zusage für **4–8 Wochen.**

Spätestens eine Woche vor Ablauf dieser Behandlungszeit sollte, bei Notwendigkeit hierzu, eine **Verlängerung** beantragt werden. Die Übermittlung geht natürlich wieder den §301-Weg. Inhaltlich empfiehlt es sich, die Notwendigkeit zur Fortsetzung der Therapie etwas ausführlicher zu begründen. Wenn die Situation klar ist, reichen auch zwei Zeilen, zumal Verwaltungsmitarbeiter der Kassen in der Regel zunächst nach formalen Kriterien über den Antrag entscheiden. In für Laien schwerer nachvollziehbaren Fällen lohnt es sich, auch einmal eine halbe bis ganze Seite **Begründung** zu liefern, damit die ärztliche Kollegin vom MdK auch eine fundierte Entscheidungsgrundlage hat (➤ Tab. 6.3), mit der die eingesetzten Therapiemittel grob skizziert werden.

Noch detaillierter dargestellt werden müssen die **Notwendigkeit und Art der Behandlung** erst bei Infragestellung der tagesklinischen Behandlungsnotwendigkeit und folgender MdK-Begutachtung, der sogenannten **Fehlbelegungsbegutachtung.** Da-

Tab. 6.3 Hinweise für Verlängerungsanträge

Do's	Don'ts
• Ausreichend klar und verständlich beschriebene Symptomschwere • Darstellung der eingesetzten Therapiemittel • Darstellung der Besserung durch die eingesetzte Therapie • Gefährdung im Falle vorzeitiger Entlassung • Plan der Weiterbehandlung	• Entzugsbehandlung länger als 10 Tage • Rehabilitation in der Tagesklinik • „Leichte Depression" • Fehlende soziale Unterstützung • Krankheitsbedingte Mitarbeiterausfälle

6

heitsämter aktiv einbezogen werden, um vernunftgeleitete und tragfähige Lösungen für hygienische Probleme zu finden.

PRAXISBEISPIEL

Tagesklinik V. kocht einmal pro Woche mit einer Kochgruppe aus vier Patienten und zwei Mitarbeiterinnen. Dazu werden alle Patienten eingewiesen, sich vor Kochbeginn die Hände gründlich zu waschen, im Falle eines Toilettengangs erneut. Nach jedem Händewaschen sollen die Hände desinfiziert werden. Mit aufgesetzter Haube sollten dann alle Haare kopfnah verbleiben. Die Lebensmittel aus Schränken und Kühlschränken werden vor Kochbeginn auf Frische und Haltbarkeit untersucht und ggf. beseitigt. Trockene Vorräte werden nur in geschlossenen Behältnissen aufbewahrt. Übriggebliebene feuchte Reste wie geschnittene Zwiebeln oder gekochte Nudeln werden gleich entsorgt. Eine gute Kalkulation der zu erwartenden Essensmenge trägt dazu bei, dass nicht zu viele Reste entsorgt werden müssen. Kurz bevor das Essen fertig gekocht ist, werden alle Mitpatienten und Therapeuten zu Tisch gebeten, damit dann die Töpfe und Schüsseln heiß serviert werden können. Töpfe und Geschirr werden in einer haushaltsüblichen Spülmaschine gereinigt. Ein kleiner Speisenrest wird in einer verschließbaren Plastikbox bis zum nächsten Tag aufbewahrt und erst dann verworfen, wenn keine Symptome von Durchfall oder Übelkeit aufgetreten sind. Dem Gesundheitsaufseher des zuständigen Gesundheitsamts wird diese Vorgehensweise vorgestellt, und er ist einverstanden. Im Hygienehandbuch wird der Ablauf notiert und allen Mitarbeitern zugänglich gemacht.

6.11 Öffnungs- und Anwesenheitszeiten

Die Behandlungszeit für die zu versorgenden Patienten richtet sich ganz einfach zielorientiert an der **zu erreichenden Arbeitszeit** aus. Und die liegt für den Großteil der arbeitenden Bevölkerung bei einer Wochenstundenzahl von **etwa 38,5–42 h.** Das deckt sich zum Glück auch mit der Arbeitszeit der Tagesklinikmitarbeiter. Also empfiehlt sich eine Therapieangebotszeit um 38 oder 40 Wochenstunden mit dem üblichen, **ca. 8 h** dauernden Arbeitstag. Therapien über 9 h/Tag sind wegen **Überforderung** der Patienten auch nicht wünschenswert. Allein das Zusammensein in der Gruppe ist bereits therapeutisch wirksam und strengt einen Teil der Patienten schon an. Den Kostenträgern und therapieunerfahrenen Lesern eines Wochenplans muss daher vermittelt werden, dass es **keine therapiefreien Zeiten** in der Kernzeit der Tagesklinik gibt. Die **Selbsterprobung,** die kleingruppenweise **Durcharbeitung** oder die **alltägliche Erprobung** des Erlernten im Tagesablauf sind unersetzliche Elemente der Behandlung und unverzichtbare Behandlungszeit. Ob die Therapiestunden nun zwischen 7 und 15 Uhr, 8 und 16 Uhr oder 9 und 17 Uhr angesetzt werden, hängt von den Gepflogenheiten der Region ab, wie Verkehrsverbindungen und Geschäfts- oder Betriebsöffnungszeiten. Unproblematisch kann am Freitag etwas früher geschlossen werden.

Halbzeit-Tagesklinik, als ein reduziertes Therapieprogramm, ist zwar schon in den OPS vorgesehen, macht aber durch die dadurch vorgeschriebene **Starrheit** wenig Sinn. Nicht, dass Patienten von kürzeren Zeiten weniger profitierten. Der Charme einer teilstationären Behandlung liegt u. a. auch darin, dass **flexible Übergänge** geschaffen werden können. Gegen Behandlungsende nützen **reduzierte Präsenzzeiten** zugunsten von Außer-Haus-Trainings dem Therapieergebnis. Bei zu festen Zeiten (z. B. 24–8–4 Wochenstunden) werden Patienten den Therapien angepasst statt die Therapie an die jeweilige Situation.

Tagesklinische Besonderheit sind die vielen **Ausnahmen der Präsenz.** Da gibt es Patienten, die aufgrund ihrer **vielen Wahneindrücke** so misstrauisch sind, dass sie eine Patientengruppe nicht länger als 1–2 Stunden am Tag aushalten. Da gibt es die **junge Mutter** mit drei kleinen Kindern, die nicht mehr als 4 Stunden am Tag kommen kann, den **antriebslosen Jugendlichen,** der nicht vor der Mittagszeit aus dem Bett kommt usw. Das **volle Therapieangebot** kann hierbei gar nicht komplett genutzt werden. Sofern sie **gut dokumentiert** sind, können die Ausnahmen dargestellt und begründet werden. Die **Intensität** der Behandlung ist dabei häufig nicht verringert, sondern durch die täglich neuen Überlegungen und Konstruktionen **eher größer.**

Ebenso wie die Vorbereitung auf Arbeitsabläufe, so gehört auch das entspannte **Wochenende** für die meisten Berufsgruppen (noch) zum Standard. **Wochenendbehandlungen** können als **Ausnahme** von der Regel für besonders strukturschwache Personen

6

oder im Gegenteil für Patientinnen mit hohem Anspruch an eine High-Speed-Therapie dienen. In der Regel sind Sinnhaftigkeit und Inanspruchnahme gering, weshalb sich das Modell der 7-Tage-Tagesklinik nicht durchgesetzt hat.

Die Kostenträger bezahlen allerdings nur die notwendige Tageskliniktherapie, worunter sie ganz überwiegend die Zeiten der in der Tagesklinik erbrachten Therapien verstehen. Angesichts der Vielgestaltigkeit der Therapieausgestaltung findet sich kein Standard über das Minimum persönlicher **Anwesenheit** des Patienten. Dennoch sollte der Regelfall die tägliche Therapiezeit etwa 8 Stunden betragen, von der bei gutem Grund abgewichen werden kann. Umgekehrt kann ein nicht anwesender Patient auch nicht vergütet werden. Dennoch fehlen regelmäßig einzelne oder mehrere Patienten. Wie kann eine Tagesklinik damit umgehen? Den Druck auf körperliche Präsenz zu erhöhen erreicht oft nicht sein Ziel. Die Tagesklinik kann Patienten bitten, wenigstens eine kurze Zeit die Schwelle des Hauses zu übertreten. Sie kann im Einzelfall einen Hausbesuch durchführen oder ein Treffen am Arbeitsplatz oder anderer Stelle als Expositionsübung oder Sozialtherapie vereinbaren. Persönlicher Kontakt vorausgesetzt, ist auch dies ein Behandlungstag; ein Telefonat begründet dagegen keinen. Wenn das alles nicht hilft, sollte die Tagesklinik mit Überbelegung arbeiten, um die jeweils fehlenden Patienten bei den Einkünften auszugleichen.

6.12 Verweildauer

Die Behandlungsdauer ist für Therapeuten regelmäßig ein spannendes Thema für **Konkurrenz** untereinander oder für Beschwerden über restriktive Kostenträger. Dabei korreliert die Verweildauer (VWD) mit **vielen Faktoren:**

- ambulanten Weiterbehandlungsmöglichkeiten,
- zielgerichteter Behandlung,
- früher Ausrichtung der Therapie auf Reintegration,
- der Schwere und Chronifizierung der Krankheitszustände,
- der Bereitschaft der Kostenträger, die Länge der Behandlung zu akzeptieren,
- personeller Kontinuität der Tagesklinik,
- der Häufigkeit der Behandlungsabbrüche sowie
- der Wirtschaftlichkeit der Tagesklinikauslastung.

Naheliegend wäre es, die Zeit am **Behandlungserfolg** auszurichten. Das ist psychiatrisch jedoch nicht ganz einfach. Gesundung ist häufig relativ, und nach Besserung des einen Symptoms kann das nächste auftreten. Um die Aufenthaltsdauer zu begrenzen, hilft es, wenn **schon zu Beginn** möglichst fassbare, klare **Behandlungsziele** formuliert werden, die sich dann überprüfen lassen.

Die Entlassung kann umso früher erfolgen, je besser die **ambulante Weiterbehandlung** gewährleistet ist, was von den nachfolgenden **ambulanten therapeutischen Angeboten** abhängt, aber auch von deren Kenntnis und vom Zutrauen in die Arbeit der Nachfolger aufseiten der Therapeutinnen. Loslassen ist schwerer, als es sich anhört. Auch eine therapeutische Beziehung ist schließlich eine Beziehung, deren Beendigung Emotionen wie Schmerzen, Ärger oder Freude verursacht. Therapeuten mit größerer Distanz zur Patientin, also mit geringer Bindung, tun sich beim Trennen leichter, haben dafür aber eine geringere psychotherapeutische Wirkungskraft.

Und dann liegt die Verweildauer am **Therapieangebot** der Tagesklinik. Die **erste Woche** dient bei „neuen" Patienten meist dem **Ankommen,** also dem Kennenlernen des Angebots, des Ablaufs und der Menschen. Die **letzten 1–2 Wochen** sind der **Ablösung** zu widmen. Patienten erhalten zunehmend Aufgaben außerhalb des Hauses und bereiten sich auf konkrete Veränderungen im Leben vor. Somit fallen für eine zielgerichtete Behandlung schon mal 2–3 Wochen weg. Der **Kern** der eigentlichen Therapie umfasst **mindestens 3–4 Wochen** – Veränderung braucht überwiegend längere Zeit. Hier sind verhaltenstherapeutisch ausgerichtete Therapeuten etwas im Vorteil, da sie die Phase der langwierigen Analyse von Beziehungsmustern überspringen und nach der Verhaltens- und Bedingungsanalyse etwas rascher zum Üben kommen können. Schnelle Interventionen bietet auch die systemische Therapie. Aber Vorsicht ist geboten, da ohne gründliche Vorkenntnis der Biografie oder Lerngeschichte, ohne medizinische und Sozialdiagnostik die Nebenwirkungen einer Hau-Ruck-Therapie erheblich sein können. Die Intensität und Dauer der Behandlung hängt aber auch von **Anzahl und Zustand der The-**

rapeuten ab. In Krankheits-, Urlaubs- und Umstrukturierungszeiten kann es länger dauern, den Fokus der Behandlung zu finden oder zu halten. Rasche Bezugspersonenwechsel oder die intensive Beschäftigung mit dem Leid einer Kollegin oder mit einem Trägerwechsel absorbieren therapeutische Valenzen.

Auch die **Kostenträger** haben ein gewichtiges Wort bei der Behandlung mitzusprechen. Je nach Erfahrung, Vorstellungen über Therapien und Tagesform der Krankenkassenmitarbeiterinnen oder des MdK wird eine kürzere oder längere Behandlungszeit gewährt. Der medial inzwischen kritisch fokussierte Punkt der VWD ist, dass **die Wirtschaftlichkeit** in der aktuellen Struktur des deutschen Gesundheitswesens einer der wichtigsten Gesichtspunkte für Behandlungsindikation und Behandlungsdauer ist. Im somatischen Krankenhaus ist es der Kodierassistent, der Weiterbehandlung oder Entlassung nahelegt. Tagesklinisch spielt diese Berufsgruppe (noch) keine Rolle. Es kann lediglich die Klinikverwaltung auf eine **gute Auslastung** der Tagesklinik pochen, was aber wenig problematisch ist, da die meisten Tageskliniken über eine Warteliste verfügen und eine leichte Überbelegung oft „locker hinbekommen". **Vorzeitige Behandlungsabbrüche** sind einerseits für den betreffenden Patienten, die Behandlerinnen und Mitpatienten ungünstig. Sie sind andererseits aber auch geeignet, die mittlere VWD zu reduzieren. Bei Verhandlungen über Anhebung des Pflegesatzes oder Ausweitung der Behandlung sind eine geringe VWD und eine hohe Auslastung sehr hilfreich.

Konkret hat sich die **mittlere Behandlungsdauer** in Deutschland während der letzten Jahre kontinuierlich von vielen Monaten über 40 Tage verringert (van Treeck 2007) und lag, zuletzt gemessen 2014 (Hopf 2017), bei **35 Tagen** (= 7 Behandlungswochen bei einer 5-Tage-Woche). Die dabei zu beobachtende erhebliche **Variabilität** zwischen den Bundesländern (➤ Kap. 19.1) ohne ein klares Nord-Süd- oder Ost-West-Gefälle lässt eher auf lokale Traditionen oder landesspezifische Versorgungswege, Therapieangebote oder Genehmigungswege schließen.

Kürzere Behandlung ist insbesondere bei einer möglichst auch personellen Verknüpfung mit einer **angeschlossenen Institutsambulanz** zu beobachten, da hiermit die Übergänge rechtzeitig und bruchlos unter Erhalt des Therapieprogramms gesichert werden können. Tageskliniken, die überwiegend **Patienten nach einer vollstationären Vorbehandlung** aufnehmen, haben es leichter, die Behandlungszeit eng zu begrenzen. Aus der Forschung zu Kliniken und Tageskliniken im **Regionalbudget** ohne Tagesfinanzierung weiß man, dass sinnvollerweise die Behandlungszeit für chronisch Suchtkranke länger und für Persönlichkeitsstörungen kürzer als im Standardfall sein sollten (Roick et al. 2008). Letztlich zeichnet sich die Psychiatrie gegenüber den somatischen medizinischen Fachdisziplinen jedoch dadurch aus, dass die Diagnose kein verlässlicher Prädiktor für die benötigte Behandlungszeit darstellt und die **Individualität des Behandlungsfalls** bei jeder Therapieplanung beachtet werden muss. Tagesklinische manualisierte Behandlungspfade werden psychosomatisch und psychiatrisch erkrankten Mensch weniger gerecht, weil die Patienten eben **nicht standardisiert** auftreten und die unüberschaubar vielen Kombinationen biologischer, psychologischer und sozialer Faktoren zu immer neuen Therapiemustern führen.

Die Verringerung der VWD allein ist kein Wert für sich. Mit sinkendem Zeitbudget sinkt erwartungsgemäß auch die Qualität der Behandlung. Um die **Dauerhaftigkeit** von Therapieergebnissen zu überprüfen, ist die **Wiederaufnahmerate** ein guter Indikator. Als sehr grober Anhaltswert, auf den viele Faktoren einwirken, kann angenommen werden, dass nicht mehr als 10–20 % der Patienten innerhalb eines Jahres zum wiederholten Mal aufgenommen werden sollten.

6.13 Gemanagte Qualität: QM

Die Vorschriften zum Einhalten von Qualitätsüberprüfungen in Krankenhäusern gelten auch für die teilstationären Krankenhäuser. **Gesetzliche Grundlage** für die Einführung eines internen Qualitätsmanagements (QM) und zur Beteiligung an Maßnahmen der einrichtungsübergreifenden externen Qualitätssicherung ist **§ 135a SGB V.** Die Qualität einer Krankenhausleistung soll sich zukünftig auch bei der Vergütung bemerkbar machen, mit Vergütungszuschlägen und -abschlägen. Noch sind allerdings keine Kriterien mehr oder weniger qualitativer Behandlung erstellt worden. Dennoch sollen sich Krankenhäuser und Praxen **Qualitätsziele** setzen und diese regelmäßig kontrollieren, **Verantwortlichkeiten** klar festlegen und ein **Risiko- und Fehlermanagement** durchführen. Mit welchem der vielen auf dem Markt befindlichen **QM-Systeme** die einzelne Tagesklinik arbeitet, kann sie selbst entscheiden. Ob nun DIN ISO, KTQ, EFQM oder ein vergleichbares System – **Qualitätsbeauftragte** müssen Ablaufpläne, Verantwortlichkeiten und Kennwerte erstellen und in Anhörungen (Audits) überprüfen.

Ein vorgeschriebenes Instrument der Außendarstellung ist der **strukturierte Qualitätsbericht** aller Krankenhäuser, der seit 2013 auch von Tageskliniken jährlich zu erstellen ist. In der Praxis hat sich der Strukturteil als wenig allgemeinverständlich und unübersichtlich erwiesen. Im **Freitext** können aber interessante **Maßnahmen** und qualitätsfördernde **Aktivitäten** eingepflegt werden. Gutes Abschneiden im QM könnte u. U. **Öffentlichkeitswirkung** haben und nachfolgend eine bessere Belegung nach sich ziehen. Bei den aktuell von Patienten und Einweisern wenig beachteten Qualitätsberichten und einem fortwährend bestehenden hohen Nachfragedruck der psychiatrischen Häuser kann davon aber (noch) keine große Wirkung erhofft werden.

Abgeleitet aus der Qualitätsdiskussion bei der Schizophreniebehandlung (Großimlinghaus et al. 2017) können die in ➤ Box 6.6 aufgeführten Parameter auch tagesklinisch relativ aufwendungsarm beim QM Verwendung finden.

BOX 6.6

QM-Parameter in der Tagesklinik

- Monitoring auf **Nebenwirkungen** der Therapie
- Vollständigkeit der dokumentierten körperlichen und **Funktionsdiagnostik**
- Zahl der **Suizide** und Suizidversuche
- Grad des **Einbezugs von Angehörigen**
- Häufigkeit der Angebote ambulanter **Nachbehandlung** oder Vermittlung **beruflicher Rehabilitation**
- Verzicht auf **Polypharmazie**

Qualität ist genauso spürbar wie messbar: am Grad der **Dankbarkeit** der Patienten bei Behandlungsende und bei der zufälligen Begegnung in der Stadt. Klarer fassbar ist die **Nachhaltigkeit** des Therapieerfolgs über die **Wiederaufnahmerate.** Die **Veränderung** von Parametern **der psychischen Symptomatik** und **sozialen Integration** in einer Tagesklinik lässt sich zwischen Aufnahme und Entlassung beurteilen. Zu den qualitativen Integrationsmarkern gehört der **Anteil der Beschäftigten** in Ausbildungs- und Arbeitsverhältnissen, die **Stabilität von Ehe- und Partnerschaftsbeziehungen,** die Übernahme von Ehrenämtern usw. Ein Vergleich zwischen mehreren ähnlich strukturierten Tageskliniken, das **Benchmarking,** liefert sehr schnell und über die Jahre hinweg beste Informationen über Problemfelder und Stärken einer Tagesklinik. Die poststationäre katamnestische Untersuchung, also die jahrelange **Verlaufsbeobachtung** der Ergebnisqualität teilstationärer Behandlung, ist sehr aufwendig und nur durch wissenschaftliche universitäre Teams durchführbar.

Auch der Patientenblickwinkel sollte bei Qualitätsprüfungen einbezogen werden. Dazu gehören ein gefördertes **Beschwerdewesen und Zufriedenheitsbefragungen.** Kommentare zu **Veränderungsbedarf,** Missständen, aber auch hervorragenden Lösungen finden sich hier. Regelmäßige Befragungen erfassen die wesentlichen Themengebiete systematisch (Gutknecht 2005), sind aber bei Entlassung **zum Positiven hin verzerrt.** Die Therapieabbrecher sind kaum einmal dabei.

Einen weiteren Blickwinkel liefert die **Mitarbeiterbefragung,** die sich auch sehr gut zur Einschätzung der Struktur der Tagesklinik, der Leitung und des Trägers eignet. Mitarbeiter müssen offen über **Fehler** berichten können. Ein zur Qualitätsbildung sinnvolles Berichtswesen über Fehler und Gefahren wie das *Critical Incident Reporting System* (CIRS) aus der somatischen Medizin (Ertl-Wagner et al. 2012) kann zwar für die Psychiatrie nicht 1 : 1 übernommen, aber in seinen Prinzipien in einer Tagesklinik eingesetzt werden. Ein **vertrauensvolles Milieu,** in dem Fehler oder ungünstige Verläufe offen diskutiert werden, bringt allen Beteiligten fachlichen Gewinn und verhindert Fehlerquellen für die nächsten Patienten. Instrument der Qualitätssicherung ist auch die **externe Supervision,** wo in verschwiegenem Rahmen offen die Grenzen der eigenen Erkenntnis und Fähigkeiten besprochen und mit externer Moderation noch ungeahnte Blickwinkel oder Lösungswege gefunden werden können.

Psychosomatisch-psychiatrische QM hadert noch mit seiner **Herkunft.** Industrielle **Qualitätsbegriffe** für die definitionsgemäß nicht normierbare menschliche Psyche sind in Terminologie wie Konzeption unangemessen. Aber auch wenn sie nicht von der Stange zu haben ist: Qualitätssicherung tagesklinischer Arbeit ist möglich (Seidler et al. 2001).

LITERATUR

Albers M. Architektur, Lage und Aufbau psychiatrischer Tageskliniken. In: Eikelmann B, Reker T, Albers M (Hrsg.). Die psychiatrische Tagesklinik. Stuttgart: Thieme 1999: 51–57.

Ertl-Wagner B, Steinbrucker S, Wagner BC. Qualitätsmanagement und Zertifizierung. Heidelberg: Springer 2012.

Expertenkommission der Bundesregierung. Empfehlungen der Expertenkommission der Bundesregierung zur Reform der Versorgung im psychiatrischen und psychotherapeutisch/psychosomatischen Bereich. Bonn: Bundesministerium für Jugend, Familie, Frauen und Gesundheit 1988.

Godemann F. Kodierleitfaden für die Psychiatrie und Psychosomatik 2018 (Praxiswissen Abrechnung). 8. A. Heidelberg: Medhochzwei 2017.

Großimlinghaus I, Hauth i, Falkai P et al. Aktuelle Empfehlungen der DGPPN für Schizophrenie-Qualitätsindikatoren. Nervenarzt 2017; 88: 779–786.

Gutknecht H. Die Bewertung tagesklinischer Behandlung durch die Patienten – Aspekte der Behandlungserfahrungen und erlebte Veränderungen. Psychiat Prax 2005; 32(7): 342–348.

Hopf H, Diebels E. Merkmale und Praxis psychiatrischer Tageskliniken in Deutschland. Psychiat Prax 2017; 44(4): 228–233.

Roick C, Heinrich S, Deister A et al. Das Regionale Psychiatriebudget: Kosten und Effekte eines neuen sektorübergreifenden Finanzierungsmodells für die psychiatrische Versorgung. Psychiat Prax 2008; 35(6): 279–285.

Sachverständigenkommission der Bundesregierung. Bericht über die Lage der Psychiatrie in der Bundesrepublik Deutschland. Bonn: Bundesministerium für Jugend, Familie, Frauen und Gesundheit 1975.

Seidler K-P, Garlipp P, Brüggemann B et al. Evaluation und Qualitätskontrolle tagesklinischer Behandlung. Sozialpsychiatrische Informationen 2001; Sonderheft: 36–44.

van Treeck B. Aktuelle Probleme bei der Begutachtung tagesklinischer Behandlung aus der Sicht des MDK Nordrhein. 5. Jahrestagung der DATPPP 15.3.2007, Weimar; www.datppp.de/archivdownloads/ (letzter Zugriff: 28.4.2018).

WHO – World Health Organization. Mental Health Altlas 2014. Geneva: WHO Press 2015; www.who.int/mental_health/evidence/atlasmnh/ (letzter Zugriff: 28.4.2018).

KAPITEL

7 Vor der Behandlung kommt die Diagnostik

In einer Tagesklinik, die als regionales Versorgungskrankenhaus arbeitet, stammt inzwischen die Mehrzahl der Aufnahmen aus **Direkteinweisungen** niedergelassener Allgemein- und Fachärzte oder spezialisierter Institutsambulanzen. Darunter findet sich auch ein hoher Anteil an **erstmalig** Erkrankten, die nun klinische und fachärztliche Behandlung in Anspruch nehmen. Für diese Personen ist eine intensive Erstdiagnostik zu betreiben – und dafür auch bei den Krankenkassen die Personalzumessung der A/G/S1-Kategorie nach PsychPV zu fordern. Die Diagnostik, bestehend aus körperlicher, Psycho- und Sozialdiagnostik, wird für ein realistisches und sinnvolles gemeinsames Therapieziel und den Einsatz der adäquaten Behandlungsmethoden benötigt.

7.1 Körperliche Untersuchung

Auch wenn psychische Symptome ganz im Vordergrund der Beschwerden stehen, ist doch der **Ausschluss eines körperlichen Beschwerdehintergrunds** von immenser Bedeutung. Ein Hirntumor, ein Vitaminmangel oder eine HIV-Infektion werden nun einmal ganz anders behandelt als eine primäre Angststörung mit Depression. Also sollten grundsätzlich **bei allen** Patientinnen und Patienten möglichst gleich **am Aufnahmetag** eine gründliche **Anamnese, körperliche Untersuchung** und **Labor** (➤ Box 7.1) stattfinden. Bei einem **standardisierten Ablauf** fallen Abweichungen eher auf, und relevante Daten gehen nicht verloren. Bei Abweichungen von der Norm oder Verdachtsmomenten kann der Untersuchungsgang sofort erweitert werden.

BOX 7.1

Körperliche Untersuchung

- Größe, Gewicht
- Puls, Blutdruck
- Auskultation und Palpation von Thorax und Abdomen
- Beobachtung von Bewegungsbild und Beweglichkeit der Extremitäten
- Tests der Hirnnerven, Kraft, Sensibilität, Muskeleigenreflexe, Gleichgewicht, Gegenbewegung, Zielmotorik usw.
- Beschreibung vegetativer Reaktionen
- …

Inhalte der körperlichen Untersuchung

Anamnese, durch Fremdanamnese und Befunde ergänzt

- Subjektive Anamnese: Beginn und Verlauf der Beschwerden
- Familienanamnese: familiäre psychische Erkrankungen
- Somatische Anamnese: bestehende und frühere körperliche Erkrankungen
- Krankheitsanamnese: frühere psychische Behandlungen
- Behandlungsanamnese: Medikamenteneinnahme und -erfahrungen
- Suchtanamnese: Suchtmittelkonsum und -anamnese

Tab. 7.1 Beispiele für tagesklinisch sinnvoll einsetzbare Tests

Störungsübergreifende Instrumente	
Symptom-Checkliste (SCL-90)	90 Items, per Selbstauskunft, zur Verlaufsdiagnostik
Persönlichkeitsstil- und Störungsinventar (PSSI)	140 Items, per Selbstauskunft, erfasst überdauernde Persönlichkeitsstile
Freiburger Persönlichkeitsinventar (FPI)	12 Persönlichkeitseigenschaften per Selbstauskunft: Lebenszufriedenheit, soziale Orientierung, Leistungsorientierung, Gehemmtheit, Erregbarkeit, Aggressivität, Beanspruchung, körperliche Beschwerden, Gesundheitssorgen, Offenheit, Extraversion, Emotionalität
Fünf-Faktoren-Inventar nach Costa und McCrae	5 Persönlichkeitseigenschaften per Selbstauskunft: Neurotizismus, Extraversion, Offenheit für Erfahrung, Verträglichkeit und Gewissenhaftigkeit
Störungsspezifische Instrumente	
Strukturiertes klinisches Interview für DSM-IV Achse I: Psychische Störungen (SKID I)	Interview zur Diagnostik psychischer Störungen
Diagnostisches Kurz-Interview bei psychischen Störungen (Mini-DIPS)	Interview zur Diagnostik psychischer Störungen
Depressionen	
Beck-Depressions-Inventar (BDI)	21 Items, per Selbstauskunft, zur Verlaufsdiagnostik
Hamilton-Skala für Depression (HAM-D)	21 Items, per Fremdbeurteilung, zur Verlaufsdiagnostik
Montgomery-Åsberg Depression Rating Scale (MADRS)	10 Items, per Fremdbeurteilung, zur Verlaufsdiagnostik
Angststörung	
Hamilton-Skala für Angststörung (HAM-A)	14 Items, per Fremdbeurteilung, zur Verlaufsdiagnostik
Panik- und Agoraphobie-Skala (PAS)	14 Items, per Selbstauskunft, zur Verlaufsdiagnostik
Zwangsstörungen	
Yale-Brown Obsessive Compulsive Scale (Y-BOCS)	19 Items, per Fremdbeurteilung, zur Verlaufsdiagnostik
Hamburger Zwangsinventar (HZI)	Per Selbstauskunft, zur Erfassung der Denk- und Handlungszwänge
Schizophrenien	
Positive and Negative Syndrome Scale (PANSS)	Je 7 Items, per Fremdbeurteilung, zu Positiv- und Negativ-Symptomen plus 16 Items allgemeine Psychopathologie
Brief Psychiatric Rating Scale (BPRS)	24 Items, Fremdbeurteilung
Essstörungen	
Eating Disorder Inventory (EDI 2)	per Selbstauskunft, 11 Skalen: Schlankheitsstreben, Bulimie, Unzufriedenheit mit dem Körper, Ineffektivität, Perfektionismus, Misstrauen, interozeptive Wahrnehmung, Angst vor dem Erwachsenwerden, Askese, Impulsregulation und soziale Unsicherheit
Fragebogen zum Essverhalten (FEV)	Per Selbstauskunft, 3 Skalen: kognitive Kontrolle des Essverhaltens, gezügeltes Essen, Störbarkeit des Essverhaltens und erlebte Hungergefühle
Strukturiertes Inventar für anorektische und bulimische Essstörungen (SIAB)	Interview zur Diagnostik von Essstörungen
Suchterkrankungen	
Münchener Alkoholismus-Test (MALT)	Screeningverfahren, per Selbstauskunft und Fremdbeurteilung

Tab. 7.1 Beispiele für tagesklinisch sinnvoll einsetzbare Tests *(Forts.)*

Persönlichkeitsstörungen	
Borderline-Persönlichkeitsinventar (BPI)	53 Items, per Selbstauskunft, zur Diagnostik
Strukturiertes klinisches Interview für DSM-IV Achse II: Persönlichkeitsstörungen (SKID II)	Interview zur Diagnostik von Persönlichkeitsstörungen
Autismus-Spektrum-Störung	
Diagnostisches Interview für Autismus – Revidiert (ADI-R)	Interview mit 93 Items, zusammen mit der ADOS zur Diagnosestellung geeignet
Beobachtungsskala für autistische Störungen (ADOS)	Verhaltensbeobachtung, zusammen mit ADI-R zur Diagnosestellung geeignet
Aufmerksamkeitsdefizit/Hyperaktivitätsstörung	
Homburger ADHS-Skalen für Erwachsene (HASE)	Kombination vier einzelner Verfahren: 1. Wender Utah Rating Scale (WURS-K), 2. ADHS-Selbstbeurteilungsskala (ADHS-SB), 3. ADHS-Diagnostische Checkliste (ADHS-DC), 4. Wender-Reimherr-Interview (WRI)
Dementielle Erkrankungen	
Mini-Mental Status Test (MMST)	Screening-Verfahren mit 30 Items
Uhren-Zeichen-Test	Schnellscreening für visuopraktische Fähigkeiten
Demenz-Detektion (DemTect)	Screening-Verfahren mit 5 Aufgaben
Consortium to Establish a Registry for Alzheimer's Disease (CERAD-) Testbatterie	Testzusammenstellung zur Erfassung kognitiver Defizite bei Demenzerkrankten
Kognitive Fähigkeiten	
d2	Konzentrationstest
Mehrfachwahl-Wortschatz-Intelligenztest (MWT)	Ökonomischer Test zur Messung des allgemeinen Intelligenzniveaus
Wechsler Adult Intelligence Scale IV (WAIS IV)	Goldstandard der Intelligenztests
Intelligenz-Struktur-Test 2000 R (I-S-T 2000 r)	Intelligenztest, Schwerpunkt Intelligenzstruktur
Leistungsprüfsystem 2 (LPS 2)	Intelligenztest, Schwerpunkt Begabungsprofil

tomabgrenzung wie Depression vs. Demenz oder Minderbegabung sind krankheitsbezogene Tests sehr hilfreich. **Persönlichkeitsprofile** können Klarheit über Anteile der Struktur der Patientin und damit von erwartbaren Interaktionsproblemen geben. Manchmal resultieren daraus auch gute Ansätze zur Psychotherapie. Alle Patienten damit zu überziehen ist ein unnötiger Kraft- und Zeitaufwand.

Viele Tests sind inzwischen auch in **Computerversion** zum eigenständigen Ausfüllen für die Erkrankten erhältlich. Dies spart kostbare Zeit der Psychologen. Und bei funktionierender Hard- und Software kann das Ergebnis gleich in den ärztlichen Abschlussbericht einfließen.

Insgesamt ist die Testdiagnostik ein unverzichtbares Hilfsmittel. Ihre Validität ist jedoch nicht mit Serumenzymwerten vergleichbar und von **diversen Einflüssen** durch Patienten abhängig. Die Testergebnisse müssen deshalb immer durch ein sensibles und vollständiges Gespräch mit der Patientin in ihrer Aussage abgeglichen werden.

PRAXISBEISPIEL

Herr L. (51) wird mit einer erstmalig aufgetretenen mittelgradigen Depression eingewiesen. Er bleibt im Kontakt wenig einprägsam und hält sich in der Gruppe der Patienten eher im Hintergrund. Anlässlich der Einführung einer neuen Psychotherapeutin in Ausbildung (PiA) soll diese sich über die Krankheitsbilder aller Patienten kundig machen. Bei Herrn L. führt sie deshalb einen Hamilton-Depressionstest durch. Als Herr L. dabei ankreuzt, unter Suizidgedanken zu leiden, spricht die PiA ihn darauf an, und im Gegensatz zur Aufnahmeuntersuchung, bei der er Suizidgedanken abstritt, er ist nun endlich bereit, über quälende und schon kurz vor der Realisierung stehende Gedanken und Impulse zur Selbsttötung zu sprechen.

Patientin K. (23) kommt wegen eines plötzlichen Leistungsknicks vor 6 Monaten und Versagen in der Berufsausbildung zur Aufnahme. Sie berichtet schwer einzuordnende visuelle Trugwahrnehmungen, sodass alle Hinweise auf eine schizophrene Psychose intensiv beachtet werden. In der ersten Woche verpasst sie mehrmals den Termin zur Laboruntersuchung. Mit eingehender psychologischer Testbatterie werden alle infrage kommenden weiteren psychischen Störungen erörtert. Weder für Autismus, Sucht, PTBS noch für Dissoziation finden sich testpsychologische Hinweise. In der zweiten Woche zeigen sich im Labor erhöhte Werte eines Amphetamins. Die Patientin fühlt sich entlarvt oder überführt und bricht die Behandlung danach ab. Sie bestätigt noch, ihre Kreuze in den Tests nicht wahrheitsgemäß gesetzt zu haben.

7.3 Erfassung des Sozialraums

Die dritte und vielfach wenig beachtete Säule der Analyse ist die Sozialdiagnostik (➤ Box 7.3). Wohnort und Versichertenstatus werden ja bereits aus Abrechnungsgründen erhoben. Weitere wichtige Informationen, systematisch erhoben, können die Behandlung effektiver, weil zielgerichteter machen.

BOX 7.3

Bereiche der Sozialdiagnostik

- Wohnen
- Arbeit
- Beziehungen
- Finanzen
- Freizeitverhalten
- Juristisches

Die Lebenssituation kann über die Bereiche Wohnen, Beziehungen, Arbeit, Finanzen und Freizeit beschrieben werden. Analog zur Labordiagnostik sollte im sozialen Kontext ein einfaches **standardisiertes Schema** angewandt werden, das bei Auffälligkeiten beliebig vertieft werden kann (➤ Box 7.4).

BOX 7.4

Inhalte der Sozialdiagnostik

Wohnsituation
- Allein, in Familie, Partnerschaft oder WG lebend
- Mietwohnung oder Eigenheim
- Wohnungssuchend, obdachlos oder fest verwurzelt
- Mietschulden
- Belastende Umgebung (Lärm, Geruch, Licht)
- Schwierige oder unterstützende Nachbarschaft

Beziehungssituation
- Single oder in zeitweiligen Beziehungen, feste Partnerschaft, langjährige Ehe, getrennt lebend, geschieden, verwitwet, Kontakt suchend oder Abstand nehmend
- Vorhergehende Beziehungen, Partnerschaften und Ehen
- Noch im Elternhaus lebend, Kontakt zu Kindern, Kontakt zu relevanten Familienangehörigen
- Zahl und Qualität der Kontakte im Freundeskreis
- Intensität und Qualität der Verbundenheit mit einer religiösen, kulturellen oder ethnischen Gruppe (besonders bei Migranten oder Angehörigen einer Minderheit)

Arbeitsstatus
- Qualifikation von Ausbildung oder Studium bzw. Ausbildungslosigkeit
- Aktuelle Berufstätigkeit oder Beschäftigungsverhältnis
- Arbeitsqualität: Anerkennung oder Überforderung, legale Arbeit oder Schwarzarbeit, Unterstützung durch Kollegen oder Mobbingerleben
- Nichtbeschäftigung durch Arbeitslosigkeit, lange Krankheitszeit oder Berentung
- Ehrenamt, Familien- oder Pflegearbeit
- Veränderungswünsche oder -anstrengungen

Finanzieller Status
- Ausreichende Einkünfte zur Absicherung oder bestehende Existenzbedrohung
- Verschuldung oder Insolvenz
- Inanspruchnahme zustehender Sozial- oder Versicherungsleistungen
- Angewiesensein auf Unterhaltszahlungen oder eigenständige Finanzfürsorge

Freizeitverhalten
- Hobbys und Intensität ihrer Ausübung
- Sozialkontakte oder sozialer Rückzug und Vereinsamung
- Suchtartiges Verhalten bei Spiel, sozialen Netzwerken, Einkaufen oder Sexualität

Juristischer Bereich
- Strafverfahren und Verurteilungen
- Betreuungsverhältnis

Zu beachten ist bei der Befragung, dass subjektives Empfinden von den objektiven Befunden abweichen kann. Ergänzt werden kann der Bericht auch durch

Interviews von Bezugspersonen, der **Fremdanamnese.** Ziel der ausgiebigen Erhebung des Sozialstatus ist es, nicht nur die Problemfelder zu identifizieren, sondern auch übersehene oder ungenutzte Ressourcen zu finden, auf die in der Behandlung später wieder Bezug genommen werden kann.

7.4 Delegation der Diagnostik – Konsile

Da wohl kaum ein Therapeut alle medizinischen Disziplinen beherrscht, muss auf Spezialisten zurückgegriffen werden: Serumanalysen durch Laborärzte, das MRT von der Radiologin und die sensorisch evozierten Potenziale durch die Neurologin. Und neben der Diagnostik innerhalb des primären Arbeitsauftrags der Behandlung einer seelischen Störung erfordern auch die **nebenbefundlichen** oder interkurrenten Krankheiten diagnostische Aufmerksamkeit.

Wenn sich in der Anamnese, der körperlichen Untersuchung oder im Laborbefund Hinweise auf Krankheiten weiterer Fachgebiete finden, sind **Konsile** gefragt. Schlechtes Sehen sollte zum Ophthalmologen, hoher Blutdruck zum Internisten, vaginale anhaltende Blutungen zur Gynäkologin führen, und eine unscharf begrenzte wachsende Hautverfärbung sollte dringend beim Dermatologen vorgestellt, der Würgereiz beim HNO-Arzt überprüft oder ein schmerzendes Sprunggelenk beim Chirurgen geröntgt werden usw. Bei psychisch kranken Menschen finden sich **gehäuft** medizinische Auffälligkeiten, weil sie aus unterschiedlichen Gründen lange keine körperliche Untersuchung hatten oder ihre Selbstwahrnehmung krankheitsbedingt getrübt ist. Sie profitieren davon, wenn Tageskliniker nicht nur die Zuständigkeiten der Fachrichtungen kennen, sondern auch konkret einen entsprechenden **Fachkollegen** empfehlen oder vermitteln können. Aufgrund des ärztlichen Standesrechts sollten immer mehrere Kollegen empfohlen werden können. Gut **eingespielte Abläufe** mit somatischen Medizinern erleichtern es, einen Auftrag präzise übermitteln zu können, leicht und schnell einen Untersuchungstermin zu erhalten und das Sinnhafte aus den Ergebnismitteilungen klar zu erfassen.

Bei den sogenannten **interkurrenten Erkrankungen,** also von der Psychiatrie und Psychosomatik losgelöste Problemstellungen, muss sich die Patientin eigentlich selbst um die Weiterbehandlung bemühen und hat damit auch die freie Arztwahl. Sie muss mit ihrer **Versichertenkarte** die Inanspruchnahme und Vergütung der weiteren Leistungen einleiten. Sollte dadurch ein Krankenhausaufenthalt in einer anderen Klinik notwendig werden, muss die Tagesklinikbehandlung **unterbrochen** werden. Der Krankenkasse sollte umgehend eine entsprechende Meldung gemacht und der Kontakt mit der nachfolgenden Klinik gesucht werden, um die Kollegen dort auf den Informationsstand der Tagesklinik zu bringen und die Zusage der Weiterbehandlungsmöglichkeit an die geeignete Stelle zu adressieren. Ob z. B. nach einer Schilddrüsenoperation weiterbehandelt werden kann oder muss, zeigt erst der Verlauf. Für eine Gastroskopie kann ein Tag Pause in der Tagesklinik eingelegt werden. Ein Physiotherapietermin kann auch nach 16:30 Uhr gelegt werden. Oder die passende antibiotische Therapie wird vom Internisten verschrieben und in der Tagesklinik verabreicht.

Ein zeitweilig in eine somatische Klinik verlegter Patient kann auch **vom Tageskliniker** konsiliarisch gesehen oder die psychiatrische Behandlung telefonisch begleitet werden. Es ist durchaus möglich und im Sinne optimierter Zusammenarbeit sinnvoll, wenn auch die Tagesklinikärzte **psychiatrische Konsile** für Kliniken oder Ärztinnen anderer Fachrichtungen anbieten. Absprachen mit dem jeweiligen Krankenhaus sind dazu aber unbedingte Voraussetzung. Eine **Nebentätigkeitserlaubnis** durch den tagesklinischen Arbeitgeber, Liquidierung der Konsilleistungen nach GOÄ und die komplette Angabe der Umsätze in der Steuererklärung sind daraus resultierende Schritte. Klinikträger können auch untereinander Honorarvereinbarungen treffen.

Zusammenfassung

Auf eine umfassende Anamnese und ein einfaches Labor kann angesichts der großen Relevanz selten verzichtet werden. Technische Untersuchungen und Testpsychologie können je nach Fragestellung ergänzt werden, benötigen aber die Basis der genauen klinischen Beobachtung. Zur Klärung weiterführender Befunde baut die Tagesklinik ein Netzwerk von Spezialisten auf. Am Ende der

Diagnostik steht eine gut begründete Diagnose, ein weiterführender Diagnosepfad oder ein Störungsmodell mit Therapieansätzen.

LITERATUR

AMDP – Arbeitsgemeinschaft für Methodik und Dokumentation in der Psychiatrie. Das AMDP-System. 8. A. Göttingen: Hogrefe 2018.

KAPITEL

8 Die Choreografie der Behandlung

8.1 Der Wochenplan

Eine ausgewogen mit Mitarbeitern und Ausrüstung gesegnete Tagesklinik kann nun in den Ideenwettstreit eintreten, wie aus den Puzzlesteinen ein Ganzes in Form eines Therapieplans werden soll. Ein Beispiel ist in ➤ Tab. 8.1 dargestellt. Keine Berufsgruppe und kein Verfahren sollten dabei die Oberhand gewinnen. Letztlich bleibt der **Wochenplan** immer vorläufig und damit in Bewegung. Zum Ausgleich der Vorstellungen von Mitarbeitern und für wechselnde Anforderungen durch Patienten muss er immer wieder neu austariert werden.

8.2 Den Therapieplan erstellen

Jedes Konzert, jede Show, jeder Gottesdienst und selbst jede Rede lebt vom Spannungsbogen des Ablaufs. Dementsprechend sollte auch das Programm der Tagesklinik in seiner Wirkung bedacht sein. Ein praktisch in jeder Tagesklinik bereitliegender **strukturierter** Tages- und Wochenplan kann leicht Assoziationen an Schule oder Kurklinik wecken. Der Vorteil dabei ist die für alle Beteiligten überschaubare und erwartbare Behandlungsabfolge. Neben der damit vermittelten **Ablaufsicherheit** können planmäßig die Anstrengung und die Lust dosiert werden. So wie viele leckere Zutaten ein schmackhaftes Gericht ergeben, so macht auch die aufeinander **abgestimmte Zusammenstellung** vieler einzelner hervorragender Komponenten den Erfolg tagesklinischer Arbeit aus, im Sinne von: „Das Ganze ist mehr als die Summe seiner Teile".

Tagesklinikteams sind meist stolz auf ihren Tagesplan. Viel Anstrengung ist nötig, um zwischen

Tab. 8.1 Beispiel eines Therapieplans

Montag	Dienstag	Mittwoch	Donnerstag	Freitag
8:15 Uhr Türöffnen und Beginn				
Medikamentenausgabe	Blutentnahme			
8:30 Uhr Fitness, Laufen und Walken	8:30 Uhr Fitness und Yoga	8:30 Uhr Fitness, Laufen und Walken	8:30 Uhr Fitness und Yoga	8:30 Uhr Fitness, Laufen und Walken
9:00 Uhr Gemeinsames Frühstück				
9:45 Uhr Orientierung und Zielvereinbarung in Großgruppe	9:45 Uhr Gestaltung (gelbe Gruppe) 9:45 Uhr Visite (grüne Gruppe)	9:45 Uhr Visite (gelbe Gruppe) 9:45 Uhr Gestaltung (grüne Gruppe)	9:45 Uhr Psychotherapie in der Großgruppe	9:45 Uhr Theater- und Spieltherapie
10:45 Uhr – 11:00 Uhr Pause, Büro- und Verwaltungszeit				
11:00 Uhr Psychotherapie in der Großgruppe	11:00 Uhr Gestaltung (grüne Gruppe) 11:00 Uhr Training sozialer Kompetenzen (gelbe Gruppe)	11:00 Uhr Training sozialer Kompetenzen (grüne Gruppe) 11:00 Uhr Gestaltung (gelbe Gruppe)	11:00 Uhr Einzelkontakte und -therapie nach Absprache	11:00 Uhr Entspannungs- und Genusstraining
12:15 Uhr – 13:00 Uhr Mittagessen				
13:00 Uhr – 14:00 Uhr Selbstfürsorge				
14:00 Uhr Sport und Bewegung (in Kleingruppen)	14:00 Uhr Außenaktivität oder Informationen zu Beratungsstellen	14:00 Uhr Freie Ergotherapie (gelbe Gruppe) 14:00 Uhr Musiktherapie (grüne Gruppe)	14:00 Uhr Musiktherapie (gelbe Gruppe) 14:00 Uhr Freie Ergotherapie (grüne Gruppe)	14:00 Uhr Verabschiedungskaffee 14:30 Uhr Wochenrückblick und Organisationsplanung
15:45 Uhr Tagesreflexion				15:30 Uhr Ende
16:00 Uhr Ende				

8

vielen Anforderungen einen **Kompromiss** zu entwickeln. Am Plan sollte nicht zu rigide festgehalten werden. Den wechselnden Schwerpunkten der Patienten und Fähigkeiten der Mitarbeiter entsprechend ergeben sich immer wieder neue Anpassungen. **Konstanz** im Grundgerüst des Therapieplans trägt zu einem hohen Wiedererkennungswert bei, und dynamische **Anpassung** erleichtert es, individuell auf Patienten einzugehen.

8.2.1 Struktur

Von der verlässlichen **Struktur** des Plans profitieren antriebsverarmte oder strukturgeschwächte Patienten besonders. In der Depression ist das Aufraffen zu Aktivitäten so mühsam, dass die vorgegebenen Aktivitäten in einer sozialen Gruppe die Teilnahme daran erleichtert. Zum Glück setzt eine **Gewöhnung** an den vorgegebenen Tagesablauf ein. So wird der Tages- oder Wochenplan zum Beginn einer hoffentlich anhaltenden Tagesstruktur.

Welche **Elemente** sollten denn nun im Therapieplan enthalten sein? Praktisch kann ein Team zu Beginn oder bei Neuplanung einer Tagesklinik zunächst alle wichtigen Therapieelemente auf Karteikärtchen schreiben, aus denen im Hin- und Herschieben ein Wochenplan entsteht. **Prinzipien** sind dabei (➤ Tab. 8.2):

Tab. 8.2 Elemente im Aufbau eines Therapieplans

Strukturbildung	Anfangs- und Abschlussrituale, Pausen, Mittagessen
Medizinisches	Visiten, Untersuchung, Medikamentenausgabe
Anregung	Psychotherapie einzeln und in Gruppen, Ergo- und Kreativtherapien
Durcharbeiten	Pausen, Außenaktivitäten, Behördengänge, Expositionstraining

- Um gesund zu werden, benötigen Patientinnen **Entlastung** mit Entspannung und Pausen.
- Gleichauf stehen **Anregung** und Ermutigung zum Tätigsein in Sport, Außenaktivitäten und Ergotherapie.
- Medikamentenausgabe und deren Planung in **Visiten** brauchen eine Zeitschiene.
- Die wichtigsten Anregungen zur Einstellungsänderung kommen aus der **Psychotherapie,** einzeln oder als Gruppe.
- Ressourcen sollen über **Kreativtherapien** (wieder-)entdeckt werden.
- Ein guter Plan enthält eine möglichst übersichtliche und **durchlaufende Zeitachse** für jeden Tag sowie Rituale für Wochenanfang und Wochenabschluss.
- Eine differenzierte Abweichung für einzelne Patientengruppen ist möglich.

8.2.2 Übergangsrituale

Der **Tagesbeginn** erfordert attraktive Aktionen. Wo frische Brötchen, auf einem liebevoll gedeckten Tisch serviert, bei Kaffeeduft und netter Gesprächsatmosphäre in der Tagesklinik warten, fällt pünktliches Aufstehen auch „Langschläfern" unter den Patienten leichter. Morgensport in der Gruppe klappt übrigens besser, als von vielen Therapeuten befürchtet.

Der **Tagesabschluss** kann natürlich auch wieder mit Kaffee versüßt werden. Sinnvoller ist aber eine kurze **Abschlussreflexion.** Die aktuelle Befindlichkeit kann dabei skaliert und der Höhepunkt (oder Tiefpunkt) des Tages benannt werden, das Tagesthema wird noch einmal bewusstgemacht oder das Gruppenklima erspürt. Die nachfolgende Begegnung mit Menschen außerhalb der Tagesklinik kann vorbedacht, anstehende Aufgaben können nochmals durchgegangen und Hilfen für den Abend organisiert werden. Es empfiehlt sich, das Ende nach den Abfahrtszeiten der **öffentlichen Verkehrsmittel** auszurichten.

Der **Wochenanfang,** möglichst im Plenum, dient dazu, als Gruppe wieder zusammenzufinden, die Erfahrungen des Wochenendes zu schildern, neue Patienten zu begrüßen und Ziele für die kommende Woche festzulegen.

Der **Wochenausklang** dient der Bilanzierung des Erreichten, der Vorbereitung auf die therapiefreie Zeit am Wochenende und der Verabschiedung erfolgreich entlassener Mitpatientinnen.

PRAXISBEISPIEL

Tagesklinik D. bittet alle um 16 Uhr noch anwesenden Patienten, zu einer Abschlussrunde zusammenzukommen. Ein Teammitglied kündigt Besonderheiten des kommenden Tages wie Programmwechsel, Mitarbeiterurlaub oder Entlassungen von Mitpatienten an. Danach wird im Plenum jede Patientin gefragt, was sie von diesem Tag nach Hause mitnimmt. Jeden Freitagnachmittag werden alle Patienten nach Beschwerden und Verbesserungsvorschlägen und nach Lob für positive Veränderungen befragt. Um keine intensive Psychotherapiesitzung entstehen zu lassen, ist für alle Abschlussrundenleiter strikte Zeiteinhaltung Pflicht. Wenn einer der Therapeuten überzieht, beschweren sich die Patienten, die auf den Bus oder Angehörigentransport angewiesen sind, und drängen auf Beendigung.

8.2.3 Pausen

Neben den explizit aufgeführten Therapieeinheiten kommt den **Pausen** eine wichtige Rolle zu. Wo in der Therapie Überzeugungen verändert und die alten Muster infrage gestellt wurden, darf dieser Input nicht durch die nächste sofort folgende Therapie mit ganz anderen Schwerpunkten wieder ausgelöscht werden. Pausen dienen der **Festigung von Interventionen,** der **Erholung** von anstrengender Therapiearbeit (auch für Therapeutinnen) und der **freien Kontaktpflege** der Erkrankten untereinander. Auch sind für Zeiten des Umziehens nach Sport oder Entspannungsübungen oder beim Wechsel zwischen verschiedenen Orten Pausenzeiten einzuplanen.

Dazu sind **unterschiedliche Aufenthaltsbereiche** für Patienten nötig: ein eher anregender Aufenthaltsraum zum Gespräch und um Flüssigkeit aufzunehmen, ein ruhiger Raum mit entspannenden Sitz- oder Liegemöbeln, Ecken und Winkel für individuelles Nachdenken und ein Außenbereich um die freigesetzte Energie in Bewegung umzusetzen oder nur nikotinverstärkt „abzudampfen". Natürlich sollten die Therapeutinnen auch auf die **Pausengestaltung** ihrer Anvertrauten achten und Fehlentwicklungen zum Thema machen. Empfehlenswert ist zwischen allen Therapieeinheiten eine 15- bis 30-minütige Pause einzuplanen, nach dem Mittagessen mindestens 60 Minuten therapiefrei zu lassen und belastet wirkenden Patienten auch dazwischen mehrere Pausen zusätzlich anzubieten.

8.2.4 Therapieeinheiten

Die Therapiegruppen zu **45, 60 oder 90 Minuten** müssen mit den anderen Einheiten zeitlich abgestimmt sein. Abhängig von der Größe (günstig sind 10–12 Teilnehmer) und der Belastbarkeit der Teilnehmerinnen kann man die **Gruppen teilen** oder parallel anbieten. Zeit für **Einzelgespräche** kann individuell zusätzlich eingefügt werden.

Insgesamt sind etwa **drei Therapieeinheiten pro Tag** die Regel, mit vielen Variationen und Ausnahmen. Neben den Ergebnissen aus Befragung und Beobachtung leitet sich diese Zahl auch aus den Überlegungen des Versuchs ab, eine Halbtages-Tagesklinik mit 90 Minuten Gruppentherapie zu definieren (➤ Box 8.1). Immerhin haben wir dadurch seit einigen Jahren (in den OPS seit 2014 verankert) einen Hinweis darauf, dass **3 Stunden Gruppentherapie** wohl eine ganz gute Wahl sind. Gut begründete Abweichungen davon sind aber jederzeit individuell für einzelne Patienten, für besondere Tage, aber auch für den kompletten Plan möglich. Davon können ca. **2 Stunden** pro Woche für **Kreativtherapie** und **zwei Einheiten** für **lebenspraktisches Training** genutzt werden. Mehr als eine Kreativeinheit pro Tag erschöpft in der Regel die Patienten. Zur Vermeidung akustischer Probleme sollte Musik-, Theater- oder Tanztherapie nicht mit Entspannung im Nachbarraum kombiniert werden. Chefarztangebote (z. B. Visite) müssen in der Regel mühsam in dessen übrigen Zeitplan eingepasst werden.

BOX 8.1

OPS-Code 9–644.2 (2018) zu halbtägiger Tagesklinikbehandlung

„Es werden mindestens eine Gruppentherapie über 90 Minuten und eine Einzeltherapie über 25 Minuten oder mindestens eine Einzeltherapie über 60 Minuten durchgeführt."

Tab. 8.3 In Tageskliniken angebotene oder eingesetzte Therapiemittel (Hopf und Diebels 2017)

Therapiemittel (angeboten in x % der Tageskliniken)	
Psychotherapie	99,40
Psychopharmaka	99,40
Sozialberatung	99,40
Entspannungstraining	97,62
Sport und Bewegungstraining	97,02
Strukturierter Tages-/Wochenplan	96,43
Bezugstherapeuten	94,64
Psychoedukation	94,05
Pflegerische Maßnahmen	92,26
Tagesanfangs-/Schlussrituale	91,67
Alltagstraining	91,67
Außenaktivitäten	91,07
Ergotherapie	90,48
Berufliche Wiedereingliederung	88,10
Training sozialer Kompetenzen	86,90
Kreativtherapie	82,74
Kochen	80,95
Angehörigenberatung/-therapie	73,81
Allgemeinmedizinische Medikation	72,62
Gemischte Psychotherapieansätze	72,62
Konzept der therapeutischen Gemeinschaft	71,43
Belastungserprobungstage	70,83
Gruppen ohne Psychotherapiedruck	70,83
Therapieanfangs- und -endrituale	93,45
Indikationsgruppen, insgesamt	66,07
Genusstraining	62,50
Gruppen zu Depression	53,57
Home Treatment	38,69
Gruppen zu Angst	35,71
Gruppen zu Psychose	30,95
Gruppen zu Borderline-Störung	29,17
Psychotherapie nur einer Richtung	26,79
Sonstige Therapien	21,43
Spirituelle Angebote	17,26
Gruppen zu Trauma	12,50
Gruppen zu Sucht	11,90
Gruppen nur für Frauen/Männer	10,71
Klettern	8,93
Sexualtherapie	0,00

Aus ➤ Tab. 8.3 lässt sich die Vielzahl der tagesklinisch eingesetzten einzelnen Therapiemaßnahmen ableiten. Überall werden Verfahren für psychische, somatische und soziale Ansätze verfolgt. Indikationsspezifische Gruppen ergänzen die allgemeine, überwiegend schulengemischte Psychotherapie. Neben der überall erhältlichen Psychopharmakologie werden überwiegend auch die allgemeinmedizinischen Medikamente ausgegeben. Auch so exotische Medien wie Klettern oder Segeln werden genutzt. Erfahrungen im Alltag mit Wanderungen, Außenaktivitäten oder Belastungserprobungen bringen Chancen zur Bewältigung des Unvorhersehbaren. Ein Milieu der therapeutischen Gemeinschaft zieht sich durch die meisten Tageskliniken.

Damit sind die Möglichkeiten der Tagesklinik bei Weitem nicht erschöpft. Unter den einzelnen, in der Befragung 2014 als „Sonstige Therapien" angegebenen Einheiten finden sich sehr spezielle, aber auch für andere Tageskliniken als Anregung gut nutzbare Elemente (➤ Box 8.2).

BOX 8.2

Sonstige Therapieangebote deutscher Tageskliniken (Hopf und Diebels 2017)

- Aggressionsbewältigungstraining
- Akupunktur
- Arbeitstherapie
- Aromapflege
- Aufstellungen
- Backgruppe
- Biografische Gruppe
- CogPack
- Expositionstraining einzeln und in Gruppe
- Gartengruppe
- Improvisationstheater
- Infoveranstaltungen
- Jonglage
- Kommunikative Bewegungstherapie
- Konzentrationstraining
- Kreistänze
- Migrationsgruppe (Türkisch, Farsi/Dari, Polnisch)
- Motopädie
- Nordic Walking
- Orientalischer Tanz
- Projektwochen
- Qigong
- Reittherapie
- Rhythmusgruppe
- Schwimmgruppe
- Sensorische Integration
- Skillsgruppe
- Themenzentrierte Gruppe
- Tiergestützte Therapie
- Vollversammlungen, Plenum
- Wanderungen
- Wochenzielplanung
- Yoga
- Züricher Ressourcenmodell

Alltagsvorgänge wie Kochen, Backen und Gärtnern werden genauso eingesetzt wie **Freizeitaktivitäten** mit Reiten, Schwimmen und Tanzen. Training einzelner Funktionen wie Gedächtnis, soziale Kompetenzen oder Genuss steht neben gezielten Modulen für einzelne Krankheitszustände (Depression, Angst, Trauma, Sucht usw.) oder Angeboten für spezielle Zielgruppen wie Migranten, Angehörige, erkrankte Eltern oder Berufstätige.

8.2.5 Therapeutenplan

Quasi als Parallelplan läuft die **Zeitschiene der Therapeuten** im Hintergrund. Deren Abläufe stehen meist nicht im offiziellen Therapieplan. Dazu gehört aber, dass schon 15 Minuten vor den Patienten jemand anwesend ist und die **Tür aufschließt** und z. B. nach Heizung und Beleuchtung schaut. Oft noch während der Frühstückszeit der Patienten treffen sich Therapeutinnen zur **Früh- oder Morgenbesprechung,** um durchzugehen, welche Patienten angekommen sind und wer fehlt. In der Mittagszeit der Patienten bietet sich eine Besprechung zur **Übergabe** des Therapiegeschehens von einer Therapie zur nächsten bzw. von einer Therapeutin zur nächsten an. Und dann muss eine Therapeutin zum Abschluss für das wirkliche **Abschließen** der Tagesklinik bereitstehen.

8.3 Variationen und Ausfälle

Bei einem Team von ca. acht Mitarbeiterinnen sind Krankheit plus Urlaub und Fortbildung ein „ganz schöner Schlag ins Kontor". Mit Spezialisten für jeweils nur ein enges Aufgabengebiet lassen sich Personalengpässe leider weniger gut meistern. Neben einer hohen fachlichen Qualifikation zeichnet sich ein Tagesklinikteam besonders durch die Fähigkeit aus, das Programm und die Angebote **jederzeit variieren** und **fachlich übergreifend** arbeiten zu können.

Der Ausfall einer Mitarbeiterin kann durch **Alternativangebote** aufgefangen werden, also z. B. eine Stunde Spieltherapie, Außenaktivität oder Literatur in der Kleingruppe statt Ergotherapie, Sport oder Training sozialer Kompetenzen. Oder die Ergotherapie wird zum offenen Kunstatelier umfunktioniert, wo die Psychologin zwar keine technischen Hilfen geben, wohl aber mit ihren assoziativen Gedanken aushelfen kann. Patienten lernen hierbei sehr eindrücklich, **flexibel und variabel** auf Unwägbarkeiten des Lebens zu reagieren. Sie lernen die Therapeutinnen in neuen Rollen kennen, die ihre Freiräume für sich kreativ nutzen.

Im Gegensatz hierzu erinnert die **verpflichtende Teilnahme** an allen von den Therapeutinnen vorgesehenen Therapien zunächst etwas an die Schule oder eine etwas muffige Behörde. Das feste Einhalten des Tagesplans gibt jedoch insbesondere jungen oder schwer antriebsgehemmten Menschen Halt und Antrieb. Um dennoch flexibel unterschiedliche Bedürfnisse aufzufangen, kann die feste Gruppenzuordnung zu einer **Untergruppe** mit eigenem Tagesablauf das Gefühl von Vertrautheit und Bindung in einer Kleingruppe geben. Erlebte **Verlässlichkeit** bei den Therapeuten hilft dabei, diese auch selbst zu leben.

Eine gute Gelegenheit, Abweichungen vom Alltagsplan zu zelebrieren, bieten **Feste:** Weihnachten, Ostern, Zuckerfest, Halloween, Tag der offenen Tür oder der Tag der Deutschen Einheit usw. Die Erwartungen, Sehnsüchte und Ängste, die mit einer Zeit wie Weihnachten verbunden sind, können hervorragend tagesklinisch bearbeitet werden. Der gemeinsame Besuch eines Weihnachtsmarktes erleichtert die Bewältigung einer adventlichen „Allergie". Weihnachtslieder, miteinander gesungen, geben Zugang zu tränenreichen Erinnerungen, können aber genauso in freudvolle oder tanzbare Neuerfahrung des alten Christfestes gewandelt werden. Wenn, wie in jeder gelingenden Einzeltherapie, mindestens einmal **geweint und gelacht** werden kann, sind Patienten deutlich flexibler und damit für die festlichen bis lästigen Feiertage ohne Tagesklinik besser gerüstet. Wo bedrohliche Entwicklungen zu befürchten sind, ist eine Vorabsprache wichtig mit Vermittlung von Anlaufadressen oder mit einem „Ankertermin" an den Festtagen, zu dem Mitarbeiter in der Tagesklinik präsent oder telefonisch erreichbar sind. Lebenserhalt und Gesundheit der Patienten sollten für eine medizinische Einrichtung primäres Ziel sein. Tageskliniken können ja auch am Wochenende öffnen, sodass einer Leistungsberechnung zusätzlichen Engagements nichts im Wege steht.

Ein aufmerksames Behandlerteam wird **Geburtstage** berücksichtigen. Im Mittelpunkt zu stehen kann zwar bei Erkrankten auch starke Ängste mobilisieren. Dennoch empfiehlt sich eine Aufmerksamkeit mit Blumen, einer Karte oder einem Ständchen. Traditionen im Umgang mit Festtagen in einer Tagesklinik helfen auch, seltene Feste wie Hochzeit, Geburt von Kindern oder bestandene Examina zu bewältigen. Rituale für **Verluste** sollten gleichfalls bestehen. Der **Tod** einer Patientin oder von Angehörigen darf nicht übergangen werden. Hinweise auf den Umgang damit finden sich in ➤ Kap. 13. Bei **schwerer körperlicher Krankheit** kann nach Einverständnis der Betroffenen ein Kartengruß oder ein Abordnungsbesuch in der somatischen Klinikabteilung Verbundenheit ausdrücken. Damit wissen die verbliebenen Patienten, dass sie auch bei Notfällen nicht aus dem Bewusstsein der Gruppe fallen.

Alles in allem sind Ausfälle, Abweichungen und Ausnahmen also wunderbare Gelegenheiten, die therapeutischen Inhalte im Leben unter Beweis zu stellen.

8.4 Wirkfaktoren

Zum Erstellen eines Therapieplans muss auch klar sein, womit überhaupt Wirkung erzielt werden kann. Dass Tageskliniken wirksam sind, ist hinlänglich überprüft worden (Übersichten u. a. bei Garlipp 2008; Weiß 2015). Welche einzelnen **Faktoren** aber genau die Wirksamkeit ausmachen, lässt sich bei einem so komplexen Interventionsinstrument wie dem einer Tagesklinik nur schwer kontrollieren. Aus der jahrzehntelangen Praxis ergeben sich gute Hinweise auf Faktoren, die einzeln und in ihrer Kombination mit über *den Erfolg der Behandlung*

Tab. 8.4 Tagesklinische Wirkfaktoren und ihre Entsprechung bei den Therapeuten

Wirkprinzip bei Patienten	Voraussetzung dafür aufseiten der Therapeuten
Erweiterung von Freiraum gegen kognitive oder emotionale Einengung	Freiraum für Kreativität und Einsatz persönlicher Fähigkeiten
Leistungsfreies Angenommensein der als problematisch erlebten Individualität in einer Halt gebenden Gruppe	Volle Akzeptanz des individuellen Therapeuten mit seiner Art und Methode im Behandlerteam
Ehrliche, offene menschliche Nähe der Therapeuten gegenüber Patienten und Kollegen	Variabilität von Nähe und Distanz zu Patienten und Kollegen
Klare Indikationsstellung und realistisch erreichbare Ziele	Klares Konzept über die Krankheitszustände und die Wege zum Therapieerfolg
Hoffnungsvolle Erwartungen an ein Team von Fachspezialisten	Hohe Qualifikation mit Offenheit für Fortbildung
Verlässliche Inanspruchnahme der Therapieangebote	Verlässlichkeit in Anwesenheit und Engagement
Übersichtlich strukturiertes Übungsfeld zum Einsatz der körperlichen, sozialen und kreativen Fertigkeiten	Entfaltungsräume für Therapeuten in der Therapie und in der Beziehungsgestaltung
Mit Ressourcen kreativ umgehen lernen	Ressourcenorientierter Blick auf Patienten
Förderung von Eigeninitiative und Selbstverantwortung	Verantwortliches Engagement jedes Therapeuten für seinen Bereich
Nahtlos vernetzte Behandlung nach Entlassung	Langfristig aufgebaute und gepflegte Netzwerke zur Weiterbehandlung
Erfolge gemeinsam feiern und Dank ausdrücken	

entscheiden. In vielerlei Hinsicht entsprechen sich notwendige Voraussetzungen erfolgreicher Therapie bei Patienten und Therapeuten (➤ Tab. 8.4).

Das persönliche **Engagement** und die hohe **Identifikation** mit „ihrer Tagesklinik" verhelfen Therapeuten und Patienten zu hohen Zufriedenheitsraten. Ein dünnes soziales Netz macht viele Patienten anfälliger, bei Krisen und Umstellungen mit Krankheit zu reagieren. Die Tagesklinik als **familienähnliche Struktur** bietet hier eine neue Erfahrung, die es erleichtert, in Offenheit eigene Probleme direkt anzusprechen sowie persönliche Zuwendung und Bindungen aufzubauen. Dafür ist **personelle Kontinuität** aufseiten der Tagesklinik notwendig. Die Bindungen dürfen aber nicht zu stark werden, damit die **Übertragung in den Lebensalltag** rechtzeitig beginnen kann.

Jeder Patient braucht **Hoffnung** auf Besserung. Das macht ihm die Entwicklung leichter und räumt die Steine des Pessimismus und der Unveränderbarkeit aus dem Weg – allerdings nicht als blinde Euphorie. Dies merken Patientinnen schnell. Wenigstens eine Mitarbeiterin sollte einen Weg der Besserung sehen und die anderen darauf hinweisen.

8.5 Den Therapieplan darstellen

Ein **grafisch ansprechend** gestalteter Therapieplan, hinter dem klare Überzeugungen zur eigenen Wirksamkeit stehen, erleichtert Patienten die Übersicht über die tagesklinischen Abläufe und Prinzipien. Und er kann **einweisenden Praxen oder Kliniken** problemlos zur Verfügung gestellt werden, auch mit dem (überschaubaren) Risiko des „Ideenklaus". Tageskliniker sind ja meist schneller als Großkliniken und passen ihren Plan den Erfordernissen immer wieder neu an.

Da der Plan allerdings auch den **Kostenträgern,** also Krankenkassenmitarbeitern oder mit Tageskliniken unerfahrenen MdK-Mitarbeitern, vorgelegt wird, kommt es dabei gelegentlich zu unnötiger Diskussion. Die Kassenmitarbeiter argumentieren aus ihrer Sicht logisch damit, dass doch für das viele Geld nicht so viele unnütze Pausen gefördert werden dürften. Hier kann die Verwendung krankenkassenverständlicher Formulierungen Abhilfe schaffen. Zwar sollten keine Fantasien kreiert werden, aber nach der aufwühlenden Gruppentherapie folgt im Plan dann eine Therapieumsetzungszeit, das Regenerationstraining, pflegerisch unterstützte Alltagsbewältigung, Beziehungslernen, Sozialraumtraining, eigenverantwortliches Entspannungstraining usw.

Der Therapieplan gibt den Rahmen und die Struktur für den Gesundungsprozess. Er sollte daher ausgewogen gestaltet werden und an den Bedürfnissen der Patienten ausgerichtet sein.

LITERATUR

Garlipp P. Evaluation allgemeinpsychiatrischer tagesklinischer Behandlung unter besonderer Berücksichtigung des Behandlungsendes. Darmstadt: Steinkopff 2008.

Hopf H, Diebels E. Merkmale und Praxis psychiatrischer Tageskliniken in Deutschland. Psychiat Prax 2017; 44(4): 228–233.

Weiß A. Tageskliniken – was ist, was wirkt und was wird gebraucht? Dissertation Medizinische Fakultät der Universität Zürich 2015.

KAPITEL

9 Tagesklinikpsychotherapie

Dem biopsychosozialen Krankheitsmodell entsprechend therapieren psychiatrisch-psychosomatische Tageskliniken durchweg auf allen drei Ebenen, die sich gegenseitig durchdringen. Praktisch jede tagesklinische Begegnung hat eine **psychotherapeutische Komponente** – eine theoretisch fundierte, reflektierte Begegnung zwischen Therapeutin und Patient. Der Begriff der **psychotherapeutischen Tagesklinik** hat durch das ubiquitäre Angebot von Einzel- und Gruppentherapie keinen definitorischen Charakter mehr. Insofern kann sich praktisch jede Tagesklinik psychotherapeutisch orientiert nennen, denn Psychotherapie ist essenzieller Bestandteil aller psychiatrischen Tageskliniken. Damit entfällt der Begriff als Unterscheidungskriterium. Der tagesklinische Psychotherapiehinweis kann aber die allgemeine Öffentlichkeit über die Arbeitsweise informieren.

Zur Wirksamkeit von Psychotherapie gehört die **fundierte Ausbildung** und Verwurzelung in einer strukturierten Therapieform. Nachfolgend werden deshalb die tagesklinisch wichtigsten und sinnvollsten Psychotherapien besprochen.

9.1 Psychotherapie – spezifische Ausbildung und natürliche Begabung

Psychotherapie durchzieht alles. Was ist dann eigentlich Psychotherapie? Formal ist Psychotherapie einfach das, was ein in Psychotherapie ausgebildeter Therapeut im Patientenkontakt hervorbringt. Aber wenn die Therapeutin wenig Reflektiertes von sich gibt und einen schlechten Tag hat, ist dann nicht die sehr empathisch und überlegt vorgebrachte Gruppenleitung der nicht therapeutisch ausgebildeten Krankenschwester psychotherapeutischer? Solche Fragen bewegen Tageskliniker immer wieder, zumal eine höhere Ausbildungsqualifikation sich ja auch im Gehalt niederschlägt. Andererseits bietet die Tagesklinik die **Chance** für vom Grundberuf her nicht therapeutisch versierte Mitarbeiterinnen, ihre (psycho-)therapeutische Kompetenz zu entwickeln und einzusetzen. Zur Abrechnung als Kassenleistung bei Erwachsenen zugelassen sind bislang (für Erwachsene) weiter nur **Ärzte und Psychologen.** Aber da meist nur zwei bis vier Mitarbeiter dieser Berufsgruppen beschäftigt sind, macht es Sinn, auch andere **interessierte Kollegen** in Psychotherapieverfahren weiterzubilden, alleine um die große Vielfalt an Therapiemethoden einigermaßen abbilden zu können. Dann durchzieht Psychotherapie alles.

Psychotherapie ist sicher das wichtigste und wertvollste Behandlungsinstrument in der Tagesklinik (Küchenhoff 1998; Heigl-Evers 1986; Hauth 2003; Eikelmann und Reker 2004). Ihr Wert sinkt allerdings, wo sie isoliert und standardisiert vom sonstigen Therapiegeschehen der Tagesklinik abgekoppelt wird. Ohne **Anknüpfung** an die Möglichkeiten von Veränderung der **sozialen Lebenssituation,** ohne Beachtung der somatischen Grenzen eines Menschen und ohne den erfolgreichen Einsatz der **biologischen Behandlung** z. B. durch Medikation fehlen der Psychotherapie Basis und Umgebung. **Konkurrenz** der biopsychosozialen Ansätze untereinander ist also unsinnig. Psychotherapie kann im MRT messbare Veränderung der Hirnfunktion erzeugen. Und da umgekehrt Medikation nicht frei von therapeutischer Interaktion zu haben ist, hat jede Verordnung eine psychotherapeutische Komponente, und jedes Gespräch arbeitet mit interaktionellen Anregungen. Vertrauen ist dabei eine der wichtigsten Komponenten der Placebowirkung. **Vertrauen** kann jedoch in der Therapeut-Patient-Interaktion durch die Art der Kontaktgestaltung gefördert oder geschwächt werden. Und vermeintlich biologisch einwandfreies Arbeiten wird immer auch von Empathie, Offenheit und weiteren Beziehungsvariablen beeinflusst. Der Nachweis psychotroper Medikamentenwirkung benötigt u. a. so hohe Fallzahlen, weil auch die Art der Verabreichung und die Haltung der Verabreichenden einen wesentlichen Beitrag zur Wirkung oder Wirkungsverhinderung leisten, der schwer zu normieren ist.

9.2 Psychotherapie – Grundhaltung

Neben den unspezifischen Voraussetzungen wirken die Ansätze der verschiedenen **Therapieschulen** darüber hinausgehend. Die Zeit des auf Verdrängung ausgerichteten Wettbewerbs zwischen den Methoden ist zum Glück ausgestanden. Für die großen Therapierichtungen wurden Wirksamkeitsnachweise geführt und übergreifend kombinierte Methoden entwickelt. Die Blickwinkel der Psychotherapien lassen sich gut **einander ergänzend** einsetzen. Der Ansatz, der die Umgebung (das System) der Erkrankten einbezieht, ist ein genauso wichtiger Blickwinkel wie die Suche nach den eingenommenen Rollen, die Nutzung der bevorzugten Sinneskanäle oder die Variation der Aufmerksamkeitsfokussierung. Gegenüber den Krankenkassen haben zwar nur die tiefenpsychologisch-analytische und die Verhaltenstherapie Anerkennung als wissenschaftlich gesicherte Verfahren gefunden. Das heißt aber nicht, dass die anderen unwirksam sind.

In den meisten psychotherapeutischen Verfahren werden die **kognitiven,** also mit dem Verstand bewusst steuerbaren Anteile des Menschen angesprochen und zugleich die **Emotionalität** intensiviert und erweitert, die Dynamik menschlicher **Beziehung** untersucht, belebt und tief verankerte **Wertehaltungen** bzw. spirituelle, über die eigene Person hinausreichende Komponenten berücksichtigt. Die bewährten **Verfahren** wie das klassische oder operante Konditionieren der Verhaltenstherapie und das assoziative Beziehungsanalysieren der Tiefenpsychologie sind dadurch nicht überflüssig geworden. Sie spiegeln aber nur noch die Eckpunkte eines weiten Spektrums wider.

Eine **psychotherapeutische Grundfähigkeit** besteht darin, sich in die Erlebens- und Vorstellungswelt eines anderen Menschen **hineinfühlen und hineindenken** und dann überlegt (oder zunächst intuitiv und später überlegt) variationsreich reagieren zu können. Die Welt aus unterschiedlichen Blickwinkeln sehen zu lernen und die **Perspektive** selbstbestimmt **wechseln** zu können ist eine entscheidende Eigenschaft, die jenseits von Therapiewissen zum Behandlungserfolg führt. Dazu brauchen Therapeutinnen eine erhebliche Breite an **sozialer Wahrnehmung,** die es ihnen erlaubt mitzuschwingen, aber auch eine unerwartete gegensätzliche Position einzunehmen, also z. B. bei Ärger der Patientin genauso mit Verständnis oder Nähe reagieren zu können wie mit Gegenvorwurf oder Rückzug. Deshalb lohnt es sich, die **Flexibilität** im Denken, im Fühlen und in der Kontaktgestaltung bei der Personalauswahl mit zu berücksichtigen.

Die **schulenübergreifenden Faktoren,** die sich aus der metatherapeutischen Forschung ableiten, erklären die Wirksamkeit psychotherapeutischer Bestandteile (➢ Box 9.1). Diese Grundvoraussetzungen leiten in das Therapiegeschehen jeder Psychotherapie.

BOX 9.1

Generelle Wirkfaktoren von Psychotherapie, schulenübergreifend (nach Grawe 2001)

- Therapeutische Beziehung
- Ressourcenaktivierung
- Problemaktualisierung
- Motivationale Klärung
- Problembewältigung

Dagegen haben wir erst seit einigen Jahren begonnen, die **unerwünschten Folgen** von Psychotherapie zu diskutieren, und fangen an, diese zu erheben. Therapeuten sind aber noch weit entfernt davon, ihren Patientinnen vor Behandlungsbeginn detailliert erklären zu müssen, mit welchen negativen Folgen wie zeitweiliger **Verschlechterung** des psychischen Zustands, **Trennung** von Partner, **Arbeitsplatz oder Wohnung** oder schlimmstenfalls **erhöhter Suizidneigung** sie bei schlechtem Verlauf der Psychotherapie zu rechnen haben (Linden und Strauß 2008). Bei Therapiebeginn muss jedoch eigentlich gemäß § 630e BGB eine **umfassende Aufklärung** über Nutzen und Risiken gewährt werden. Erste Tageskliniken haben hierzu schon **Aufklärungsbögen** mit den wichtigsten Risikofaktoren erstellt.

Für die Tagesklinik empfiehlt es sich, eine Psychotherapeutin mit Ausbildung in einem der **zugelassenen Verfahren** anzustellen. Die Qualitätssicherung ist sonst schwer darstellbar, und ambulante Leistungen sind sonst nur unzureichend abrechenbar. In der Praxis werden aber die Prinzipien **vieler Therapiemethoden zusätzlich** eingesetzt werden müssen, um rasche Wirksamkeit zu erreichen, auch bei „austherapierten" Patienten, die von einem bestimmten Verfahren eben nicht mehr profitieren.

Eine kleine Tagesklinik kann bei ihren im Schnitt zwei bis vier angestellten Psychotherapeuten nicht alle diagnosespezifischen Therapien vorhalten. Praktikabel ist es, da ja jede Therapeutin ihr **Standbein** mit einem grundlegend erlernten Verfahren hat, dass sie sich in einem kleinen Verfahren weiterbildet, wobei auch schon Einführungsseminare oft den nötigen Gewinn bringen und dann nach Notwendigkeit vertieft werden können. Insbesondere für Patientengruppen, die häufiger zur Behandlung kommen, sollte eine spezielle Therapie zu erhalten sein. Die Alternative ist, Patienten je nach notwendiger Psychotherapieart in ein spezialisiertes Zentrum zu verlegen. Beide Alternativen bieten Chancen – **Therapeutenkonstanz** vs. **passend spezialisierte Psychotherapie** –, haben aber auch Nachteile – eklektisches Herumlaborieren vs. belastendes Herumschieben von Patienten. Die Optionen können mit den Patienten respektvoll besprochen und ausgewählt werden.

Wo in einer Tagesklinik Therapeuten unterschiedliche Verfahren anbieten, hilft dies Patienten auch herauszufinden, welches Therapieinstrument oder welche Interventionen bei ihnen guten Erfolg versprechen und deshalb **ambulant fortgesetzt** werden sollten.

MERKE

Obige Praxishinweise ersetzen keinesfalls eine **gründliche Psychotherapieausbildung** mit Supervision, Selbsterfahrung oder eine Gruppentherapiefortbildung! Auch wenn der Ausbildungsweg zeitaufwendig und teuer ist, führt doch kein Weg daran vorbei.

9.3 Einzelne Psychotherapiemethoden

Aber welche Therapieausbildung unter den vielen möglichen ist für die Tagesklinikarbeit denn geeignet? Welche Vor- und Nachteile für teilstationäre Behandlung bieten die einzelnen Ansätze?

Einen Überblick über die häufigsten Therapieansätze (weit von Vollständigkeit entfernt) gibt ➤ Tab. 9.1.

Tab. 9.1 Die häufigsten Psychotherapiemethoden

Verhaltenstherapeutisch ausgerichtete Psychotherapien	
Verhaltenstherapie	Verhaltensweisen werden beobachtet und erwünschtes Verhalten durch Belohnungen verstärkt, an Auslösereize gekoppelt oder durch Modelle zur Nachahmung empfohlen.
Kognitive Verhaltenstherapie (KVT)	Zum Symptom gehörende Gedanken werden aufgedeckt. Bekannte Denkmuster werden infrage gestellt und neue Erkenntnisse zum Aufbau neuen Verhaltens aus eigener Motivation und verbunden mit den eigenen Werten genutzt.
Schematherapie	Im Kontakt zum Therapeuten entstehen Muster von Interaktion und Beziehung, die sich auf bestimmte tief verankerte Persönlichkeitsschemata zurückführen lassen. Durch konsequent kontraintuitive Beziehungspflege des Therapeuten kann die neue Erfahrung das Erleben und Verhalten ändern.
Akzeptanz- und Commitment-Therapie (ACT)	Mit kognitiven und meditativen Techniken aus den eigenen Werten und eigener Spiritualität heraus werden die zum Symptom geronnenen Erfahrungen und Gedanken gleichmütiger behandelt. Emotional soll damit erfüllter und zielorientiert gehandelt werden.
Dialektisch-behaviorale Therapie (DBT)	Die reichhaltige Differenziertheit inneren Erlebens und Fühlens wird entdeckt und so extremen Einseitigkeiten vorgebeugt. Angemessenere Bewältigungsstrategien werden eingeübt.
Metakognitives Training	Eigene Denkweisen werden überprüft und alternative Deutungen eigener Schlussfolgerungen gesucht und eingeübt.
Neurolinguistisches Programmieren (NLP)	Über individuell bevorzugte Sinnesmodalitäten werden innere Bilder über sich selbst und die Welt erweitert.
Psychoedukation	Nach Informationsvermittlung erlernen Patienten einen geeigneteren selbstbestimmten Umgang mit ihrer Krankheit.
Training sozialer Kompetenz	Situative und personenbezogene Störungen der Interaktion werden mehr oder weniger standardisiert durch Einüben verbessert.
CBASP	Patientenverhalten und -denken wird im Zusammenhang mit den Reaktionen der Umgebungspersonen untersucht, und Beziehungsmuster werden nach Erkennen neu ausprobiert (für chronische Depression entwickelt).
Tiefenpsychologisch-analytisch orientierte Verfahren	
Psychoanalyse	Schwierige Persönlichkeitsanteile ändern sich durch Erkenntnis ihrer Zusammenhänge mit frühen biografischen Erfahrungen und Prägungen, die in der Patient-Therapeut-Beziehung, in der freien Assoziation und in Träumen sowie begleitenden Abwehrmechanismen auftauchen.
Tiefenpsychologische Psychotherapie	Aktuelle Probleme werden gelöst durch Erkennen der seit frühen Jahren gewachsenen zwischenmenschlichen Muster und deren zugrunde liegenden Erfahrungen.
Gestalttherapie	Im verständnisvollen Dialog im Hier und Jetzt können sich unpassend gewordene Verhaltensweisen nachreifend verändern.
Psychoanalytisch-Interaktionelle Therapie	Tiefenpsychologisches Vorgehen wird ergänzt um echtes Antworten der Therapeuten, um strukturell gestörten Menschen Zuwendungserfahrungen zu ermöglichen.

Tab. 9.1 Die häufigsten Psychotherapiemethoden *(Forts.)*

Tiefenpsychologisch-analytisch orientierte Verfahren	
Mentalisierungsbasierte Therapie (MBT)	Bewusstwerden der eigenen seelischen Vorgänge und der Gefühle von Umgebungspersonen ermöglicht Vertrauensbildung in Therapeuten und adäquate Handlungsweisen gegenüber anderen.
Katathym-imaginative Psychotherapie (KIP)	In teils standardisierten und angeleiteten Tagträumen können Problemlagen mit Abstand und doch aus eigenen Quellen heraus neu betrachtet werden.
Gesprächs- oder humanistische Therapie	Über offene, ehrliche und wertschätzende Akzeptanz kann sich die positive Kraft im Menschen wieder entfalten und Symptome überwinden helfen.
Transaktionsanalyse (TA)	Kommunikationsabläufe werden verständlich und der Beeinflussung über die Einordnung in unterschiedliche Ich-Zustände zugänglich gemacht.
Existenzanalyse und Logotherapie	Das Streben des Menschen nach Sinnerfüllung und Werteverbindung wird gestärkt, um auch schwerste Krisen zu bestehen.
Auf die Umgebung und das System ausgerichtete Verfahren	
Systemische Familientherapie	Die Funktion des kranken Verhaltens für Familie und soziale Umwelt wird möglichst mit vielen Beteiligten ermittelt, und die Auswirkungen von Veränderungen werden sich vorgestellt und geübt.
Interpersonelle Psychotherapie	Emotionale Belastung bei Veränderungen der Lebenssituation wird betrauert, und es wird ermutigt, neue vertrauensvolle Beziehungen aufzubauen.
Psychodrama	Die eigenen Rollen werden entdeckt und Freiräume durch neue Überzeugungen und Verhaltensweisen erprobt.
Familienaufstellungen	Beim Nachfühlen von nachgestellten Beziehungsmustern entwickeln sich Einsichten in die Störungszusammenhänge, und neue Stellungen zueinander werden spielerisch erprobt.
Open Dialogue	In der psychischen (auch psychotischen) Krise werden alle wichtigen Bezugspersonen zum offenen gleichberechtigten Gespräch verständnis- und lösungsorientiert zusammengeholt.
Am Körper orientierte Verfahren	
Neuropsychologische Therapie	Durch Schädigungen des Gehirns bedingte Verhaltensstörungen können akzeptiert und durch gezieltes spezifisches Training verbessert werden.
Autogenes Training (Grundstufe)	Schwere, Wärme und Entspannung in vorgegebenen Körperregionen werden vorgestellt und verstärkt.
Progressive Muskelentspannung (nach Jacobsen)	An- und Entspannung der Muskulatur werden geübt und zunehmend durch Imagination beeinflusst.
Hypnose, Hypnotherapie	Im geleiteten fokussierten Entspannungszustand können ohne große Widerstände Erinnerungen erweitert oder künftige Vorhaben gefestigt werden.
Bioenergetik	In der körperlichen Haltung werden Blockaden aufgedeckt, und es wird eine Integration neu belebter Persönlichkeitsanteile besprochen.
Diverse Körperpsychotherapien	Körperliche Berührungen, körperliche Achtsamkeit und Körperbewegungen verändern die psychische Symptomatik.
• z. B. Konzentrative Bewegungstherapie (KBT)	Unbewältigte Konflikte werden an dem Bewegungsmuster, das sie hinterlassen, erkannt und verändert.
• z. B. Mindfulness-Based Stress Reduction (MBSR)	Sitzmeditation, Yoga-Übungen, Body-Scan und Schweigeübungen sollen die Zuwendung zur Gegenwart fördern.
Störungsspezifisch entwickelte Verfahren	
Diverse Traumatherapien	Nach Aufbau innerer und äußerer Sicherheit werden sich aufdrängende traumatische Erlebnisse hypnoid, narrativ und übend wieder in die Gesamtpersönlichkeit integriert.
• z. B. EMDR (Eye Movement Desensitization and Reprocessing Therapy)	Traumatische Erinnerungen werden unter bilateral wechselnder Stimulation nachbearbeitet.

Tab. 9.1 Die häufigsten Psychotherapiemethoden *(Forts.)*

Störungsspezifisch entwickelte Verfahren	
CBASP (s. o.)	Bei chronischer Depression
Interpersonelle Psychotherapie (s. o.)	Bei mittelschwerer Depression und Trauerreaktionen
Dialektisch-behaviorale Therapie (s. o.)	Bei Borderline-Persönlichkeitsstörungen
Open Dialogue (s. o.)	Bei schizophrenen Störungen
Integrative Psychosenpsychotherapie	Die Fähigkeit, soziale Signale zutreffend zu bewerten, wird geübt und die Funktion einer Psychose in der Familie geklärt.

9.3.1 Psychoedukation

In Leitlinien zur Behandlung psychischer Störungen finden sich psychotherapeutisch zunächst vorrangig Hinweise zur **Psychoedukation.** Die einfache Psychoedukation beinhaltet die zeitlich umrissene und idealerweise individualisierte **Aufklärung** von Betroffenen und Angehörigen über das Krankheitsbild und die **Bewältigung** der Folgen im Einzel- oder Gruppensetting. Spezielle **Therapiemanuale** existieren inzwischen für praktisch alle psychischen Störungsbilder und als diagnoseübergreifende Psychoedukation (Bäuml et al. 2016). Psychoedukation lässt sich in der Tagesklinik bei **fast allen Störungsbildern** einsetzen. Die volle strukturierte, manualisierte Therapie ist wegen der dafür notwendigen Zeitdauer und der nur kurzen Verweildauern tagesklinisch kaum möglich. Dies lässt sich ausgleichen, indem man fortlaufende Gruppen **über Tagesklinik und Institutsambulanz** gemeinsam anbietet und damit 20 und mehr Sitzungen nach Manual anbieten kann. **Anteile** psychoedukativen Vorgehens können aber auch gut in diverse Therapiegruppen der Tagesklinik einfließen. Vermittelt werden dabei neben **Informationen** zu Symptomatik, Verlauf, möglichen Ursachen und Bedeutung der Therapieoptionen auch eine aktive Selbstbeobachtung mit Differenzierung der Einschätzung von Stimmung, Antrieb, Schlaf, Befürchtungen usw. Belastungen können reduziert, eine gesunderhaltende Alltagsstruktur kann aufgebaut, **Frühwarnzeichen** eines Krankheitsrezidivs können individuell erarbeitet und, mit Frühinterventionen verknüpft, kann die Gesunderhaltung gefördert werden.

9.3.2 Gesprächspsychotherapie

Für eine grundlegende therapeutische Haltung bietet die humanistische Gesprächs- oder klientenzentrierte Psychotherapie ein hervorragendes Konzept (Finke 2010). Ihr Basisprinzip ist die im Menschen angelegte Selbstverwirklichungstendenz und eine stark **optimistische Haltung.** Zielsetzung und Aktivität werden bei der Patientin belassen. Die Methoden, um dies zu erreichen, sind eine bedingungslose **positive Wertschätzung** und dazu ein einfühlsames **„empathisches" Verstehen** der Patientin. Der Therapeut muss dazu gegenüber dem Patienten **offen, ehrlich und echt** über seine individuelle eigene Persönlichkeit in Kontakt treten können. Diese Zentrierung auf das Gegenüber erhöht die Wirksamkeit jeder Therapie und sollte von jedem Mitarbeiter in der Tagesklinik verinnerlicht sein und die therapeutischen Begegnungen durchziehen.

9.3.3 Verhaltenstherapie

Dass unser Verhalten, auch das krankhafte, auf **Lernen** basiert, ist eine der Grundlagen der Verhaltenstherapie. Dementsprechend kann über die Zusammenhänge beim Auftreten problematischer Verhaltensweisen untersucht werden, welche fördernden oder bremsenden Bedingungen ein Symptom beeinflussen. Im Mittelpunkt der Therapie steht dann das **Einüben** funktionalerer Muster. Dazu werden **Verstärker,** also Belohnungen, des erwünschten Verhaltens gesucht bzw. unerwünschtes Verhalten durch systematische Nichtbeachtung gelöscht. Der Verhaltenstherapeut wird die auftretenden **Sympto-**

me nach ihrer Schwere hierarchisieren und damit handhabbarer machen. Schwierige Situationen wie Ängste oder Zwänge werden in einer gut vorbereiteten Exposition erstmals und dann wiederholt als neutral oder angenehm erlebt und damit desensibilisiert. Ähnlich wie beim Lernen in der Schule ist die **Wiederholung** neuen Stoffs für dessen Verankerung entscheidend. Dazu erhält die Patientin **Hausaufgaben** und Vereinbarungen. Besserungen beruhen dabei auf dem Prinzip der **kleinen Schritte** – analog zu einer oft jahrelangen Lerngeschichte. Verhaltenstraining eignet sich tagesklinisch als Prinzip bei den meisten Krankheitsbildern. Auch wo es vermutlich nicht kausal wirkt, wie z. B. bei einer Schizophrenie, kann es doch die sich aus der Krankheit entwickelnden **Sekundärschäden abmildern** helfen und zu einer gelingenden **sozialen Integration** beitragen. Bei **Angst- und Zwangsstörungen** kommt kaum eine Therapie ohne systematisches Training neuen Verhaltens aus.

Komplett angelegte Therapiemanuale für die unterschiedlichsten psychischen Krankheiten finden sich bei der **kognitiven Verhaltenstherapie** (Brakemeier und Jacobi 2017). Tief eingeprägte und verankerte **Einstellungen und Überzeugungen** werden ermittelt, in ihrer Wirkung auf ein Symptom untersucht und dann modifiziert. Einstellungsänderungen lösen somit indirekt Symptome auf, mildern die Einstellung zu sich und wecken Hoffnung auf weitergehende Veränderungen im Leben. Für depressive Störungen gelingt oft auch noch **bei schwerem Verlauf** der kognitive Zugang. Auch für Persönlichkeitsstörungen ergeben sich tagesklinisch beste Chancen durch kognitive Einflussnahme.

Ein Vorteil der aktuellen **Verhaltenstherapie-Ausbildung** ist, dass Therapeutinnen damit auf die in verschiedenen Settings (stationär, ambulant) erworbene Erfahrung bestens fundiert in der Tagesklinik zurückgreifen können (Mundt et al. 2002). Die Systematik des Vorgehens schafft Klarheit und Sicherheit gegenüber den chaotischen und verunsichernden Kräften der psychischen Störung. Selbst **bei schwersten Beeinträchtigungen und Behinderungen** ist einfache Verhaltensverstärkung zu erreichen, so z. B. bei schwerer Depression, Manie, Demenz, nach Schlaganfällen oder bei intellektueller Minderbegabung.

9.3.4 Metakognitives Training (MKT)

Für Psychosekranke entwickelte sich das metakognitive Training als **leicht zu erlernende** Hilfe (➤ Box 9.2). Die Technik des Hinterfragens und der Alternativbildung für einen besseren Umgang mit kognitiver oder emotionaler Verengung kann neben der Anwendung bei Wahnerkrankung auch bei anderen schweren psychischen Störungen wie Depression oder Manie, diversen Persönlichkeitsstörungen oder hirnorganischen Veränderungen eingesetzt werden.

BOX 9.2

Drei Fragen des MKT

- Was sind die Beweise für meine Annahme?
- Gibt es andere Sichtweisen zum Problem?
- Selbst wenn meine Deutung zutrifft, reagiere ich über?

9.3.5 Tiefenpsychologische Psychotherapie

Mindestens eine Mitarbeiterin der Tagesklinik sollte in tiefenpsychologischer Psychotherapie (Wöller und Kruse 2015) Kenntnisse aufweisen. Die tagesklinische Besonderheit ist ja die große **Beziehungsdichte.** Mit denselben Menschen über etwa 2 Monate hinweg täglich 8 Stunden mit der Öffnung des eigenen Innenlebens beschäftigt zu sein, bringt viele „Macken", auffällige Reaktionsweisen und störende Einstellungen anderen Menschen gegenüber ans Licht. Die **Interaktion** und die **Dynamik** innerhalb der Patientengruppe und zwischen den Therapeutinnen kann schneller und vor einem breiteren Hintergrund verstanden werden, wenn gezielt auf die **Übertragungsphänomene** geachtet wird. Persönlichkeitsstile können vor ihrem **Entwicklungshintergrund** leichter eingeordnet und mitgeteilte **Träume** oder Fantasien als Therapiematerial genutzt werden. Die Blockaden des Fortschritts bzw. **Widerstände** gegenüber offensichtlichen Zusammenhängen lassen sich analytisch leichter auf die zugrunde liegende innere **Konfliktebene** zurückführen. Innerseelische, aber besonders zwischenmenschliche Konflikte werden durch ihre **Aktualisierung** in der **Übertragung** als Wiederholungen eines schon früh angeeigneten Schemas nachvollziehbar und damit der Bearbeitung zugänglich gemacht. Wenn sich innerseelische Konflikte der Vergangenheit im unbewussten Teil der Persönlichkeit niedergeschlagen haben, zeigen sie sich in Konflikten, aber auch in Versprechern, Beziehungsmustern oder Vorstellungen. Diese gilt es zu entdecken und die Patientin mit den Wahrnehmungen des Psychotherapeuten zu **konfrontieren. Abgewehrt,** also verdrängt, verleugnet oder verschoben, sind die inneren Konflikte weniger leicht wahrzunehmen. Oftmals sind hiermit unangenehme Gefühle wie Angst oder Schmerz verbunden. Dementsprechend kann sich Ärger oder Wut auf die Therapeuten entwickeln, oft vermischt mit einer Sehnsucht, trotz aller Traurigkeit und Verärgerung vom Therapeuten angenommen und geliebt zu werden. Ursprünglich sollten Therapeuten ohne Einbezug der eigenen Person, als „weiße Projektionsfläche", wirken. Inzwischen hat sich aber zunehmend die Erkenntnis durchgesetzt, dass insbesondere die Therapie in der Gruppe nur funktioniert, wenn die Mitglieder, und damit auch die Therapeuten, *„bereit sind, Risiken einzugehen und ganz persönliche Gedanken und Gefühle zu äußern, … da das wesentliche therapeutische Instrumentarium die eigene Persönlichkeit ist"* (Yalom 2017: 155). Tiefenpsychologische Therapeuten müssen deshalb sowohl **große Empathie** und emotionale Nähe herstellen als auch **Distanz und Abstinenz** wahren können, um nicht als reale Person in das Liebesbedürfnis von Patienten zu geraten. Für in ihrer Persönlichkeitsentwicklung durch Vernachlässigung oder Gewaltverhältnisse beeinträchtigte Menschen steht die psychoanalytisch-interaktionelle Methode (Streeck und Leichsenring 2011) zur Verfügung, die über echte Antworten der Therapeutinnen die Erfahrung eines „guten", wohlmeinenden Menschen vermitteln kann. Diese Therapierichtung hat schon früh die Möglichkeit der Gruppentherapie geschaffen und wird deshalb auch gern in Tageskliniken genutzt. Statt an Bezugspersonen festzukleben, die schon früher Bedürfnisse nicht ausreichend stillen konnten, oder vom Therapeuten in der Übertragungsbeziehung unendliche Versorgung zu fordern, soll die Therapie letztlich dahin führen, unabhängig zu werden und für die Erfüllung eigener Wünsche und Sehnsüchte **autonom** zu sorgen. Mit dieser Zielsetzung kann die analytische Orientierung der Tagesklinik erhebliche Bereicherung verleihen.

9.3.6 Mentalisierungsbasierte Therapie (MBT)

Neu entwickelte psychodynamische Therapiemethoden zeigen erstaunliche Modifikationen der alten Therapiestandards. So erweitert die MBT (Schultz-Venrath 2013) die **Projektionsfläche Therapeut.** Statt sich abstinent zurückzuhalten, gibt er hier wichtige Hinweise auf seine Wahrnehmung, insbesondere der **Wirkung des Patienten** auf ihn. Erkenntnisse über die Gedanken und Gefühle der Umgebungspersonen im Hinblick auf das eigene Verhalten erschließen sich hierüber den Patienten. Ein gelingendes Mentalisieren erfordert aufseiten des Therapeuten eine Haltung des **Nicht-Wissens,** der Begegnung auf **Augenhöhe** und eine klare **Selbstoffenbarung** mit aktivem **Auffordern zum Mentalisieren** in der Übertragungssituation hier und jetzt. Der Therapeut hält dazu das emotionale **Spannungsniveau** in einem mittleren Bereich. Irritierendes Infragestellen regt die Patientin an, die Denkweisen über sich und andere zu überprüfen. Die MBT bietet sich aufgrund ihrer interaktionellen Fokussierung hervorragend für das Training von neuen Denkweisen und Interaktionsstilen in der Tagesklinikgruppe an. In deutschen Tageskliniken wurde sie mehrfach in seiner Wirkung untersucht.

9.3.7 CBASP (Cognitive Behavioral Analysis System of Psychotherapy)

Ähnlich dem MBT trainieren Patientinnen im CBASP (Schramm 2012) die Wahrnehmung und Veränderung ihrer oftmals griesgrämigen oder zurückgezogenen **Haltung** gegenüber der Umgebung, die ihnen selbst regelmäßig gar nicht abweisend imponiert. Verkürzt sind die folgenden Schritte notwendig (nach Brakemeier und Jacobi 2017):

1. Patienten erkennen, dass ihr Verhalten – entgegen ihren Erwartungen bzw. früheren Lernerfahrungen – **Konsequenzen** hat („wahrgenommene Funktionalität"), wodurch sie aus der erlernten chronischen Hilf- und Hoffnungslosigkeit herauskommen.
2. Patienten lernen, ihren sogenannten **Stimuluscharakter,** den sie auf andere haben, sowie den Stimuluscharakter, den andere auf sie haben, im

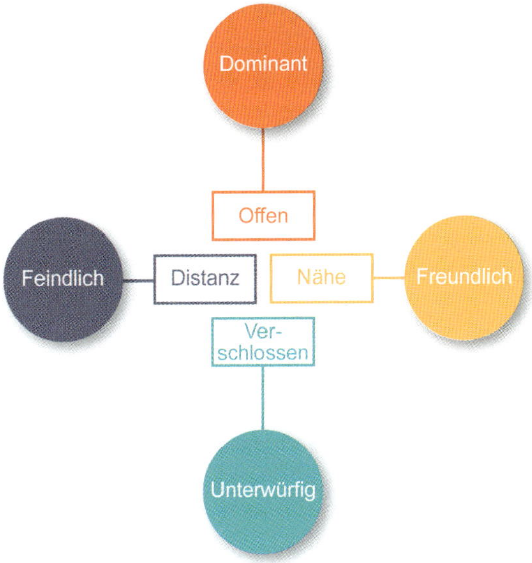

Abb. 9.1 Kiesler-Kreis des CBASP: Grundverhaltensweisen in sozialen Situationen (Kiesler 2017)

„Kiesler-Kreis" (➤ Abb. 9.1) einzuschätzen und gezielt einzusetzen. Durch das Hineinversetzen in andere sollen sie authentische Empathie (wieder-)erwerben.
3. Patienten lernen soziale Problemlösefertigkeiten und positive Bewältigungsstrategien und wenden diese in Situationen an, in denen sie gefordert sind, ihre individuellen Ziele zu erreichen.
4. Es kommt zu einem interpersonellen Heilungsprozess bezüglich früherer Traumata.

Wendet man als Therapeut ein bestimmtes **Verhaltensmuster konsequent** an, so wird das mit großer Wahrscheinlichkeit dazu führen, dass sich der Gesprächspartner kurz- oder mittelfristig in Richtung des dazu passenden Musters entwickelt. Dieses Prinzip scheint für eine über mehrere Wochen intensiv angewandte Therapiesituation, wie sie die Tagesklinik bietet, ausgesprochen geeignet zu sein. Auch wenn das volle Therapiemanual dieser ausgefeilten und störungsspezifischen Therapie wohl kaum komplett in der teilstationär zur Verfügung stehenden Zeit ausgenutzt werden kann, gelingt es mit einzelnen Elementen, einen raschen Schritt zur Veränderung lange bestehender und verhärteter Depressionshaltungen zu bewirken.

9.3.8 Schematherapie

Als symptom- oder diagnoseüberschreitendes Therapieinstrumentarium für die Tagesklinik, das Vorteile der tiefenpsychologischen und verhaltenstherapeutischen Schulen verbindet, bietet sich die Schematherapie (Young 2005) an. Ziel der Schematherapie ist es, die Wirkung ungünstiger, in Kindheit und Jugend erworbener Erlebens- und Verhaltensmuster, die sich in **Schemata** niedergeschlagen haben, auf die aktuelle Lebensgestaltung nachzuvollziehen und sie dann zu verändern. Verschiedene Verhaltens- und Interaktionsmuster sind inzwischen beschrieben und stehen, als Schemadomänen wohl sortiert, zur Diagnostik und Therapie bereit (➤ Box 9.3). Muster oder Schemata werden in der aktuellen Therapeut-Patient-Beziehung und in der Biografie gesucht.

BOX 9.3

Maladaptive Schemata der Schematherapie (nach Young 2005)

Schemadomäne Abgetrenntheit und Ablehnung
- Verlassenheit/Instabilität
- Misstrauen/Missbrauch (und Misshandlung)
- Emotionale Entbehrung
- Unzulänglichkeit/Scham
- Soziale Isolierung/Entfremdung

Schemadomäne Beeinträchtigung von Autonomie und Leistung
- Abhängigkeit/Inkompetenz
- Anfälligkeit für Schädigungen oder Krankheiten
- Verstrickung/unentwickeltes Selbst
- Versagen

Schemadomäne Beeinträchtigungen im Umgang mit Begrenzungen
- Anspruchshaltung/Grandiosität
- Unzureichende Selbstkontrolle/Selbstdisziplin

Schemadomäne Fremdbezogenheit
- Unterwerfung
- Selbstaufopferung
- Streben nach Zustimmung und Anerkennung

Schemadomäne Übertriebene Wachsamkeit und Gehemmtheit
- Negativität/Pessimismus
- Emotionale Gehemmtheit
- Überhöhte Standards/übertrieben kritische Haltung
- Bestrafen

Zur Veränderung alter dysfunktionaler Umgangsweisen werden verschiedene bewährte Methoden der Einzel- und Gruppentherapie (u. a. Imaginationsübungen, Stuhldialoge, Achtsamkeitsübungen) eingesetzt. Die Kenntnis dieses neuen Therapieverfahrens kann der tagesklinischen Therapeutin ein **aktiveres** und praktikables Handwerkzeug für schwierige Situationen schaffen als mit nur einem der beiden klassischen Therapieverfahren (Roediger 2017).

9.3.9 Dialektisch-behaviorale Therapie (DBT)

Eine Tagesklinik, die mit Menschen mit besonderer Persönlichkeitsstruktur arbeitet, benötigt sicherlich auch die Kenntnis einiger Grundprinzipien der DBT (Bohus und Berger 1996). Wo **schwer strukturell oder persönlichkeitsgestörte** Patientinnen früher Angst und Schrecken unter den Therapeuten hervorriefen, entzerren heute **Affektwahrnehmung und Affektdifferenzierung,** der Aufbau einer Reihe von **Skills** oder regelmäßig trainierte **Achtsamkeit** den Umgang mit emotionaler Instabilität. Zu den Bausteinen der DBT gehören der Aufbau zwischenmenschlicher Fertigkeiten, eine verbesserte Stresstoleranz und ein angemessenerer Umgang mit Gefühlen. Auf einen **„Notfallkoffer“,** eine Liste mit von Patienten selbst zusammengestellten Hilfs- und Erinnerungsmitteln für sehr hohe Anspannungszustände, kann dann zurückgegriffen werden. Emotionen bleiben nicht länger gefürchtete Hurrikans, die alles im Wege Stehende vernichten, sondern ihre Energie wird durch Wahrnehmungserweiterung, abwägendes Kompromissbilden und gezielte Aktivitäten wieder in gesunde Bahnen gelenkt.

9.3.10 Entspannungsverfahren

Ohne Entspannungsverfahren (Krampen 2013) kommt eine Tagesklinik nicht aus. Bewegung und Sport sorgen für Anspannung und Aktivität. Expositionstherapie und Alltagstraining fordern volle Konzentration und Aufmerksamkeit. Um aber mit Spannung arbeiten zu können, muss auch der **Gegenpol** zugänglich sein, muss die Entspannungsphase vertieft werden können, was bei vielen Patienten über lange Zeit zu kurz gekommen ist. Oft kennen Hilfesuchende aus Kursen der Volkshochschule oder Krankenkasse schon das **autogene Training** (AT, ➤ Box 9.4) oder die **progressive Muskelrelaxation** (PMR). Für diese Patienten kann nahtlos an positive Erfahrungen verstärkend angeknüpft werden. Andere müssen erstmalig einen Zugang zu ihrem entspannten Zustand selbstbestimmt erlernen. Neben den Grundübungen kommen nun tagesklinisch bei den Entspannungsverfahren die Übertragbarkeit und Handhabbarkeit im Lebensalltag hinzu. Übrigens ist das Üben im Sitzen oder in einer weniger ruhigen Umgebung alltagsnäher als im abgeschotteten Liegeraum.

BOX 9.4

Grundübungen des autogenen Trainings (Schultz 2016)
- Erleben der Ruhe
- Erleben der Schwere
- Erleben der Wärme
- Beobachten des Atems
- Sonnengeflecht
- Herzübung
- Stirnkühle

Tagesklinisch kann eine große Vielfalt diverser Verfahren mit **Traumreisen, Achtsamkeitstraining, Yoga, Qigong, Biofeedback, Body-Scan** oder anderen emotional defokussierenden, weil körperfokussierenden Methoden eingesetzt werden. Die Zugänge der Patienten zu einem entspannten, bewertungsarmen inneren Beobachten sind unterschiedlich. Wer eher **handlungsorientiert** lebt, profitiert leichter von PMR oder Yoga, wobei Vorlieben oder Abneigungen gegenüber buddhistisch getönten Erklärungen bei Patienten zu beachten sind. Weiterführend kann die Oberstufe des AT oder die **katathym-imaginative Psychotherapie** genutzt werden, um im entspannten Zustand mit unterbewussten Vorstellungen **bildhaft** zu arbeiten. Der Therapeut gibt hierbei Standardmotive wie z. B. Wiese, Fluss, Berg oder Haus vor und lenkt dabei im entspannten Zustand die Aufmerksamkeit auf bestimmte Aspekte. Das Erlebte kann anschließend im Wachbewusstsein in seiner Bedeutung besprochen werden.

Bei der **Hypnose** wird die Patientin in der Regel ohne verbale Rückmeldung dem eigenen Unterbewussten überlassen. Dieses Verfahren kann zur Erhellung unklarer innerseelischer Zusammenhänge, zur **Selbstberuhigung oder Affirmation** erwünschter Impulse oder Gedanken, z. B. in der Entwöhnungsphase von Suchtmitteln, eingesetzt werden. In der Regel ist heute die autonome Steuerung der eigenen Person jedoch so wichtig, dass eher die Selbsthypnose als die gelenkte Hypnose im Vordergrund steht.

Bei allen Entspannungsverfahren sollten die Ausführenden Erfahrungen mit **psychotisch erkrankten** Menschen vorweisen können. Auch wenn es insgesamt eher selten vorkommt, ist die Auslösung von Positivsymptomen wie Wahn oder Halluzinationen eine bedrohliche **Nebenwirkung** aller assoziationsfördernden und kognitiv auflockernden Methoden. Psychoseerkrankte müssen deshalb zwar nicht generell von Entspannung ausgeschlossen werden. Aber es muss klar sein, worin sich erste Veränderungen zeigen und wann für die betroffenen Patienten die Übung sofort beendet oder die gesamte Gruppe wieder zur Handlungsorientierung in die Gegenwart zurückgeführt werden sollte.

9.3.11 Systemische Therapien

Der Blick auf die menschliche Umgebung einer Patientin wird durch Kenntnisse einer **systemischen** oder **familiendynamischen Therapie** deutlich erleichtert. Damit verbunden ist nicht nur die Analyse der Funktion eines Symptomträgers in seinem Netzwerk bzw. die **Funktion** des Symptoms für die Stabilisierung eines ganzen Familiensystems. Die systemische Therapie hält auch wertvolle Interventionen mit rascher Wirkung bereit, die **lösungsorientiert** sind oder durch **zirkuläres Fragen** erhellt werden können (de Shazer 2006): „Wie, glauben Sie, würde ihre Freundin reagieren, wenn Sie allein einen Urlaub planen?“, „Was denkt wohl ihre Mutter, womit Ihre Krankheit zusammenhängt?“ Biografiearbeit als Suche nach Zusammenhängen des Symptoms und Skalierungen helfen den Blick zu erweitern. **Metaphern oder Reframing** (Erickson 2010) können im widerstandsarmen Zustand oder gar in paradoxer Intervention Lösungen zulassen, die sonst nie vorstellbar waren. Dies alles kann fein dosiert auch tagesklinisch im Einzelfall und diagnoseunabhängig genutzt werden. Eine Gruppe in ein aktives und ein reflektierendes Team (Anderson 1990) aufzuteilen oder mit Skulpturbildung (Satir und Baldwin 2004) Beziehungskonstellationen nacherleben zu lassen, wird eher selten teilstationär genutzt. Auch wenn diese Therapiemethode recht einfach erscheinen, sind sie effektiv und sollten nur mit einer gründlichen Kenntnis der Methode, mit psychotherapeutischer Selbsterfahrung, Supervision und Kenntnis der möglichen Risiken eingesetzt werden. Auswüchse wie z. B. beim Familienaufstellen ohne individuelle Nachbearbeitung und mit starr hierarchischem Familienbild gingen als Negativbeispiele genug durch die Presse.

9.3.12 Traumafokussierte Therapien

Spezialisierte Therapien stehen inzwischen für diverse Krankheitszustände zur Verfügung. Eine posttraumatische Belastungsstörung kann z. B. nicht schadlos durch Angstexposition allein oder durch empathische Analyse der Entstehungsbedingungen gebessert werden. Beides kann zwar eine wichtige Rolle im Gesamtbehandlungskonzept spielen, verschlechtert aber für sich eher die Symptomatik. Die spezielle

Traumatherapie des **EMDR** (Eye Movement Desensitization and Reprocessing) ist ein von F. Shapiro speziell entwickeltes Verfahren (Hofmann 2006), bei dem nach einer Stabilisierungsphase mit Vertrauensaufbau und verbesserter Selbstregulation eine Traumakonfrontation unter ganz besonderen Bedingungen stattfindet. Zentrales und auffälligstes Element der EMDR ist die **geleitete Augenbewegung.** Die Patientin folgt mit ihren Augen der sich vor ihrem Gesicht hin und her bewegenden Hand der Therapeutin oder einem Lichtbalken. Die Augenbewegungen oder andere Formen bilateraler Stimulation fördern die kognitive Veränderung („Verarbeitung") traumaassoziierter Erinnerungen. Diese Angstkonfrontation erfordert ein zuvor entwickeltes Gefühl der Sicherheit, das es bei allen Psychotherapien mit traumatisierten Menschen aufzubauen gilt. Nach mehreren behutsamen Konfrontationen kann sich die katastrophale Schrecklichkeit des Erlebten auflösen. Tagesklinisch wird EMDR eher selten in der Einzeltherapie begonnen, sofern die Fortsetzung poststationär in Kontinuität gesichert ist. Behandlungszeiten über viele Monate bis zu Jahren sind nicht selten und dann ambulant zu absolvieren.

Für die Traumatherapie wurden mehrere weitere Verfahren entwickelt: mit **hypnoiden Zuständen** (Erickson 2010), als **narrative Exposition** nach M. Schauer (Neuner et al. 2009) oder über selbstausgelöstes physiologisches Erleben von z. B. durch Belastung selbst herbeigeführten Tremor, wie im Traumaerinnern, nun aber selbst kontrolliert (Levine 2012). Diese kürzer ausgerichteten Verfahren sind tagesklinisch leichter einsetzbar. Vielfach fehlen aber noch ein klarer Wirksamkeitsnachweis und die Einschätzbarkeit von Nebenwirkungen. Sicher wird jedoch eine Klangmassage oder homöopathische Verordnung für sich allein in der Regel keine Traumaheilung bewirken können, auch wenn sie begleitend für Spannungsregulation und Beziehungsaufbau wichtig sein können. Die Prinzipien eines sehr **festen Vertrauensaufbaus,** verbesserter **differenzierterer Binnenwahrnehmung** der Patientinnen und **erweiterter Selbststeuerungsfähigkeit** der eigenen Zustände sind sicher schulenübergreifend eine wesentliche Voraussetzung für alle anderen Traumatherapien. Und dann kann die vorsichtige und **begleitete Exposition** gegenüber dem gefürchteten Nacherleben des Traumas folgen, aber möglichst in einem **veränderten Zustand:** mit raschen Seitenwechseln der Wahrnehmung, im traumähnlichen und entspannten Zustand oder in einer unterstützenden Gruppensituation.

9.3.13 Körpertherapien

Wer mit organisch veränderten Patienten arbeitet (z. B. nach Schlaganfall, bei neurologischen Ausfällen oder beginnender Demenz) sollte Zugang zu **neuropsychologischen Verfahren** haben (Hartje und Poeck 2006). Vereinzelt finden sich schon Tageskliniken, die psychiatrische und neurologische Therapie im fortgeschrittenen Alter in einer Einrichtung verbinden (z. B. Universität Würzburg). Neuropsychologie zeichnet sich durch eine sehr feine **differenzierte Diagnostik** aus, die notwendig ist, um Funktionen oder Module ausgefallener Hirnbereiche zu identifizieren und der Beübung zugänglich zu machen. Abgestimmte **Trainingsprogramme** für Aufmerksamkeit, Sprache, Körperwahrnehmung oder emotionale Fehlregulationen stehen zur Verfügung. Wichtiges Ziel ist dabei aber nicht nur die **anhaltende Funktionsverbesserung,** sondern ihr Einbau in den **Lebensalltag.** Dazu können auch Angehörige einbezogen werden und andere Berufsgruppen wie Ergotherapeuten oder Krankenpflege in einem gemeinsamen Trainingsplan am selben Strang ziehen.

Bei **somatoformen Störungen** oder dominierenden körperlichen Beschwerden spielen Körpertherapien eine wichtige Rolle. **Atemtherapie, Feldenkrais, Shiatsu, Akupressur, Eutonie, Kinästhetik** und viele andere Methoden werden mehr oder weniger evaluiert angeboten. Erfahrung mit der eigenen Technik bei gleichzeitig ausreichend kritischer Selbstbeobachtung und Begrenzung auf einige Indikationsbereiche sind günstige Auswahlkriterien für die psychosomatisch arbeitende Tagesklinik.

9.4 Psychotherapie – Die Form

Gleichgültig welche Therapieausrichtung favorisiert wird, lassen sich für die Tagesklinik einige Punkte zur Form der Psychotherapie formulieren.

9.4.1 Gruppen- und Einzelpsychotherapie

Tageskliniker haben schon früh mit gutem Grund begonnen, die Gruppe als Ganzes oder Teilgruppen zu therapieren. Und sie taten dies, obwohl praktisch alle Therapieschulen aus der Einzeltherapie entstanden waren. Inzwischen gibt es aber gute Gruppentherapieausbildungen in den geläufigsten Verfahren. Die **Gruppentherapie** (Tschuschke 2010; Strauß und Dankwart 2018; Yalom 2007) gründet u. a. auf der Notwendigkeit einer intensiven, möglichst täglichen Arbeit der Patientinnen an ihrer Persönlichkeit oder den mitgebrachten Problemen (➤ Abb. 9.2). Dies wäre im Einzelkontakt nur mit sehr großem Personalaufwand zu erreichen. Neben dem **geringeren Aufwand** bietet die tagesklinische Gruppenarbeit aber auch die Chance, die ohnehin stattfindenden **Interaktionen** im Gruppengeschehen, die **Gruppenkohäsion** bzw. die Spannungen zwischen Einzelnen und Gruppenteilen zu besprechen und damit zu beeinflussen. Patienten können Schattenmotive der Behandlung und Blockaden bei einer Mitpatientin oftmals leichter erkennen und benennen. Sie lernen, ihre eigene Problematik aus recht **vielen Blickwinkeln** zu sehen. Und die mitarbeitenden Mitpatienten erleben sich als therapeutisch hilfreich und können ihre Bemerkungen zu anderen auch als für sich selbst formulierte Erkenntnisse oder Strategien nutzen. Die **Dynamik** einer Gruppe übersteigt die der Einzeltherapie bei Weitem.

Wenn die Gruppe zu groß ist, kommen einzelne Patienten zu kurz, weshalb Tageskliniken ihre Patienten häufig zur Psychotherapie in kleinere Binnengruppen aufteilen. Günstig ist dabei eine **Teilnehmerzahl** von ca. **acht bis zwölf** Patienten. Bei zu kleinen Gruppen verliert sich der Verstärker- und Selbsthilfeaspekt, bei zu großen gehen einige Teilnehmer leicht unter. Wenn z. B. eine Patientin in der Gruppe berichtet, welche ungestillten Sehnsüchte sie noch heute an ihre Eltern hat, die ihr diese aber aufgrund einer Suchterkrankung nicht geben konnten, und wenn dann weitere zwei bis sechs Mitpatienten voller Empathie eigene Gefühle und Erfahrungen hierzu berichten, entsteht enorm viel **Verständnis,** und eine Atmosphäre des **Aufgehobenseins** und der Unterstützung entwickelt sich.

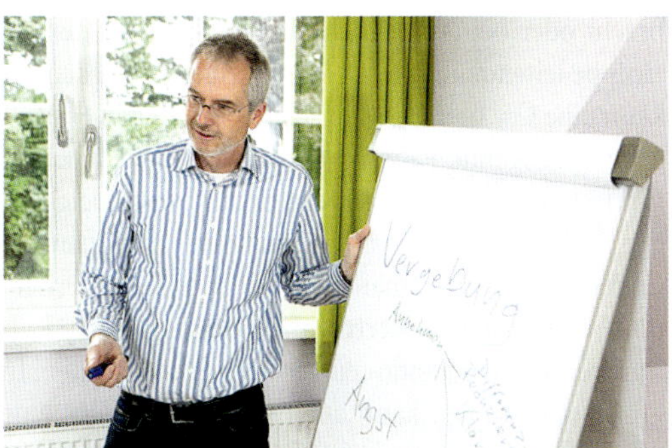

Abb. 9.2 Gruppentherapie: Visualisierende Medien erleichtern das Verständnis angesprochener Themen.

Andererseits hat auch die **Einzeltherapie** ihren Stellenwert. 30 oder 50 Minuten intensive Zuwendung fördern **persönlichere Themen** zutage, erhellen biografisch komplette **Zusammenhänge** oder ermöglichen **komplexe Trainingsprogramme.** Die Themen der Einzeltherapie können wieder in die Gruppe gebracht und umgekehrt die heftigsten Emotionen der Gruppe im Einzelgespräch vertieft werden. So profitieren beide Therapieformen voneinander. Es gibt Themen, welche die Gruppe überfordern, zu große Beschämung beim Patienten hervorrufen, die sofortige fachkompetente Hilfe erfordern oder zunächst nur in der Dyade sinnvoll zu handhaben sind. Und es muss immer Zeit für **Notfall-Einzeltherapie** bleiben. Krisen und auftauchende Suizidgedanken sollten unbedingt im Einzelkontakt angesprochen werden. Dazu macht es Sinn, neben einem festen für Einzelgespräche festgesetzten Termin auch spontane Ansprache zu jeder Zeit möglich zu machen. Im Einzelkontakt ist zunächst der Informationsgewinn wichtig. Aber auch die Chance zu einer tiefen menschlichen und verändernden Begegnung ergibt sich eher im Einzel- als im Gruppenkontakt. Jeder Patientin sollte ein psychotherapeutisch ausgebildeter **Einzeltherapeut** zur Verfügung stehen.

Die bewährte Kombination aus Einzel- und Gruppentherapie funktioniert nur, wenn ein täglicher intensiver **Austausch** unter den Therapeuten die verschiedenen Anteile der Patienten zusammenhält. Dazu werden sinngeleitet ein bis zwei Einzelsitzungen pro Woche abgehalten, die in der Zeitdauer nicht immer an die Regeltherapie angepasst sein müssen. Und dazu kommen wöchentlich zwei bis vier psychotherapeutische Gruppen. Vielfach entstehen aus den täglichen Begegnungen Kurzinterventionen. Das **Verhältnis** von Gruppen- zu Einzeltherapie beträgt im Durchschnitt **ca. 2 : 1.** Sofern eine Tagesklinik sich auf Einzeltherapie spezialisiert, muss sie stärker darauf achten, was in der therapiefreien Zeit geschieht und wie die Dynamik der Vereinzelung oder unbeeinflusster Gruppenprozesse vor pathogenen krankheitsverstärkenden Entwicklungen bewahrt wird. Die überwiegende Einzeltherapie gestaltet sich personell sehr aufwendig.

9.4.2 Der Stuhlkreis

Stehen ist Patienten in der Therapie wohl kaum über eine längere Zeit zuzumuten. Im Liegen ist die Tendenz zum Einschlafen zu groß, und die Kommunikation über die Mimik klappt schlecht. Also ist tagesklinisch **Sitzen** wohl die sinnvollste Art zu therapieren. Es ist aber nicht egal, wie gesessen wird. Hintereinander zu sitzen erzeugt Konzert- oder Schulgefühle – also ist der **Stuhlkreis** (oder auch einmal der Sitzkissenkreis), trotz seiner inzwischen geradezu satirisch verarbeiteten Stereotypie, zu bevorzugen. Hier gilt, dass möglichst jeder jeden sehen kann, also große Beulen des Kreises ausgeglichen werden. Die Patienten können überprüfen, ob ihr Empfinden für Nähe oder Distanz zu den Nachbarn stimmt und den Kreis größer oder kleiner gestalten. Einzelne Patientinnen **weigern** sich partout, in den Kreis hineinzukommen, und sitzen dann neben dem Kreis, legen oder hocken sich auf den Boden, sitzen verkehrtherum oder finden weitere abweichende Variationen. Damit steht (bzw. sitzt) schon ein Gruppenthema im Raum. Es kann aber auch notwendig sein, den Erkrankten dort erst einmal sitzen zu lassen und zu beobachten, ob und wie sich im Laufe der Zeit an seinem Verhalten etwas verändert. Manchmal wird das Bedürfnis, im Mittelpunkt zu stehen oder unbedingt durch Andersseins aufzufallen, durch immer wieder neues Besprechen eher verstärkt.

9.4.3 Co-Therapie

Auch wie und wo die Therapeuten sitzen, ist wichtig. Gruppentherapien sollten, wenn möglich, **zu zweit** durchgeführt werden, auch weil durch eine **Co-Therapie** verschiedene Blickwinkel entstehen. Das gelingt aber weniger gut, wenn beide nebeneinandersitzen. Bei einem um 180° oder 90° im Kreis voneinander getrennten **Abstand** ergibt sich die Chance einer viel eigenständigeren, unterschiedlichen Therapeutenposition. Eine eigene Sitz- und Wahrnehmungsposition einzunehmen und zu behaupten erfordert jedoch etwas größere Selbstsicherheit der Therapeutinnen.

Die vorherige **Absprache,** welcher der Therapeuten die Therapie leitet, schützt vor Unsicherheit und Chaos. Im einfachsten Fall wird die kompetentere, forschere oder stärker therapeutisch ausgebildetere Kollegin die **Gruppe führen,** und die andere Kollegin sitzt aufmerksam dabei, übernimmt die Dokumentation und gibt der Haupttherapeutin anschließend ihre Wahrnehmungen als Feedback zur Kenntnis. Umgekehrt kann ein lernender Therapeut der aktive Part sein und nachträglich durch Rückmeldung des erfahrenen Kollegen lernen. Noch spannender ist es für Patienten, Therapeuten zu erleben, die ihre **Unterschiede und Widersprüche offen** äußern können. Es ist anregend, aber auch stark verunsichernd, wenn Co-Therapeut und Therapeutin offen ihre gegenseitige Kritik oder Differenzen vor den Patientinnen ansprechen. Hierüber kann die Toleranz der Patienten zur eigenen abweichenden Positionen gestärkt werden, und die Patienten können ermutigt werden, ihre eigene Kritik **konstruktiv** einzubringen. Differenzen der Therapeuten sollten dementsprechend konstruktiv und nicht im Streit enden. Das Prinzip der Versöhnung der Gegensätze kann zu höchster Herausforderung und zu einem nachahmenswerten Beispiel werden. Hauptaufgabe der Co-Therapeutin ist jedoch eher die **Beobachtung** des Prozesses und der Gruppenteilnehmer aus ihrer Sicht. Das Beobachtungsergebnis kann anschließend in die **Nachbesprechung** eingebracht oder bei großer Relevanz **auch sofort** der die Gruppe leitenden Kollegin offen mitgeteilt werden. So kann eine Co-Therapeutin z. B. auf sich in den Hintergrund drängende Patientinnen aufmerksam machen. Ein fest eingespieltes **Tandem** hat es hierbei leichter. Die Teilnahme anderer Teammitglieder eröffnet die Chance, sich untereinander besser kennenzulernen, und bereitet für den **Vertretungsfall** kompetente Kolleginnen vor, die nahtlos eingesetzt werden können. In größeren Gruppen kann auch komplikationslos eine dritte oder vierte Person auf Therapeutenseite teilnehmen – als **Ausbildungskandidatin, Praktikantin** oder zur Einarbeitung von Nachfolgern.

PRAXISBEISPIEL

In der Psychotherapiegruppe kommt es zu einer emotional heftigen Auseinandersetzung zweier Patienten über die Frage der Beteiligung am gemeinsamen Einkaufsdienst. Die Beschuldigung einer Patientin, ihr Kollege sei unzuverlässig und unpünktlich, wird von diesem mit der bissigen Bemerkung gekontert, sie benehme sich wie eine Oberlehrerin und unerträgliche KZ-Aufpasserin. Die Krankenschwester nimmt als Co-Therapeutin wahr, dass Frau Z. völlig versteinert zu dissoziieren scheint. Da der leitende Psychotherapeut dies scheinbar nicht bemerkt, weist sie in der Gruppe auf den merkwürdigen Zustand von Frau Z. hin. Der leitende Therapeut nimmt die Sorge bei seiner Kollegin wahr und ernst. Er kann den dissoziierten Zustand bei Frau Z. durch deutliche Ansprache unterbrechen. Diese gerät dann in anhaltendes Weinen und berichtet anschließend von den Leiden unter ihrer Mutter, die selbst eine pedantische Lehrerin gewesen sei und ihre Tochter ohne Zuwendung drangsaliert habe. Außerdem sei der Großvater tatsächlich in einem Lager für Kriegsgefangene als Wächter eingesetzt und für die ganze Familie ab der Nachkriegszeit nicht mehr ansprechbar gewesen. Die neue Dimension ihres Streits lässt auch die beiden ursprünglichen Kontrahenten mit mehr Abstand die relative Belanglosigkeit des Anlasses erkennen und milder miteinander umgehen. Ohne die mitgeteilte Beobachtung der Krankenschwester wäre wohl Frau Z. nur als abwesend registriert und der aktuell besprochene Konflikt schwerer einzuhegen gewesen.

9.4.4 Umgang mit Störungen

In Zeiten ständiger Erreichbarkeit sind die Konzentration und das volle Sich-Einlassen auf einen Gruppenprozess wohl nur bei **Verzicht auf telefonische Verfügbarkeit** während der Therapiezeiten möglich. Insbesondere jugendlichen Patientinnen wird das Ausschalten oder Einschließen ihres Smartphones schwerfallen, da sie dann aus dem vorher gewohnten sozialen Netz herausfallen. Der Hinweis auf die Analogie zum **Handyverbot** bei der Arbeit, im Kino oder im Seminar an der Uni hilft bei starker Affinität oft nur wenig. Die Bezugstherapeutin kann sich z. B. die Zeit nehmen, miteinander die Telekommunikation der letzten Stunden durchzugehen und die Beziehungsqualität von Netzfreunden zu besprechen. Aus der Störung die Chance zur **Selbstwahrnehmung** machen lautet hier das Prinzip. Das gilt auch für andere Störungen wie vorgeschobenen oder echten häufigen **Harndrang,** der einen Gesprächsprozess unterbrechen kann. Sklavisch an der Einhaltung der Präsenzpflicht festzuhalten hilft bei den vielen Gründen von Patienten, die Gruppentherapie zu unterbrechen, wenig. Die **Freiwilligkeit** der Veranstaltung bleibt ja bestehen. Einigen Patientinnen gilt es sogar nahezulegen, die Gruppe zu verlassen, wenn sie sich überfordert fühlen. Ein **Rückzugsraum** sollte dann auch konkret in der Situation offenstehen. Die Regel, sich bei der Gruppe beim Hinausgehen **abzumelden,** ist insofern wichtig, als ansonsten Sorge und Angst um die verschwindende Patientin die ganze weitere Gruppentherapie überlagern können. So kann im Bedarfsfall, z. B. bei starker emotionaler Überforderung, ein weiterer Therapeut dem hinauseilenden Patienten für eine Einzelbetreuung nachgeschickt werden.

9.4.5 Gruppenregeln

Gruppenregeln offenzulegen erleichtert neuen Patientinnen den Einstieg in die Gruppe. Der Leiter kann kurz die wichtigsten davon am Anfang benennen. Oder sie stehen in einem schön gerahmten Wandbild optisch zur Verfügung. Leider hilft die einmalige Festschreibung nicht auf Dauer, da die regelungsbedürftigen Themen sich immer wieder verändern. Einige Grundregeln tauchen jedoch immer wieder auf (➤ Box 9.5).

BOX 9.5

Häufige Gruppentherapie-Regeln

- Die Teilnahme ist freiwillig.
- Jeder ist selbst verantwortlich für das, was er einbringt.
- Die Therapie hat nur Erfolg bei Offenheit der Teilnehmerinnen in der Therapie.
- Dazu ist Verschwiegenheit über das Gruppengeschehen und über die Teilnehmer außerhalb der Therapie Voraussetzung.
- Persönliche Herabsetzung und Ausgrenzung, aus welchem Motiv auch immer, ist nicht erlaubt.
- Gewaltanwendung ist streng verboten.
- Störungen sollen vordringlich angesprochen werden können.
- Im Gespräch bringen „ich" und „du" weiter als „man".
- Die Therapieleiter schützen die Teilnehmer und dürfen dazu Grenzen setzen.
- Beim Verlassen des Raumes teilen die Personen kurz mit, warum sie gehen und ob es sich um eine Unterbrechung oder um eine Beendigung handelt.
- Handys werden bitte ausgeschaltet.

9.4.6 Ablauf

Warum die **Dauer** einer Therapiesitzung ambulant 50 Minuten umfassen soll, ist wohl schwer allein auf inhaltlich sinnvolle Gründe zurückzuführen. Tagesklinisch kann die Zeit in erster Linie frei am Erfolg beim Patienten eingeteilt werden. Wo die Belastbarkeit durch eine schizophrene Psychose, eine emotionale Instabilität oder eine hirnorganische Wesensänderung reduziert ist, reichen für eine Gruppentherapie oftmals schon 20–30 Minuten. Ansonsten werden bei einer Gruppe belastbarer Menschen etwa **60–90 Minuten** die geeignete Dauer darstellen, um die wichtigen persönlichen Themen nicht nur anzureißen, sondern auch durchzuarbeiten.

Der **Ablauf** umfasst in der Regel das kurze Erklären der Gruppentherapie und der Therapieregeln. Es kann eine **Einführungsrunde** absolviert werden. Ihr Vorteil besteht darin, dass jede Patientin schon einmal geredet hat und dass auch die sich sonst leichter versteckenden Menschen wenigstens einmal mit ihrem Thema beachtet werden. Therapeuten können die Themen aufschreiben und später darauf zurückkommen. In der Eingangsrunde reicht ein kurzes inhaltliches Nachfragen, um ein Thema zu klären. Beim Start der eigentlichen Therapie wird dann ein **Gesprächsthema** festgelegt. Tiefenpsychologen neigen hier zu stillem Abwarten, was zwar die Spannung steigert, aber auch die Hemmschwelle höher schraubt und viel Zeit kosten kann. Indirekte Eröffnungen können sein: „Was meinen Sie, wessen Thema heute am Dringendsten besprochen werden sollte?“ oder „Welches der genannten Themen interessiert Sie heute am meisten?“ Themen, die mehrfach vorgeschlagen wurden, oder Störungen in der Gruppe (Streit untereinander, gemeinsame Angst, suizidale Gefahren, schwierige Therapieerfahrungen, aktuelles Tagesgeschehen usw.) bieten sich an, vorgezogen zu werden. In der Regel reichen 15–30 Minuten pro Patient und Thema, wobei hierbei eher die Ausnahme als die Regeleinhaltung sinnvoll erscheint.

Das Verhalten der Therapeutinnen hat klare Auswirkungen auf die Patientinnen: Pünktliche Therapeuten erhöhen die **Pünktlichkeit** ihrer Patienten, lockere Leiter fördern **Lockerheit** der Behandelten, streng nach Regeln arbeitende Therapeuten fördern die **Auseinandersetzung** mit Grenzen, chaotisch arbeitende „Psychos“ helfen, über **verwirrende Neuordnung** klare Krankheitsüberzeugungen infrage zu stellen. Gut wirksame Therapeutinnen haben aber nicht nur ein Persönlichkeitsschema, sondern können durch **Aktivierung gegensätzlicher Stile** ihren inneren Freiraum nutzen und den der Patientinnen erweitern.

Die Gruppentherapeutin sollte auf jeden Fall auf häufig vorkommende **Therapieinhalte** vorbereitet sein (➤ Box 9.6).

BOX 9.6

Häufig vorkommende Therapieinhalte

- **Verlust** in Form von Trennung, Tod, Arbeitsplatzkündigung, gesundheitlichen Einschränkungen, Verlust von Ansehen oder finanzielle Einschränkungen
- **Überforderung** in Beruf, Partnerschaft oder Freizeitgestaltung, oft kombiniert mit zu geringer Anerkennung oder fehlender sozialer Unterstützung
- **Bewältigung von Krankheitszuständen**
- **Geringer Selbstwert,** geringes Selbstbewusstsein oder geringe Selbstsicherheit

Günstig für den Therapieverlauf ist es, Raum für die Komplexität emotionaler Reaktionen der Patientinnen zu geben. Dazu dient **behutsames Nachfragen,** auch in Richtungen, die von Patientenseite her nicht thematisiert werden oder die eher als implizite Botschaft im Raum schweben. Platz sollten auch das Verständnis und die Analogie im Erleben der Mitpatienten haben. Und dann gilt es, eine etwas **günstigere Haltung** zum Erlebten zu entwickeln, also in der Trauer oder Aggression auch noch etwas Hoffnung oder Dankbarkeit zu entdecken. Auch kann die hohe Leistung gewürdigt werden, offen die eigenen Gefühle ausgesprochen zu haben. Weniger hilfreich ist es dagegen, wenn Therapeutinnen komplette Problemlösungen präsentieren. Die Haltung der Hilfe zur Selbsthilfe oder des **sokratischen Dialogs,** bei dem Patienten selbst auf für sie geeignetere Einstellungen kommen, ist einer Therapie eher angemessen. Patienten können hierüber lernen, dass erschlagende Ratschläge oftmals weniger bewirken als ein gemeinsames Aushalten von ansonsten unerträglichen Leidenszuständen. Therapeuten sollten um ihre eigenen Wege wissen, schreckliche Erfahrungen aushaltbar zu machen.

In einer bewegenden Therapiesitzung wird geweint und gelacht, weshalb Taschentücher bereitliegen sollten. Die Therapie soll mit glaubwürdiger **Re-**

silienz oder realistischen Ressourcen gefüllt werden können. Die Krankheits- und Lebensbewältigung fördern können z. B.:

- Humor
- Kreativität
- Erinnerung an schöne Lebenszeiten
- Fürsorge anderer Menschen aber auch für andere
- Dankbarkeit z. B. für die verbliebenen Chancen
- Sport und Bewegung
- Vertrauen
- Improvisationstalent
- Lustorientierung
- Selbstfürsorglichkeit
- Liebe geben und nehmen
- Wahrnehmung und Deutungen erweitern
- Persönlicher Glaube
- Offenheit gegenüber neuen Menschen
- Hoffnung auf Veränderung

Bei homogeneren Patientengruppen macht es Sinn, in Gruppentherapien eine bestimmte Thematik vorzugeben. Wo Aspekte weiblicher Identität oder Verletzlichkeit bei Patientinnen geäußert werden, lohnt sich auf jeden Fall die Einrichtung einer **Frauengruppe.** Bestimmte wiederkehrende Medikamentenfragen können gut in einer **Medikamenten-Psychoedukation** besprochen werden. Suchtfragen werden sinnvollerweise in einer regelmäßigen **Suchtgruppe** angesprochen. Auch Krankheitsbilder wie Angst, Träume, Schizophrenie und Depression können gut in **Indikationsgruppen** von Betroffenen erarbeitet werden (➤ Kap. 14). Leider gelingt dies bei den selteneren Krankheiten (Zwänge, spezielle Somatisierungen, Asperger-Autismus usw.) kaum einmal. In Indikationsgruppen kann dann auch eine **spezifische Psychoedukation** abgehalten werden, oder es können spezielle Therapieverfahren (z. B. DBT-Elemente, CBASP-Anteile usw.) zur Anwendung kommen.

PRAXISBEISPIEL

Die für belastbare Patienten vorgesehene Gruppe 2 der Tagesklinik Ä. trifft sich am Donnerstagvormittag zu 90 Minuten Gruppenpsychotherapie. Damit die Patienten schon vor dem ersten Termin wissen, dass nur persönliche Fragen behandelt werden, wird sie „Biografische Gruppentherapie" genannt, wobei Biografie nicht nur die Vergangenheit, sondern auch die Gegenwart und die Zukunft meint. In einer Eingangsrunde darf jede Teilnehmerin kurz ihre aktuelle Befindlichkeit äußern, was seit dem letzten Termin passiert ist und welches Thema sie aktuell bewegt. Als Gruppenthema wird z. B. ausgewählt, Verluste besser zu bewältigen. Dazu trägt jeder Patient seine Erfahrungen vor: der Tod eines nahestehenden Menschen, das Weglaufen des Lieblingshundes, der unvorhergesehene Arbeitsplatzverlust oder der Umzug der Familie in der Kindheit mit Verlust des Freundeskreises. Die Patientin, die das Thema in die Gruppe eingebracht hat, wird gefragt, ob bei den Berichten der Mitpatienten etwas für sie Nützliches dabei war. Da die Antworten ihr nicht reichen, um sich von der Scheidung ihres Ehemannes emotional zu lösen, wird mithilfe aller Mitpatienten eine Emotionsanalyse durchgeführt; danach treten die Gefühle Wut und Ärger in den Vordergrund. Statt auf den sie verlassenden Partner wird sie zum Erstaunen der Mitpatienten auf sich selbst wütend, dass sie sich dem Mann gegenüber falsch verhalten habe, nicht auf alle seine Wünsche eingegangen sei und dass sie die Erwartungen ihrer Eltern von einer lebenslangen Partnerschaft nicht erfüllen konnte. Vorsichtig lenkt die Therapeutin ihre Aufmerksamkeit auf die vielen schönen Jahre der Beziehung und die erhaltenen Beziehungen in ihrem Sportverein. Nach ca. 40 Minuten starker Emotion stellt sich eine deutliche Entlastung bei der Patientin ein.

9.5 Gruppenkohäsion

Eine der Säulen der Gruppentherapie ist die zusammenhaltende Kraft, die Fürsorge füreinander, das Mitempfinden, die Achtung und die wechselseitige leistungsfreie Anerkennung. Die Kräfte für eine psychische Entwicklung scheinen dort rascher freigesetzt zu werden, wo die **Integration** einer Gesundheitssuchenden in die Gruppe der Mitpatienten gelingt. Randständige, ausgegrenzte oder nur mit Streit verbundene Gruppenmitglieder brechen die Behandlung eher ab und entwickeln ein schlechteres Outcome.

Wie kann die **Zusammengehörigkeit** der Patientengruppe gefördert werden? **Interesse** aneinander kann geweckt werden. Kognitiv verstehen Patientinnen schnell, was eine Mitpatientin in die Tagesklinik gebracht hat. Da die menschliche Bindung aber überwiegend emotional funktioniert, muss auch ein **emotionales Verständnis** aufgebaut werden. Wo ein Neuling sehr Persönliches von sich in der Gruppe aufgewühlt preisgibt und von Patientenseite analoges Erleben als Verständnis zurückkommt, entwickelt sich eher eine **Bindung.** Aber in der Omega-Position, als

meisten psychischen Zielsymptome ist ausreichend nachgewiesen. In Bezug auf unerwünschte Nebenwirkungen sind die Pharmaka der Psychotherapie einen Schritt voraus: Ihre Nebenwirkungen sind genau beschrieben und mit Wahrscheinlichkeiten versehen, und das Prozedere bei ihrem Auftreten ist bestens reglementiert. Interaktionen, Kontraindikationen, Wirtschaftlichkeit der Verordnung und Besonderheiten der psychopharmakologischen Praxis können nachgeschlagen werden (Benkert und Hippius 2016). Ärzte müssen sich aus möglichst unabhängiger Quelle ständig über Interaktionen, Nebenwirkungen, Dosierungen oder Indikationsgebiete informieren (z. B. Voderholzer und Hohagen 2017).

10.1 Pharmaka verabreichen

Die **Medikamentenvergabe** in der Tagesklinik ist weniger trivial als im vollstationären **Krankenhaus,** wo klar geregelt ist, dass Tabletten und Tropfen jeweils dann der Patientin gegeben werden, wenn sie auch eingenommen werden sollen, also im Schnitt zwei- bis dreimal täglich. In der niedergelassenen **Praxis** werden die Medikamente überwiegend in Form eines Rezepts verordnet. Der Patient muss sie selbst aus der Apotheke holen und nach einem vorgeschriebenen Verordnungsplan einnehmen. Die Tagesklinik steht hier dazwischen. Häufig werden die **wochenweise** abgepackten Medikamente zusammen mit einem **Einnahmehinweis** abgegeben. Große Variabilität ist jedoch möglich. Bei einzelnen Menschen, die sich nicht zur regelmäßigen Einnahme ihrer Medikamente motivieren können oder deren Einnahme vergessen, ist die klinische Verordnungs- und Vergabeweise zu bevorzugen, also mindestens täglich, wenn nicht zweimal täglich. Andere müssen üben, zum Hausarzt zu gehen und sich von ihm die Medikamente rezeptieren zu lassen, um langfristig selbstständig für sich zu sorgen. Oder es wird die Variante praktiziert, Einnahmehilfen mittels **Tages- oder Wochendosetten** zu geben. Ein Aufkleber oder Zettel mit Einnahmezeiten ist beizufügen: ob morgens, mittags, abends oder zur Nacht und wie viele Tabletten, Kapseln, Tropfen usw. jeweils genommen werden sollen. Sehr gut einsetzbar ist das **Medikamententraining,** bei dem die Tabletten von den Patientinnen selbst in die einzelnen Fächer der Dosetten sortiert werden.

10.2 Auswahl

Die Auswahl des geeigneten Medikaments erfordert die Erhebung einer genauen Anamnese, einer exakten Symptombeschreibung und des körperlichen Status der Patienten. Psychopharmaka wirken auf die einzelnen psychischen Symptome, also weniger syndrom- bzw. störungsspezifisch. Die Auswahl des Präparats richtet sich daneben nach der **Verträglichkeit,** den **möglichen Begleitwirkungen** und den **Ausschlusskriterien.** Aus der Anamnese kann entnommen werden, welches Medikament bereits mit mehr oder weniger Erfolg eingesetzt wurde. Bei ausreichender Dokumentation in alten Briefen oder bei guter Gedächtnisleistung der Patientin kann auch ermittelt werden, warum eine bestimmte Substanz gewählt oder wieder verlassen wurde.

10.2.1 Antidepressiva

Für eine Stimmungsaufhellung und Antriebssteigerung wird aus den **Antidepressiva** eine Substanz ausgewählt. Entscheidend sind dabei ihre Kombinationsfähigkeit mit anderen Pharmaka, die anregende oder sedierende Komponente und die mehr oder weniger kardiovaskulären, sonstigen vegetativen Nebenwirkungen oder Auswirkungen auf sexuelle Funktionen sowie Leber- oder Nierenfunktion. So weit, so einfach. Da sich in den ersten 2 Wochen nach Einnahmebeginn im günstigen Fall nichts tut, müssen Patientinnen über den **verzögerten Wirkungseintritt** eines Antidepressivums informiert werden. Bei leichter Depression ist ein Unterschied zwischen Placebo und Antidepressivum statistisch kaum nachweisbar, sodass dann nur wenige Patienten von einer Antidepressivabehandlung profitieren (BÄK 2017). Bei einer schweren Episode ist das Antidepressivum aber meist die einzige wirksame Therapiemethode. Bei über zwei Drittel aller Patienten wirkt die Einnahme des ersten Antidepressivums immerhin. Wo die Zeit zur Verfügung steht, sollten für den Einsatz von Antidepressiva **2–4 Wochen** eingeplant werden, da dann auch sicher bis in den wirksamen Dosisbereich hineintherapiert werden kann. Bei Druck durch unerträgliches Leiden oder bei zu kurzer Kostenzusage muss in der Tagesklinik oft schon nach 2 Wochen die Strategie wegen Unwirksamkeit gewechselt werden.

Die erste Maßnahme bei Nichtansprechen auf die Medikation ist die Überprüfung des **Serumspiegels** bzw. die Klärung, ob das Mittel überhaupt verordnungsgemäß eingenommen oder ob es statt vom Patienten vom Mülleimer geschluckt wurde. Bei raschen Verstoffwechslern muss eine **Dosisanpassung** erfolgen. Erst wenn sich auch hiermit keine Besserung erzielen lässt, stehen zur Auswahl: der Wechsel zu einer **anderen Gruppe von Antidepressiva** (➤ Tab. 10.1), die **Kombination** mit einem weiteren Antidepressivum (wozu sich nur wenige eignen) oder die **Hinzufügung** anderer Medikamente wie Lithium, Antipsychotika, Schilddrüsenhormon, Sexualhormone oder Antiepileptika. In Fachbegriffen ausgedrückt: Switch, Kombination oder Augmentation (S3-Leitlinie, DGPPN 2011). Danach stehen somatisch noch die Elektrokrampftherapie und Magnetresonanztherapie zur Verfügung.

Antidepressiva erfordern inzwischen auch eine regelmäßige **Überwachung** der kardialen Reizleitung (EKG-Kontrollen der QT-Zeit), Nieren- und Leberfunktion sowie Blutbildung (Laborkontrollen).

Der aktuell geübte (Off-Label-)Einsatz von **Ketamin** als High-Speed-Antidepressivum (Zanos et al. 2016) scheint in Tageskliniken zu riskant zu sein. Flashbacks, Halluzinationen, Dysphorien, Angst, Schlaflosigkeit oder der Missbrauch als Partydroge schränken seine Anwendung ein.

Tab. 10.1 Antidepressiva

Klassen	Abkürzung
Tri- (und tetra-)zyklische Antidepressiva	TZA
Selektive Serotonin-Wiederaufnahmehemmer („selective serotonin reuptake inhibitors")	SSRIs
Monoaminoxidase-Inhibitoren	MAOIs
(Selektive) Serotonin- und Noradrenalin-Wiederaufnahmehemmer	(S)SNRIs
(Selektive) Noradrenalin-Dopamin-Wiederaufnahmehemmer	
Melatonin-Rezeptor-Agonisten	

10.2.2 Antipsychotika

Auch bei den **Antipsychotika** (früher Neuroleptika genannt) spielen die **Nebenwirkungen** eine entscheidende Rolle bei der Präparateauswahl: Tendiert eine Patientin zum Übergewicht, oder ist sie eher bereit, Risiken wie hormonelle Veränderungen, Sedierung, unwillkürliche muskuläre Überaktivität, Leukozytenreduktion oder Herzrhythmusstörungen einzugehen? Auch die Frage, ob eine Leber-/Nierenschädigung, eine Neigung zu Krampfanfällen vorliegt oder ob eine Schwangerschaft besteht oder geplant ist, wird die Auswahl beeinflussen. Wenn die Wirkungsweise, das Behandlungsziel und die Risiken sowie der verzögerte Wirkungseintritt und die Zeitperspektive einer möglichen medikamentösen Prophylaxe offen genannt werden, kann eine informierte **konsensuelle Entscheidung** auf der Basis eines annähernd gleichen Informationsstandes getroffen werden. Notfälle wie zugespitzte paranoide oder manische Zustände sind hiervon zwar ausgenommen, die Medikamentenaufklärung kann dann aber baldmöglichst nachgeholt werden. Immerhin handelt es sich um Therapeutika, die z. T. über Jahre hinweg eingenommen werden müssen. Die Entscheidung einer Patientin ist respektvoll zu behandeln.

Antipsychotika haben eine interessante **Wirkungsweise,** die Patienten auch gut erklärt werden kann. Sie vermindern den Einstrom der als bedeutsam markierten Wahrnehmungen und Gedanken in unser Frontalhirn und erleichtern so dessen Arbeit. Bei Schizophrenien kann hierüber ein alles dominierender „Magnetgedanke", von der Umgebung Wahn genannt, langsam unwichtig werden. Und Unklarheiten bei der Zuordnung von Empfindungen und Gedanken – die Umgebung nennt das Halluzinationen – verschwinden ebenfalls im günstigsten Fall. Auch hartnäckige „Magnetgedanken" bei Depression oder übermäßig bedrängende Eindrücke bei Demenz, Zwängen und anderen Krankheiten sprechen auf Antipsychotika an. Neben der Begeisterung für das Wirkprinzip muss ein Arzt auch für das Störungsmodell der Patientin offen sein und in dessen Rahmen die Medikamentenwirkung erklären können.

Wenn die antipsychotische Behandlung begonnen hat, ist häufig die Dosisfindung ein Diskussionsfeld. Tagesklinisch gilt es, sich an eine ambulante und langfristig **verträgliche Dosis** heranzutasten. Angesichts des für die Umgebung erschreckenden Bildes der floriden produktiven Psychose ist das Drängen auf schnelle Veränderung nachvollziehbar. Es handelt sich aber bei der Schizophrenie oft um eine langfristige chronische Krankheit, die lieber auf lange Zeit behandelbar bleiben sollte. Schnelle Effekte durch hohe Anfangsdosen sind mit dem Risiko verbunden, die Einnahmebereitschaft wegen EPMS (Störung motorischer Mitbewegungen), Denkblockaden, Speichelfluss, Krampfanfällen und vielen anderen potenziellen Gefahren zu behindern. Die Diskussion um Vor- und Nachteile **alter und neuer** Antipsychotika ist zum Glück etwas abgeebbt, sodass hierüber freier entschieden werden kann. Entscheidend ist, nebenwirkungsfrei oder zumindest nebenwirkungsarm die geringste noch zuverlässig wirksame Dosis eines Präparats zu finden. Das kann auch ein Medikament wie **Clozapin** einschließen, bei dem dann lange wöchentliche Blutbildkontrollen notwendig sind. Da sich das Nebenwirkungsspektrum unter den **neueren Antipsychotika** geändert hat, ist heute besonders auf Gewicht, Zucker- und Fettstoffwechsel, hormonelle Beeinflussung und den Herzrhythmus durch regelmäßige Untersuchungen auch über die z. T. jahrelange Einnahmezeit hinweg zu achten: regelmäßige Gewichts-, EEG- und EKG-Kontrollen und Laborparameter. Bei den Antipsychotika sind **Dosisänderungen** sehr langsam vorzunehmen, um Nebenwirkungen und Gegenreaktionen wie ein Psychoserezidiv zu verhindern. Die Anfangszeiten lassen sich häufig erst einmal mit einem Sedativum überstehen. Und in der Tagesklinik sollten sich die Therapeuten für Psychosekranke die Zeit nehmen, eine lang anhaltende medikamentöse Therapie aufzubauen.

10

10.2.3 Anxiolytika, Sedativa

Sedierende Medikamente wie **Benzodiazepine** oder Schlafmedikamente sind in der Tagesklinik eher als Notfallmedikamente einzusetzen. Patienten müssen in der Lage sein, ihr Leben in den Abend- und Wochenendzeiten selbstständig zu bewältigen und die An- und Abfahrt zu schaffen. Zu starke Sedierung ist hierbei hinderlich. Auch der Psychotherapie steht eine zu große spannungsmindernde Wirkung der Sedativa entgegen. Psychotherapie lebt geradezu von der intrapsychischen oder interpersonellen Spannung, die dann in konstruktive Energie überführt wird. Der wirkungsmindernde Gewöhnungseffekt und das **Abhängigkeitsrisiko** macht Beruhigungsmittel ohnehin für die längere Anwendung unbrauchbar. Aber für die Bewältigung einer überschaubaren Krise kann z. B. Lorazepam oder Diazepam ein hervorragendes, weil schnell und intensiv wirksames **Notfallmedikament** sein. Und der Erhalt des Lebens bei quälenden Suizidgedanken ist wichtiger als eine mögliche Abhängigkeit. Der verständliche Wunsch nach schneller Beruhigung durch eine Tablette steht gegen die autonome mühevolle Denk- und Verhaltensänderung der Psychotherapie. Umgekehrt ebnen bei sehr starken Spannungszuständen manchmal Benzodiazepine erst den Weg in die Psychotherapie. Der Umgang mit bedarfsweise mitgegebener Medikation kann ein spannungsreiches Thema der Visite werden.

Wo **Schlafstörungen** so quälend sind, dass Patienten es in ihrer Häuslichkeit nicht mehr aushalten und sich vollstationär verlegen lassen, kann beruhigende Medikation eine wertvolle Therapieoption sein. Die hervorragende schlafanstoßende Wirkung wird gegen die Risiken abgewogen werden müssen. **Alternativen** wie Schlafhygiene, sedierende Antipsychotika, Antidepressiva oder Antihistaminika wirken entweder schlechter oder zeigen nur ein anderes Nebenwirkungsspektrum.

Die **Auswahl** des Präparats richtet sich bei den Benzodiazepinen und Z-Sedativa (Zopiclon, Zolpidem) nach der Halbwerts- bzw. Wirkungszeit. Lang anhaltende Substanzen wie Diazepam erzielen eine gleichmäßige Sedierung über den ganzen Tag, machen aber auch am Folgetag noch müde. Kurz wirksame Substanzen sind als Einschlafhilfe geeignet.

10.2.4 Phasenprophylaktika

Das Phasenprophylaktikum **Lithium** kann tagesklinisch unter realistischer Alltagsernährung ganz gut auf einen bestimmten Serumspiegel eingestellt wer-

Tab. 10.2 Phasenprophylaktika und ihre unerwünschten Wirkungen

Substanz	Relevante Nebenwirkungen
Lithium	Plasmaspiegel stark beeinflussbar durch Natriumausscheidung über Ernährung, Diuretika und bei Niereninsuffizienz. Enges therapeutisches Fenster
Carbamazepin	Starker Enzyminduktor (CYP3A4): Wirkungsverlust z. B. bei Quetiapin und Kontrazeptiva. Hämatotoxisches Potenzial
Valproinsäure	Erhöhte Blutungsneigung bei Antikoagulanzien, erhöhtes Krampfrisiko mit Trizyklika, erhöhte Teratogenität!
Lamotrigin	Spiegelminderung und Wirkungsverlust durch Paracetamol, Carbamazepin und Östradiol. Wirkt bevorzugt in depressiven Phasen
Oxcarbazepin	Schwacher Enzyminduktor (s. o.), Neurotoxizitätsgefahr bei Kombination mit Lithium

den. Die langfristige Begleitung der exakten Dosierung obliegt dann aber mehr der Ambulanz oder Nervenarztpraxis. Die ausführliche Information über Vor- und Nachteile sowie frühe Intoxikationszeichen und Hinweise auf Wechselwirkungen und die Einhaltung von Flüssigkeits- und Salzkontinuität gelingen durch die längere Gesprächszeit in der Tagesklinik oft besser als in der Praxis. Auch die neueren **Antiepileptika** (Lamotrigin, Pregabalin, Gabapentin, Valproat usw.) finden ihren Platz in der Tagesklinik und können ebenso wie Lithium über einige Wochen auf ihre Verträglichkeit getestet oder als Add-on-Therapie bei Nichtansprechen auf antidepressive Medikation gegeben werden. Die Auswahl richtet sich erneut nach den zu erwartenden Nebenwirkungen (➤ Tab. 10.2).

10.2.5 Andere Psychopharmaka

Der Umgang mit **suchtspezifischen** Medikamenten, besonders bei der Substitution z. B. mit Methadon oder Morphinsulfat, erfordert besondere Erfahrung auf diesem Gebiet. In der Alkoholrückfallprophylaxe wirken die zur Verfügung stehenden Medikamente im Einzelfall unterstützend. Medikamente können entweder das Suchtmittel kurzfristig oder dauerhaft ersetzen (Substitution) oder das Verlangen danach dämpfen (Anticraving). Für die im **Betäubungsmittelgesetz** (BtMG) verankerten Substitutionsstoffe bei Drogenabhängigkeit muss ein ausreichend großer Tresor bereitstehen und die Bestellung über Anforderungsscheine und die Ausgabe im dafür vorgesehenen Ausgabebuch notiert werden. Die Vordrucke und die ambulant notwendigen BtM-Rezepte müssen beim Bundesinstitut für Arzneimittel und Medizinprodukte (BfArM) vom leitenden Arzt persönlich bestellt und verwaltet werden. Unangekündigte Kontrollen auf Beikonsum sollten vorab mit dem Patienten vereinbart worden sein. Dann kann eine Substitution auch in der Tagesklinik durchgeführt werden, meist sogar mit geringeren Problemen als in der Ambulanz.

Im Falle der viel häufigeren Alkoholabhängigkeit können die **Anticraving**-Substanzen Acamprosat, Nalmefen und Naltrexon die Behandlung in der Post-Entzugsphase erleichtern.

Die Gabe weiterer vom BtMG geregelten Stoffe wie **Methylphenidat** bei **ADHS** kommt gelegentlich vor. Eine gesicherte Diagnose vorausgesetzt, kann hiermit auf kurzfristige Effekte getestet und damit die Basis für eine verhaltensändernde Therapie gelegt werden.

Demenzmedikation wird sich in einer gerontopsychiatrischen Tagesklinik regelhaft finden – sonst wohl kaum. Die wenigen zur Verfügung stehenden Substanzen (Donepezil, Galantamin, Memantin und Rivastigmin) können nebenwirkungsgeleitet ausgewählt werden und müssen zumindest anfangs laborchemisch aber auch wirkungsbezogen gut überwacht werden.

Antitestosteron-Medikation (Cyproteronacetat oder Triptorelin) kommt vereinzelt zum Dämpfen unerwünschter **Sexualität** vor. Gerade Menschen, die aktiv grenzüberschreitend tätig waren, können hiermit die Angst vor ihrer inhärenten Gefährlichkeit verringern und damit offener für eine veränderte Beziehungsgestaltung werden oder einen konstruktiveren Umgang mit den eigenen Trieben finden. Ohne Einsicht in die eigene Destruktivität

Tab. 10.3 Medikamentengrundausstattung einer Tagesklinik-Apotheke

Wirkstoffgruppe	Unterteilung		
Antipsychotika	hochpotent (z. B. Risperidon, Olanzapin, Quetiapin, Haloperidol)	niedrigpotent (z. B. Melperon, Pipamperon)	atypisch (z. B. Clozapin, Aripiprazol)
Antidepressiva	Trizyklika (z. B. Amitriptylin, Trimipramin, Doxepin)	SSRIs (z. B. Citalopram, Fluoxetin, Sertralin)	SNRIs (z. B. Venlafaxin, Duloxetin, Mirtazapin)
	MAOIs (z. B. Moclobemid)	melatonerg (z. B. Agomelatin)	
Sedativa	Benzodiazepine (z. B. Diazepam, Lorazepam, Oxazepam)	Z-Substanzen (z. B. Zopiclon, Zolpidem)	Weitere (z. B. Promethazin)
Phasenprophylaktika	z. B. Lithium, Valproat, Lamotrigin		
Neurologische Medikation	z. B. Biperiden		
Internistische Medikamente	Analgetika (z. B. Ibuprofen, ASS, Diclofenac, Metamizol, Tramadol)	Weitere (z. B. L-Thyroxin, Aciclovir, Nasenspray, Antacidum, Fenistil-Gel, Salbutamol-Spray, Fluconazol, MCP, Pantozol usw.)	

10.6 Zuständigkeitsbereich der Tagesklinik für Medikamente

Ein gegenwärtig nicht abschließend zu klärender Diskussionspunkt bleibt die Frage, wie weit die **Versorgungspflicht** der Tagesklinik mit Pharmaka reicht. Nach Ende der täglichen teilstationären Behandlungszeit, überwiegend zwischen 16 und 17 Uhr, kann die Patientin sich ja problemlos bei einem Haus- oder Facharzt in dessen Praxis melden und dort **Rezepte** für Medikamente ausstellen lassen, was für einen Notfall in dieser Zeit ja unbestritten wichtig und notwendig ist. Der Tagesklinikarzt ist ja auch kein Spezialist für alle medizinischen Disziplinen und muss deshalb auch keine dermatologische oder antibiotische Behandlung in allen Verästelungen beherrschen. Er kann für den Fall somatischer Erkrankungen per **Konsilauftrag** die Kolleginnen anderer Fachrichtungen mit Diagnostik und Therapievorschlag beauftragen. Und dann könnte die resultierende Medikation auch aus der Tagesklinik-Apotheke ausgegeben werden. Andernfalls suchen Patienten im nicht stationär abgedeckten Zeitfenster selbstständig Ärzte auf und lassen sich dort Pharmaka verordnen, holen diese aus der Apotheke und nehmen sie selbstständig ein.

Einerseits gibt es Tageskliniken, die sich als für alle Medikamente zuständig ansehen. Diese Haltung ist insbesondere in den Bereichen Gerontopsychiatrie und Psychosomatik empfehlenswert, um alle Einflussnahmen in einer Hand zu bündeln. Ansonsten übersteigt diese Praxis aber bei somatisch schwerkranken Patienten schnell die vereinbarten Kostensätze. Und ein finanzieller Malus für körperlich Erkrankte sollte in der Tagesklinik vermieden werden. Im anderen Extremfall empfehlen die Tagesklinikbehandler ihren Patientinnen, sich alle Medikamente, also auch die für die Psyche, durch Haus- und Fachärzte verordnen zu lassen. Die Praxis, Patienten vor Aufnahme zu bitten, sich größere Vorräte ihrer Medikamente rezeptieren zu lassen und diese dann zur Behandlung mitzubringen, soll in Rehabilitationskliniken verbreitet sein und macht auch vor Tageskliniken nicht Halt. Die Optimierung der biologischen Säule, wozu die Auswahl, Anwendung und Dosierung der psychotropen Medikamente gehören, ist aber eine klare Aufgabe der Tagesklinik. Sofern eine Tagesklinik also psychisch schwer erkrankte Menschen aufnimmt, sollte sie auch selbst damit arbeiten und **Psychopharmaka** ausgeben. Über alle anderen Medikamente kann man (noch) geteilter Meinung bleiben.

10.7 Andere medizinische Therapeutika

Über den Körper wirken nicht nur Medikamente psychisch verändernd. Neben den unten besprochenen Verfahren sind Bewegung und Sport sicher wesentliche tagesklinisch gut einsetzbare Faktoren (➤ Kap. 12.4).

10.7.1 Apparative Therapien

Technisch unterstützte Heilverfahren wie Elektrokrampftherapie (EKT), transkranielle Magnetstimulation (TMS), Lichttherapie und Schlafentzug spielen tagesklinisch eine eher untergeordnete Rolle. Die Anschaffung teurer elektrischer Geräte kommt für eine Tagesklinik allein wohl kaum in Betracht. Wo dann aber doch erforderlich, kann für eine **Elektrokrampftherapie** die Verlegung in eine Klinik organisiert werden, in der dieses Verfahren angeboten wird. Meist wird die Rückverlegung erst nach Abschluss einer Behandlungsserie erfolgen, falls nicht dann schon ausreichende Besserung zur Entlassung geführt hat oder ein anhaltend schwerer vollstationär zu behandelnder Zustand besteht.

Die **transkranielle Magnetstimulation (TMS)** kann dagegen leicht als Mitbehandlung in einer anderen Klinik oder in einer Praxis geschehen, die über die entsprechende Ausstattung verfügt und erreichbar ist (Siebner und Ziemann 2007). In der Realität begrenzen Kapazitätsengpässe oder fehlende Einigung über die Abgeltung der entstehenden Kosten oft deren Einsatz.

Die Anschaffung eines Gerätes zur **Lichttherapie** für die wenigen Patienten mit einer lichtsensiblen saisonalen Depression wird sich wohl überwiegend nicht lohnen. Aber erstens ist es dank moderner Leuchtmitteltechnik nicht mehr schwer, die ausreichende Lux-Zahl und Farbnuance für Leuchtmittel auch in normalen Fassungen einzukaufen. Und zweitens bringt sehr helle Beleuchtung in der dunklen Jahreszeit auch den anderen Patienten einen deutlichen Stimmungsgewinn, sodass die Tagesklinik gut daran tut, in einem Aufenthalts- oder Ruheraum die Option der Lichttherapie anzubieten. Ob gleich die ganze Tagesklinik oder nur einzelne Flure in hellstem Licht erstrahlen sollten, bleibt Geschmackssache, denn neben der antriebs- und stimmungssteigernden „Hellfeldtherapie" verbreiten schummrige Ecken auch höhlenkuschlige Gemütlichkeit. Auf fast allen Leuchtmitteln finden sich inzwischen Hinweise auf deren Lumen, Lux und Farbspektrum bzw. Frequenzbereich, sodass die passenden Werte leicht selbst zusammengestellt werden können. Um Wirksamkeit zu gewährleisten, sollten Patienten täglich für eine **½ Stunde ca. 10.000 Lux** oder für **2 Stunden 2.500 Lux** in einer Entfernung von etwa **50–80 cm** von der Lichtquelle ausgesetzt sein. Dabei sollen die Augen geöffnet sein, aber nicht direkt in die Lichtquelle blicken (DGPPN).

10.7.2 Schlafentzug und Physiotherapie

Schlafentzug ist ein wirksames Vorgehen bei den therapierefraktären, also mit Medikamenten nur schwer zu erreichenden Depressionen. In der Tagesklinik besteht *per definitionem* keine Möglichkeit, die Zeit der Nacht zu begleiten, sodass die Therapeutinnen und Pflegekräfte sich auf die Vor- und Nachbereitung beschränken müssen und im eigentlichen Therapiefenster nicht präsent sind. Die am nächsten Morgen veränderte Stimmung mit Hypomanie, Unachtsamkeit oder auch einmal verstärkter Suizidalität muss beobachtet werden, was den Einsatz des Schlafentzugs in der Tagesklinik zu einem schwierigen Mittel macht. Im Einzelfall kann er aber gerade wegen seines paradoxen und damit überraschenden Prinzips bei Depressionen mit hartnäckigen Schlafstörungen Erfolg haben.

Die Möglichkeiten der **Physiotherapie** sind auch auf seelischem Gebiet groß. Insbesondere in der Psychosomatik werden regelmäßig seelisch-körperliche Verspannungen auch somatisch gelockert mit Massage, Heißluft, Fango, Dehnung, Übungsbehandlung, manuellen Techniken oder Lymphdrainage.

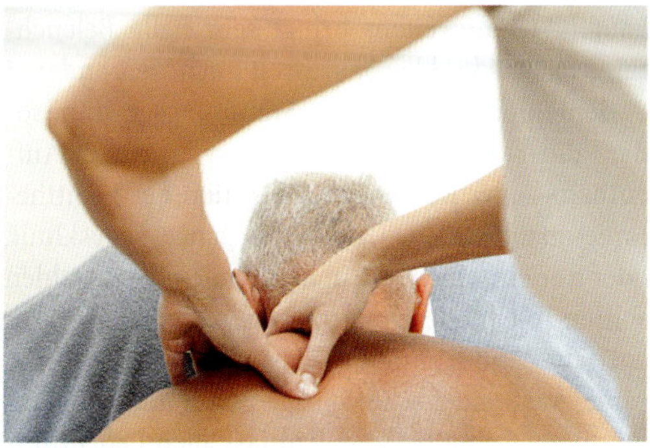

Abb. 10.1 Massage: Ungewöhnliche Körpererfahrungen ermutigen zu neuem Denken und Fühlen

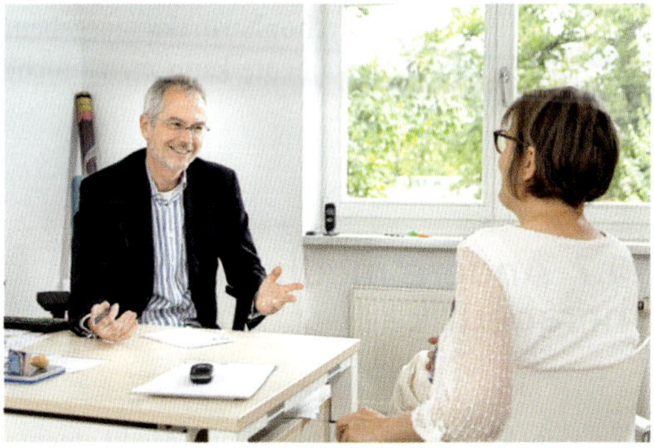

Abb. 10.2 Die Sprechstunde in der Tagesklinik

Eigene Physiotherapeuten werden regelhaft in einer großen Klinik tagesklinisch mitgenutzt. Die Alternative ist der Einbezug ambulanter Praxen. Darüber kann ein Kontakt gebahnt werden, den Patienten auch nachträglich nutzen können. Ein **Verordnungsschein** mit den wichtigsten Angaben zu Diagnose und Auftrag, Umfang und Intensität wird dem Patienten mitgegeben. Mit dem Vermerk, direkt mit der Tagesklinik abzurechnen (nach vorheriger persönlicher Absprache), übernimmt die Tagesklinik die **Kosten** der Physiotherapie nach vereinbarten Kostensätzen (z. B. den mit den Privatkassen vereinbarten Satz) dann in ihren Pflegesatz. Der Effekt der Physiotherapie kann verstärkt werden, indem das Gefühl nach Massage in der Entspannungstherapie vertieft oder die verbesserte Beweglichkeit in der Gymnastik spürbar gemacht wird (➤ Abb. 10.1).

10.8 Visite oder Sprechstunde

Die klassische Aufteilung gilt immer noch: Im Krankenhaus halten die Ärzte Visite ab, und in der Arztpraxis bieten sie eine Sprechstunde an (ein verbaler Anachronismus, da sich der Arztkontakt heute im Minutenbereich bewegt). Tageskliniken positionieren sich dazwischen. Eine Visite kann abgehalten werden, aber nicht im Patientenzimmer – er hat ja gar kein eigenes. Also muss entweder eine ganze Patientengruppe in ihrem Aufenthalts- oder Therapieraum visitiert werden, oder die Patientinnen kommen zum Arzt in dessen Zimmer (➤ Abb. 10.2). Und hier können neben dem Arzt auch noch die Krankenschwester oder Bezugstherapeutin eine einzelne Patientin erwarten.

Die diversen Modelle sehen in der Praxis so aus: Die Einzelvisite als **Sprechstunde** ist ein fest verankerter Termin im Wochenplan, zu dem möglichst alle Patienten nacheinander einzeln bei der Ärztin in deren Zimmer eintreten und im Gespräch medizinische Sachverhalte oder den Therapiestand im Allgemeinen erörtern. Eine Pflegekraft kann dabei sein, da sie ja ohnehin die Medikamentenänderungen oder Laboranordnungen umsetzen muss, und/oder die Bezugstherapeutin. Die Sprechstundenvisite kann aber auch vom Arzt allein ausgeführt und dokumentiert werden. Eine gern geübte Variante ist die Visite **auf Anforderung.** Hier werden in einer Morgenbesprechung die anwesenden Patienten nach einem Visitenwunsch gefragt und der Termin dafür dann im Einzelnen für einen Zeitpunkt im Tagesverlauf festgelegt, zu dem dann die Patientin allein mit der Ärztin zusammenkommt oder von Pflegefachkräften begleitet wird. Für die Zeit **nach Entlassung** bereitet die Tagesklinik somit ihre Patienten in der Regel auf die Sprechstunde beim niedergelassenen Arzt vor, wo Patienten ihre Medikamente erhalten oder die weitere Therapie planen.

Die **Gruppenvisite** findet dagegen zu einem festen Zeitpunkt im Wochenprogramm statt. In Anwesenheit der ganzen Patientenschar oder einer Teilgruppe und weiteren Teammitgliedern wird reihum ein Patient nach dem anderen nach seiner Befindlichkeit und den Therapierahmenbedingungen wie Entlassung, Beurlaubungen, Arbeitsvorbereitung, Suchtgruppenteilnahme usw. befragt. Umgekehrt stehen Arzt und Therapeuten allen Patienten für de-

10

ren Anliegen sofort zur Verfügung. Die Anwesenheit der ganzen oder Teilgruppe garantiert hohe Verlässlichkeit der dort getroffenen Absprachen, hat **Vorbildfunktion,** ist aber für die engeren medizinischen Themen wegen der notwendigen **Schweigepflicht** und Intimität der körperlichen Sphäre eher ungeeignet. Die Gruppenvisite wird häufig auch als **Chefarztvisite** genutzt, um dem übergeordneten Verantwortlichen die Patientinnen und ihre Problemlagen bekanntzumachen bzw. umgekehrt Patienten einen Zugang zum Letztverantwortlichen zu eröffnen.

Auch die **Kombination** wird praktiziert: Die Sprechstunde empfiehlt sich, um ärztliche Beratung regelmäßig individuell zu gestalten. Die Gruppenvisite kann als Gruppengespräch über relevante medizinische Themen und zur Eröffnung des Austauschs über die biologische Behandlungskomponente abgehalten werden.

Inhalt der Sprechstunde oder Visite ist einerseits der körperlich-medizinische Befund: Laborwerte werden erläutert, körperliche Probleme ernst genommen und Medikamente miteinander festgelegt. Die Chance kann genutzt werden, um den allgemeinen Therapiestand zu erfragen. Das spezielle ärztliche Setting lässt sich für **Interventionen** nutzen, die allerdings – unabgestimmt mit anderen Teammitgliedern – regelhaft zum Konflikt führen. Die ärztlichen Ratschläge sollten daher entweder nicht zu tief gehen oder sich im Rahmen des vorher Abgesprochenen oder Zumutbaren für die Kollegen bewegen. Essenz der Visite ist das **Expertengespräch:** Die Patientin respektiert den ärztlichen bzw. fachärztlichen Experten oder rebelliert dagegen. Die Ärztin dagegen respektiert die Patientin als die Expertin ihrer biografischen und Behandlungserfahrungen und ergänzt mit Ermutigung oder Infragestellung.

Übrigens kann eine Visite als **Wahlleistung** bei privatversicherten Patienten zusätzliche Einnahmen generieren, allerdings zum Preis der Gruppenasymmetrie. Und dies kann nachteilige Folgen sowohl für den durch Bevorzugung Ausgegrenzten wie auch für die Gruppe haben, kann aber auch im Einzelfall gutgehen, da „Sonderfälle" in der Tagesklinik ja eher die Regel sind.

10.9 Pflege – bei seelischer Pflegebedürftigkeit

Innerhalb des Teams besteht eine deutliche Nähe zwischen Pflegekräften und der Ärztin. Gemeinsame Visiten und Besprechungen von Arzt und Pflege sind daher eher die Regel als die Ausnahme. Psychotherapeutisch existiert keine vergleichbare Assistenztradition. Dennoch hat es sich in der Tagesklinik erfolgreich eingebürgert, dass die psychotherapeutischen Aufgaben von Krankenpflegern begleitet werden, insbesondere, wenn sie über eine psychiatrische Fachpflegeausbildung verfügen.

In der Patientenwahrnehmung sind Pflegekräfte meist leichter **erreichbar,** da sie nicht über die langen Therapiezeiten komplett gebunden sind. Sie sprechen meist eine leichter **verständliche,** weniger mit Fachtermini durchsetzte **Sprache** und sind leichter in ihrer Fürsorglichkeit ansprechbar. Ärzte und Psychologen können als distanziert erlebt werden, falls sie sich in geschwurbelt-geschraubter Wortakrobatik verlieren. Pfleger **erden** dann wieder. Krankenpfleger können umgekehrt aber auch ausbildungsfremde **Therapieverfahren** erlernen und dann in Entspannungsverfahren, Bewegungstherapie, Musik- oder Tanztherapie, systemischer oder Familienberatung oder spezifischen Verfahren wie katathym-imaginativer Therapie oder DBT tätig sein. Die Grenzen der Berufsgruppen verwischen sich mit fortschreitender Qualifikation.

Pflegekräfte verwalten die **Medikamente** und geben sie aus, sind für Verband- und Hilfsmittel, für Wärmflaschen, Tampons sowie bei Gewichts- und Schlafproblemen ansprechbar. Bei der täglichen oder besser wöchentlichen **Medikamentenvergabe** steht die Krankenschwester immer im Fokus der Fragen und Klagen von Patienten. So kann der Krankenpfleger unter den Teammitgliedern wohl am besten die Compliance der einzelnen Patienten beurteilen. Durch Verständnis der Einnahmehindernisse, durch Motivation oder Ermutigung, durch Erklärungen zur Wirkungsweise oder durch den Hinweis, die Probleme in der nächsten Visite anzusprechen, kann die Pflege die Medikamenteneinnahme erleichtern. Ob dabei Hoffnung vermittelt oder Skepsis gesät wird, macht einen erheblichen Unterschied.

zeigt, die dann in der ICD-10 oder im DSM-5 zu Krankheiten zusammengefasst werden kann.

Praktisch gesehen ist alle **Psychotherapie kreativ,** im Sinne neuer Gedanken, Beziehungserfahrungen, Selbsterfahrungen oder komplexer emotionaler Zustände. Beispielhaft hierfür steht die Paradoxie der **Symptomverschreibung** als Weg, endlich wieder etwas Neues entstehen zu lassen: Wenn bei quälender Schlaflosigkeit die Therapeutin den Patienten bittet, ausnahmsweise heute Nacht alles zu tun, um nur ja nicht einzuschlafen, beinhaltet dies die große Chance, die Nacht endlich kreativ anders und damit individueller zu füllen. Die Erkrankte kann sich der Autorität beugen und selbstbestimmt wachen – oder sich gegen den vermeintlich inkompetenten Therapeuten zur Wehr zu setzen und eben doch einschlafen.

Der Einsatz verschiedener **kreativitätsfördernder Medien** wird in einigen Berufen mehr oder weniger speziell erlernt (➤ Box 11.1). Tagesklinisch eingesetzt werden hierzu häufig Musik, bildnerische und darstellende Kunst oder Gestaltung, Schauspiel, Literatur oder sprachlicher Vortrag. Denkbar sind aber auch alle anderen Kunstformen (Architektur, Fotografie, Design, Garten-, Wohnraum- oder Ausstellungsgestaltung usw.). Ohne kreative Anteile ist die teilstationäre Therapie öde und vermutlich weniger rasch, weil weniger eindrücklich, wirksam.

BOX 11.1

Berufe, mit denen Kreativtherapie ausgeübt wird

- Ergotherapeuten
- Gestaltungs- oder Kunsttherapeuten
- Musiktherapeuten
- Theaterpädagogen
- Tanztherapeuten
- Psychotherapeuten
- Pädagogen

Häufig finden sich tagesklinisch mindestens **zwei kreative Therapieeinheiten** pro Woche im teilstationären Wochenplan in mindestens zwei unterschiedlichen Verfahren. Zu unterscheiden sind eher prozessorientierte von eher ergebnisorientierten Verfahren:

- **Prozessorientiert** wird den Patienten häufig erstmals ein Freiraum eröffnet, in dem keine Bewertung bzw. kein Vergleich mit Idealen vorgenommen wird. Die **individuelle Umsetzung** eines Themas wird als persönlicher Ausdruck gleichberechtigt zu anderen verstanden und **reflektiert.** Neben dem Weg zur Grundpersönlichkeit können so persönliche Ressourcen in der Konflikt- und Krankheitsbewältigung gefunden werden.
- Demgegenüber kann **ergebnisorientiert** durch echte Bewunderung und Bewertung eines Kunstwerks dessen **Wert** auch auf seinen Schöpfer übergehen: In einer Ausstellung erzielt eine Patientin unerwartet Bewunderung oder Geld für ein Bild, oder in einem Konzert erfährt der Künstler für ein Musikstück Applaus und Begeisterung. Hierdurch kann eine veränderte Sicht auf die eigene, bislang als Unfähigkeit gebrandmarkte Innenwelt gewagt werden. Auch innerhalb der Tagesklinik gelingt Ergebniswürdigung: Das kreativ umgestaltete Märchen von Hans im Glück wird von der Theatergruppe allen Patienten und Therapeuten (die dann natürlich auch dabei sein sollten) vorgeführt. Oder es fesseln selbst erstellte Gedichte beim Poetry-Slam die Aufmerksamkeit der gesamten Tagesklinik. Oder ein Platz im Flur lädt zur Ausstellung von Bildwerken einzelner Patienten oder einer Patientengruppe mit Vernissage ein.

Kreativität benötigt **Raum** und **Zeit** sowie **Übung.** Kreativtherapien dauern oftmals länger als die gesprächstherapeutischen Einheiten. Sie können mit ihrer Faszination aber auch zu Ausdauer und zielgerichtetem Energieeinsatz beitragen. Gut ausgestattete Räume mit viel Material wirken anregender als die ohnehin schon innerlich erlebte Leere und erleichtern es Patienten, sich gegen alle ihre inneren Widerstände auf einen kleinen Kreativbeitrag einzulassen. Und im Zeitverlauf ändert sich oft eine ablehnend-ängstliche Haltung gegenüber freiem Malen, Musizieren oder Dichten hin zu Freude und Lust, wenn auch manchmal erst nach Wochen.

11.2 Ergotherapie – Das Handwerk Alltag

„Ergotherapie ist dafür zuständig, Menschen, die durch Krankheit oder Behinderung in der Ausführung von Aktivitäten beeinträchtigt sind, dahingehend zu unterstützen und/oder zu beraten, dass diese Menschen die Aktivitäten ausführen können, die sie

für ihre gegebenen Rollen in den Lebensbereichen Selbstversorgung, Produktivität und Freizeit als wichtig erachten, […] und dazu befähigen, dass sie in einer für sie sinnbesetzten Weise Handlungskompetenz erwerben, um zufrieden stellend am Leben teilnehmen zu können. Zur Erreichung ihrer Zielsetzung setzen Ergotherapeuten als Mittel ihrer Behandlung in systematischer Weise Aktivitäten des Alltagslebens ein, […] Strategien zur Anpassung an Umweltbedingungen und passen Umweltbedingungen an die Bedingungen der betroffenen Personen an.“

Scheepers et al. (2015: 6)

Schwerpunkt der Ergotherapie ist, dass etwas **gemacht** wird: Mit Papier entsteht über eine Falttechnik ein Objekt, eine Seidenmaltechnik kann ausprobiert oder ein Türstopper genäht werden. Oder es werden noch stärker **alltagsorientierte Aktivitäten** begonnen, indem der Fahrradschlauch geflickt, die Hose gekürzt oder der Bausatz eines schwedischen Möbelhauses zur lange gewünschten Kommode zusammengebaut wird. Oder ein gemaltes Selbstporträt dient als Geschenk zur Versöhnung mit dem Lebensgefährten. Eine kleine Auswahl bewährter **Materialien** ist ➤ Tab. 11.1 zu entnehmen. Die dazugehörigen **Arbeitsgeräte** müssen in ausreichender Zahl bereitstehen, die Materialien sortiert aufbewahrt werden und **Tische und Stühle** auf den künstlerischen oder Arbeitsprozess ausgerichtet sein.

Ergotherapeuten können auch durch **Hausbesuche** entdecken, welche praktischen Fähigkeiten vorhanden sind (und vielleicht niemals erwähnt wurden), und auf neue Defizite stoßen, die Anlass zum gezielten Training in der Tagesklinik bieten.

Mithilfe der Ergotherapeutin wählt die Patientin im ergotherapeutischen Prozess meistens zunächst ein **Ziel.** Wo sich Hindernisse auftun, kann die **Durchhaltefähigkeit** bzw. die **Flexibilität** gezielt bearbeitet werden. Um den Bezug zur Gesamttherapie zu halten, müssen das Ergotherapie-Ziel mit dem Gesamtziel der Behandlung abgestimmt und die Auswirkungen auf den Lebensalltag bedacht werden. Damit entsteht ein **Rahmen,** in dem die Kreativität, je nach Projektumfang und Persönlichkeit, leichter oder schwerer ausgelebt werden kann.

In der Tagesklinik hat sich auch für die Ergotherapie die **Gruppenarbeit** sehr bewährt. Bei der freien

Tab. 11.1 Gebräuchliche Ergotherapie-Materialien mit Einsatzmöglichkeiten

Material	Verwendung z. B. für …
Papier, Karton	Origami und andere Falttechniken, 3D-Projekte, Collagen
Papier und Stifte (Bleistifte, Farbstifte, Aquarellstifte, Wachsstifte, Kreidestifte), Federn oder Pinsel und Aquarell-, Acryl-, Ölfarben, Fingerfarben	Mandala, Zentangle, Bilder vergrößern oder kopieren, freies Zeichnen und Malen (abstrakt, symbolisch oder gegenständlich); Karten gestalten, Kalligrafie
Papier und Schere oder Messer	Objekte, Scherenschnitt
Ton, Porzellan und Glasuren, Knetmaterialien, Gips	Haptische Erfahrung, Gebrauchsgegenstände, Skulptur; freie Materialerfahrung
Holz und Sägen, Schleifpapier, Bohrer, Farben	Gebrauchsgegenstände, Kunstwerke, Handschmeichler
(Speck-)Stein, Beton	Skulpturen, Widerstand bearbeiten
Flechtmaterial	Körbe, Kunstwerke
Wolle	Stricken, Häkeln, Filzen; Gebrauchsgegenstände oder Kunstwerke
Stoffe, Leder	Nähen, Kleben, Zuschneiden; Gebrauchsgegenstände oder Kunstwerke
(Seiden-)Stoffe und Farben	Gebrauchsgegenstände, Kunstwerke
Metalle mit Sägen, Bohren, Schrauben, Schweißen	Gebrauchsgegenstände, Kunstwerke, Widerstand bearbeiten
Plastik, Gummis, Tüten usw.	Gebrauchsgegenstände, Kunstwerke, Recycling leben
Wachs	Kerzen, Skulpturen
Glas	Tiffany, Lichtobjekte, Gebrauchsgegenstände, Kunstwerke
Perlen	Ketten, Kunstwerke

Ergotherapie entstehen durch die Gemeinsamkeit mehr **Anregungen** und **interaktionelle Prozesse** als von nur einem Therapeuten. Direktes verlässliches **Feedback** und **sozialer Lustgewinn** sind zu erwarten. Angesichts der kurzen Verweildauer lassen sich längere **Projektgruppen** schwieriger realisieren. An einem längeren Arbeitsprozess beteiligt zu sein, ohne Anfang oder Ende davon komplett zu erfahren, entspricht allerdings auch vielfach der Arbeitswelt. Und bei späterer Rückkehr in die Tagesklinik kann der Patient sich stolz mit „seiner" gemeinsam gebauten Garderobe, Lichtinstallation oder dem gemeinsam angelegten Kräutergarten der Tagesklinik identifizieren.

Einzel-Ergotherapie kann in der Tagesklinik ressourcenbedingt nur sehr beschränkt angeboten werden. Zu Behandlungsbeginn eröffnet dies aber für sehr misstrauische oder paranoide Patienten doch noch einen Weg in die Therapie. Und gegen Therapieende bietet Einzel-Ergotherapie maßvolle Unterstützung für einzelne Patienten mit sehr speziellen Vorhaben: der Aufbau eines Sortiersystems für die eigenen Dokumente, die Reparatur des eigenen Motorrads oder die Vorbereitung auf die Berufstätigkeit. In der Tagesklinik kann ergotherapeutisch ganz real die **Alltagskompetenz** mit Wäschewaschen und Bügeln geübt werden.

Beim Kochen, bei der Haushaltsführung, bei der Gartenarbeit und anderen lebenswelt- und alltagsnahen Sozialtherapien kann es zu **Überschneidungen** oder fruchtbarer Zusammenarbeit mit den **Krankenpflegerinnen** kommen. Sein Leben wieder „in die Hand zu nehmen" ist sowohl ergo- als auch psychotherapeutische Maxime, wobei Ergotherapeutinnen dieses Ziel mehr durch ihr Tun und **Psychotherapeutinnen** es durch das Gespräch und Nachdenken unterstützen. In der Verbindung beider Verfahren entsteht höchste Wirksamkeit. Dann kann die getöpferte Skulptur Ausgangspunkt eines tiefenpsychologischen Biografiegesprächs sein oder die in der Psychotherapie erahnte, noch unbekannte verletzte Innenwelt bildlich dargestellt werden.

Da der Auseinandersetzung mit dem **Arbeitsplatz,** dessen Anforderungen und der beruflichen Umgebung ein hoher Stellenwert bei den Veränderungszielen von Patienten zukommt, ist die Arbeitstherapie, besser: die **arbeitsvorbereitende Ergotherapie,** ein gleichfalls hilfreiches tagesklinisches Angebot, das aufgrund seiner Komplexität aber nicht an allen Standorten gleichermaßen angeboten wird. Einige Tageskliniken halten eine **arbeitstherapeutische Gruppe** vor. Die geringe Verweildauer erlaubt nur wenige Schritte des Arbeitstrainings. Teilelemente können aber an allen Standorten genutzt werden. Konzentration, Ausdauer, Verlässlichkeit und Kooperation können getestet und ggf. trainiert werden. Die individuellen Wunschberufe werden mit den zu beobachtenden erbrachten Leistungen abgeglichen. Die dafür jeweils benötigten **Fertigkeiten** werden getestet und ggf. geübt: Teamfähigkeit, Genauigkeit, Pünktlichkeit, Medienkompetenz, Schnelligkeit oder andere speziell nachgefragte Eigenschaften. Erste **Vorbereitungsschritte** für eine spezifische Berufstätigkeit können in der Tagesklinik erprobt werden: Die Studentin kann Lernmaterial mitbringen, der Maler eine Tür der Tagesklinik streichen oder die Journalistin erste Artikel präsentieren. **Training** sollte, wo dies möglich ist, dann in realen Betrieben erfolgen. Die arbeitsvorbereitende Ergotherapie der Tagesklinik findet immer im Rahmen eines Behandlungssettings statt und ist Teil der **medizinischen Therapie.** Sobald die berufliche Arbeitstherapie dominiert, ist im deutschen fraktionierten Gesundheitswesen die Verlegung in eine Rehabilitationseinrichtung, z. B. in eine RPK (Rehabilitationseinrichtung für psychisch Kranke), nötig.

PRAXISBEISPIEL

Frau L. wird durch ihre vielen phobischen Ängste so eingeschränkt, dass sie ihre Wohnung nur mithilfe eines Fahrdienstes oder einer Freundin verlassen und in die Tagesklinik kommen kann. Im Einzelgespräch mit ihrer Psychotherapeutin wird ihr die Unsinnigkeit ihrer Angst klar. Sie lässt sich auf das Experiment einer vorgestellten Fahrt in öffentlichen Verkehrsmitteln mit Analyse der Auslösebedingungen ihrer Angst ein. Frau L. fühlt sich damit überfordert. Der Ergotherapeut schlägt Frau L. in einer thematisch festgelegten Therapiestunde vor, ein Bild ihres Mutes und ihrer Freiheit zu entwerfen. Sie malt mit großen Schwüngen und farbintensiv ihren ersten Freund, der leider vor einigen Jahren tragisch verstarb. Sein Bild bei sich tragend, verabreden sich der Ergotherapeut und Frau L. am Busbahnhof. Dort stellt sich heraus, dass die inzwischen nur noch am Automaten erhältlichen Fahrscheine ein erhebliches Hindernis darstellen. An einem abgelegenen Fahrscheinautomaten übt Frau L. mit ergotherapeutischer Hilfe so lange, bis sie über eine ausreichende Sicherheit verfügt, um selbstständig eine Fahrkarte lösen zu können. Am nächsten Tag malt sie in der Ergotherapie ein Bild, das von der Gruppe mit Gefühlen von Stolz und Erleichterung assoziiert wird. Vom Anfangserfolg beflügelt, steigt sie am Tagesende in den Bus und fährt nach Hause.

11.3 Gestaltung und Kunst

Um Farbe auf Papier zu bringen oder mit Ton zu kneten, gilt es **innere Widerstände** zu überwinden, bevor das kreative Potenzial des jeweiligen Mediums voll zur Entfaltung kommen kann. **Reduktion** auf ein vorgegebenes Material („Heute erhalten Sie alle ein Stück Ton und formen einfach einen kleinen Ball daraus") oder Thema („Malen Sie in der nächsten Stunde bitte Ihren aktuellen Lieblingsplatz") erleichtern den **Einstieg.**

Blockaden sind häufig in stark **perfektionsorientierten** inneren Anforderungen begründet. Dadurch kann gegenständliches Zeichnen und Malen schwierig werden, sodass dann eher auf abstrakte Techniken oder Collagen ausgewichen werden sollte. Die Angst vor **unkontrollierbaren Emotionen** in der Kunst erschwert dagegen den themenfreien Umgang mit Farbe oder Material häufig. Durch Ermutigung zu ganz kleinen Schritten fällt es den Patientinnen leichter, sich auf ein Medium einzulassen.

Ohnehin erfordern die **Auswahl und Besonderheiten des Materials** eine breite Erfahrung bzw. Ausbildung des Therapeuten. Wenn Farbpigmente sich auf einer Seidenfläche ausbreiten, gestaltet sich die Fläche fast selbstständig. Die Patientin kann eingreifen und mitgestalten. Kunsttherapeuten können Antworten finden auf Fragen wie: Wie viel lässt die Patientin an eigenständigem **Prozess** zu, wo spürt sie innerlich den Druck zum Eingreifen? Einen harten Stein zu bearbeiten verlangt dagegen Krafteinsatz, aber auch innere fantasievolle Vorstellungen sowie Mut zur Improvisation, um mit abweichenden Zwischenergebnissen etwas anfangen zu können. Mit weichen Ästen zu flechten erfordert hohe Konzentration und räumliche Vorstellungskraft, wohingegen Mut und Selbstsicherheit benötigt werden, um mit der Schere einen edlen teuren Stoff zu zerschneiden. Die kunsttherapeutische Anregung besteht oftmals darin, sich vom spontan gewählten Vorgehen zum jeweils **entgegengesetzten Pol** hin zu entwickeln. Der ästhetische Anteil des Gestalteten bleibt dabei zunächst im Hintergrund. Therapeut und Patientin können prozessorientiert beobachten, was dabei vorgeht: Ängste treten in den Hintergrund, und alte Überzeugungen zur eigenen Begrenztheit werden aufgegeben, Lust am Sinnlichen oder Ärger über die eigene Begrenztheit entsteht, Hindernisse tun sich auf, und Konflikte mit Mitpatienten werden deutlicher. Hierauf kann durch die besondere Greifbarkeit oder Anschaulichkeit der Gestaltung in den nachfolgenden Gesprächen immer wieder Bezug genommen werden, das Ergebnis kann mit nach Hause genommen werden, und das Erleben bleibt in der Regel tiefer verankert als die reine Erkenntnis.

Wo das künstlerische **Ergebnis** Ziel der Therapie ist, muss auch eine **Würdigung** der Werke möglich sein. Diese erfolgt zunächst in der Gruppe. Bei Erfolg kann diese Erfahrung z. B. in einem **Kunstkreis** fortgesetzt werden. So fördert das ästhetisch wertvolle Kunstwerk nebenbei auch den Selbstwert. Im Autohaus oder in der Sparkasse vor Ort können die eindrucksvollsten Werke ausgestellt werden. Selbst eine Galerie zeigt manchmal Interesse an der emotional meist sehr ausdrucksvollen Kunst von Menschen in psychischen Ausnahmesituationen.

Getreu dem Beuysschen Motto, dass jeder Mensch ein Künstler ist, kann die kreative Seite in uns allen therapeutisch geweckt und für das höhere Ziel der Gesundung genutzt werden. **Kunsttherapie** (Trüg 2004; Vopel 2009) erleichtert über die Freiheit der Kunst auch in einer Tagesklinik die Entwicklung innerer Freiräume. Dazu können z. B. im **offenen Atelier** Pinsel, einige Farben, Papiere oder Leinwände stets zur Verfügung stehen. Als Rückzugsort wirkt dieser freie Raum emotional und impulsiv regulierend. Schwer verbalisierbare Denkinhalte werden über den bildlichen oder gestalterischen Ausdruck leichter zugänglich (➤ Abb. 11.1). Beim Vergleich in der Gruppe werden individuelle **Besonderheiten** entdeckt und gesehen.

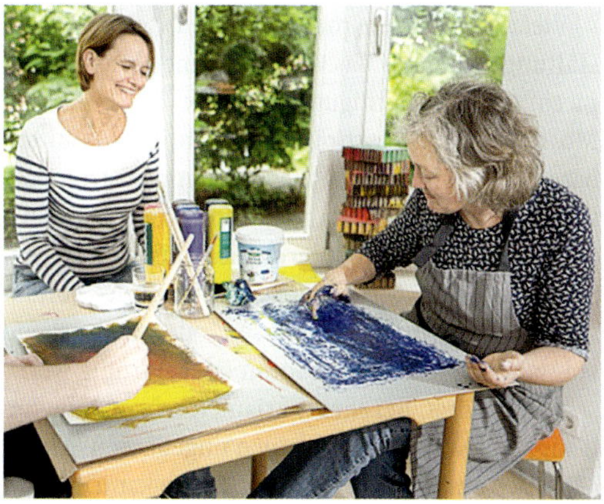

Abb. 11.1 Kunsttherapie mit ganz eigenen Formen der Kommunikation

11.4 Musiktherapie

„Haste Töne“, fragt der Berliner und meint damit eher nicht die Musik, sondern **emotional aufgeladene Worte.** Der musikalische Anteil unserer Sprache unterstreicht die Worte. Der Klang aktiviert beim Hörer, aber auch schon beim Sprecher die ganze Skala der Gefühle und signalisiert den Beziehungszustand – und das alles innerhalb von Sekundenbruchteilen.

Musiktherapie (Decker-Voigt 2012) bietet zwar vielen Menschen ein besonders großes Potenzial emotionalen Erlebens. Da in unserer Kultur Musik aber überwiegend in Form nachträglich perfektionierter Konsumware angeboten wird, ist der aktive Zugang erschwert. **Hemmungen** haben sich aufgebaut, beginnend mit dem Musikunterricht in der Schule, den abwertenden Bemerkungen beim Karaoke oder den Frustrationen, mit der Blockflöte oder Gitarre die Lieblingssongs nachzuspielen. Demgegenüber stehen Erfahrungen von ausgelassenem Gesang in Bierlaune, in der Badewanne, beim Geburtstagsständchen oder als Fan im Fußballstadion.

Aufgabe der Musiktherapeutin ist es, die Patientinnen zu Beginn über die **Scham des Anfangens** hinwegzulocken, z. B. indem eine Gruppe gemeinsam in die Musik hineingleitet. Einfache Rhythmen, Neugier auf ein noch unbekanntes Instrument oder schlichtes Zuhören als **rezeptive Musiktherapie** erleichtern den Einstieg. Und wenn ein Patient eigene Musik vorstellt, die für ihn Bedeutung hat, ist schon ein Schritt hin zum Outing des Innenlebens gemacht.

Viele Variationen musiktherapeutischer **Ausgestaltung** stehen für das Gestalten einer Musiktherapieeinheit zur Verfügung (➤ Box 11.2). Aktives Musizieren mit **Beschränkungen** bringt unmittelbare Erfolge, wenn z. B. nur Rhythmusinstrumente wie Trommeln, Rasseln oder Papierkörbe zur Auswahl stehen: Die Trommlerin wird in ihrer Kommunikation gehört, egal ob sie vorsichtig oder vorlaut spielt, schnell und ausgelassen oder bedrückend langsam, sich stoisch monoton oder unruhig wechselnd einbringt. Bei allen Varianten erbringt die Reflexion im **Nachgespräch** einen ungeheuren Schatz: Mit oder ohne Vergleich zu anderen kann **Individualität** gefunden werden. **Beziehungsgestaltung** wird hörbar in den Reaktionen aufeinander, im spielerischen Aufeinander-Eingehen, im Rückzug oder Übertönen, beim Ohrenzuhalten und im selbstversunkenen Spiel. Mit Tönen, die mit dem eigenen Körper erzeugt werden, bis hin zum Gesang steht die durchklingende „Person“ im Zentrum.

BOX 11.2

Beispiele für die Ausgestaltung einer tagesklinischen Musiktherapieeinheit

Aktives Musizieren

- Freie Auswahl aus allen einladend aufgebauten selbstgewählten Instrumenten
- Auswahl aus Rhythmusinstrumenten und freies gemeinsames Spiel oder nach Vorgabe der Leiterin oder eines Mitspielers
- Rhythmusspiel nur mit dem Körper (Klatschen, Klopfen, Stampfen, Schnalzen, Juchzen usw.)
- Aufbau von Band-Instrumenten und Rotation der Spieler an den Instrumenten
- Auswahl aus Klangbausteinen oder Instrumenten und Spiel allein, im Dialog oder musikalischen Gespräch, z. B. als musikalisches Zuwerfspiel oder La-Ola-Welle
- Auswahl aus „klassischen" Instrumenten und Spiel als Orchester mit wechselndem Dirigat durch einen Mitspieler
- Instrumentenwahl und Spiel nach einer ausgewählten Reihenfolge von Emotionen, nach einer vorab imaginierten Szene oder Geschichte
- Einfache Klangerzeugung mit dem Mund bis zu freier Gesangsimprovisation in der Gruppe
- Summen bis Schreien in der Gruppe
- Begleitetes Singen von Volks- oder Weihnachtsliedern, Gospels, alten oder neuen Hits
- Karaoke mit freien Variationen
- Einüben eines Musikstücks und dessen Vortrag vor einer Gruppe oder im Rahmen einer Veranstaltung
- Erleben der Redestimme über Reden mit Kazoo
- Musizieren auf einer Auswahl von Alltags- oder Küchengeräten
- Paradieren mit ausgewählten Musikinstrumenten, evtl. durchs ganze Haus
- Anhören der Aufzeichnung einer gemeinsamen Musik
- Erstellen eines Musikstücks als Mehrkanalaufnahme, Mitnahmemöglichkeit

Passives Musizieren

- Anhören der Lieblingsmusik eines Patienten
- Anhören der mitgebrachten Musik des Leiters
- Anhören von Livemusik einer Patientin
- Anhören der Musik eigener Lebensphasen oder einer erlebten Kultur (z. B. bei Migration)
- Bewegung zur Musik als Schreiten, Tanz oder frei improvisiert

11

- Entspanntes Zuhören zu Monochord, Oceandrum usw.
- Entspanntes Erfahren von Klangschalen an diversen Körperregionen
- Ausdruckszentriertes Dirigieren zu Orchestermusik
- Journalistisches Festhalten von Erlebnissen bei einer Klangreise
- Aufmalen von Eindrücken beim Hören, einzeln oder als Gruppenprojekt

Die **Ausstattung** der Musiktherapie (➤ Box 11.3) kann mit Wenigem beginnen. Einmal auf einer echten Violine oder Posaune gespielt zu haben ist für viele Patienten ein unvergessliches Erlebnis. Die Technik zur Klangerzeugung kann leicht vermittelt werden. Und bei Wegfall der hohen Anforderungen an die Richtigkeit entwickeln sich sogar Freude und Stolz. Gebrauchte oder wieder aufgearbeitete Instrumente sind günstiger und reichen zur Therapie allemal. Zu bedenken ist jedoch der **Platzbedarf** für die Aufbewahrung.

BOX 11.3

Vielfach genutzte Instrumente im Rahmen tagesklinischer Musiktherapie

- Trommeln, Djembén, Tablas, Congas, Bongos, Cajóns, Darabukas, Handtrommeln, Schlagzeug/Schlagzeugteile, Steeldrum
- Rasseln, Zimbeln, Glocken/Chimes, große Gongs, Triangeln, Klangschalen, Maracas, Schellen, Cabasas, Guiros, Shaker, Tambourine, Kalimbas, Boomwhakers, Claves
- Klangbausteine, Xylophon, Glockenspiel
- Klavier, Keyboard, Akkordeon
- Gitarre, Violine, Sitar, E-Bass, Ukulele, Banjo, Zither, Harfe, Monochord
- Posaune, Trompete, Saxophon, Didgeridoo
- Flöten, Zugflöte, Nasenflöte, Pfeifen, Kazoo

PRAXISBEISPIEL

Musiktherapeutin A. wählt für die Therapiestunde jeweils zwei gegensätzliche Musikstücke auf CD aus, die sie den Patienten je nach Stimmungslage vorspielt. Im Raum verteilt sie dann Rhythmus- und Klanginstrumente aller Art und fordert die Patienten auf, sich frei im Raum zu bewegen und sich zunächst optisch von Instrumenten ansprechen zu lassen. Eines sollen sie dann zur Hand nehmen und dessen Klang nachspüren. Wenn ihnen dieser Klang gefällt, dürfen sie mit dem Instrument an ihren Platz zurückkehren. Der ausgewählte Ton wird der Gruppe dann vorgestellt. Anschließend folgt eine Zeit der Kommunikation, in der jeder musikalisch, aber ohne Worte, möglichst emotional auf die Töne oder den Krach anderer antworten soll. Dann folgt ein Moment des innerlichen Nachhörens, an den sich das Gespräch über das Erlebte anschließt. Um dies zu erleichtern, hilft die Musiktherapeutin den Patienten oft, ihr Gefühlserleben differenzierter zu beschreiben, indem sie aus 120 ausgelegten Kärtchen mit Emotionen die zutreffende auswählen lässt. Die erste Teilnahme an der Musiktherapie fällt Patienten immer wieder schwer. Wenn sie aber bis zum Ende durchgehalten haben (Abbrechen ist jederzeit möglich), kommen fast alle Teilnehmer in der Folgewoche gern wieder in die Therapie.

11.5 Tanz

Praktisch alle Tageskliniken praktizieren irgendeine Form der **Bewegungstherapie.** Damit wäre eigentlich der Übergang zu tanzender Bewegung spielerisch leicht. Allerdings ist auch hier wieder die **schambesetzte Hürde** des unerfahrenen Körpererlebens zu überwinden. Mit **Strukturierung** gelingt die Akzeptanz des Tanzes in der Tagesklinik meist leichter. Line Dance, Volkstanz und andere gruppenbezogene Tänze leben von den einfachen Elementen und dem gemeinsamen Gelächter über die „Knoten in den Beinen". Und wenn dann beim dritten oder fünften Durchgang eine annähernd synchrone Bewegung die ganze Gruppe in Flow bringt, entstehen glücksnahe Gefühle. Selbst bei tiefer Depression kann im Tanz zeitweilig pure **Lebensfreude** ausgedrückt werden.

Ein klassisches Tanzrepertoire erinnert eher an jugendliche Erfahrungen. Bei der **freien Improvisation** dagegen bietet der Tanz genug Entfaltungsraum, um einen individuellen Ausdruck der Emotionen zu ermöglichen. Distanz oder Nähe zu Mittänzern bis hin zum **Berühren** wird sichtbar. Allerdings kann dabei auch das Gefühl des Alleingelassen-Seins zu schamhaftem Erleben oder Versagensgefühlen führen. Die Angst, Scham oder Trauer eines Teilnehmers kann behutsam von der Leitung oder der ganzen Gruppe aufgegriffen werden. Mitmachzwang und unbeteiligtes Danebenstehen sollten vermieden werden. Auch beim Tanz ist die (psycho-)therapeutische **Reflexion** ein wichtiger Teil kreativtherapeutischer Kompetenz.

Tageskliniken mit einem großen Gruppenraum haben in der Regel genug **Platz,** um Tanztherapie in der Gruppe durchführen zu können. Bei einem kleineren Raumangebot wird eben die Gruppe so weit verkleinert, dass nicht ganz auf den Tanz verzichtet werden muss.

11.6 Theater

Eine **Rolle** spielen – das Leben bietet viele davon. Im Theater werden wir uns dessen bewusst: sich gewollt in eine ganz andere Stimmung zu versetzen oder in besondere Persönlichkeit zu verwandeln, sich zu exponieren und Bewunderung dafür einzuholen oder sich frei improvisiert dem Spiel zu überlassen (➤ Abb. 11.2). Theatertherapie kann Freude wecken, die **Identifikation** mit ansonsten ungelebten Rollen erlebbar machen oder die **Einbindung** in eine gemeinsam spielende Gruppe stärken.

Unter den **Varianten** der therapeutischen Nutzung von Theater (➤ Tab. 11.2) ist das **Improvisationstheater** tagesklinisch besonders gut geeignet. Nach Vorgabe einer Rahmenhandlung oder eines Themas wird ohne weitere Festlegung munter drauflos gespielt, mit mehr oder weniger Eingriffen der Regisseurin. Eine gute Vorbesprechung kann eine angesichts der großen Gestaltungsfreiheit bestehende Unsicherheit etwas mindern. Und durch mehrmaliges Spielen entsteht ein Gefühl für die eigenen Veränderungsmöglichkeiten. Das **Vorspielen** hat kathartische und trainierende Wirkung – auch schon vor der Gruppe aller Patienten und Therapeutinnen. Aber eine **öffentliche Aufführung** auf einer lokalen Bühne mit Presseankündigung und Kartenverkauf bringt der Theatertruppe ein einzigartiges

Tab. 11.2 Variationen therapeutischen Theaterspiels

Psychodramatisches Spiel	Biografische Szenen oder Konfliktmuster werden in wechselnder Rollenbesetzung durchgespielt
Drehbuchschreiben	Eigene Skripte von Patienten werden ganz oder als Sequenzen gespielt
Erfahrungstheatergruppe	Eigene Erlebnisse oder psychiatrienahe Theaterstücke werden auf die Bühne gebracht
Improvisationstheater	Kreative Einfälle und Lösungen werden spontan dargeboten
Lehrtheatergruppe	Psychiatriethemen werden spielerisch der wenig erfahrenen Öffentlichkeit nahegebracht
Klassische Theatergruppe	Theaterstücke werden ausgewählt, eingeübt und vorgespielt
Integratives Theater	Psychiatrieerfahrene, Psychiatriemitarbeiter und Psychiatrieunerfahrene spielen gemeinsam

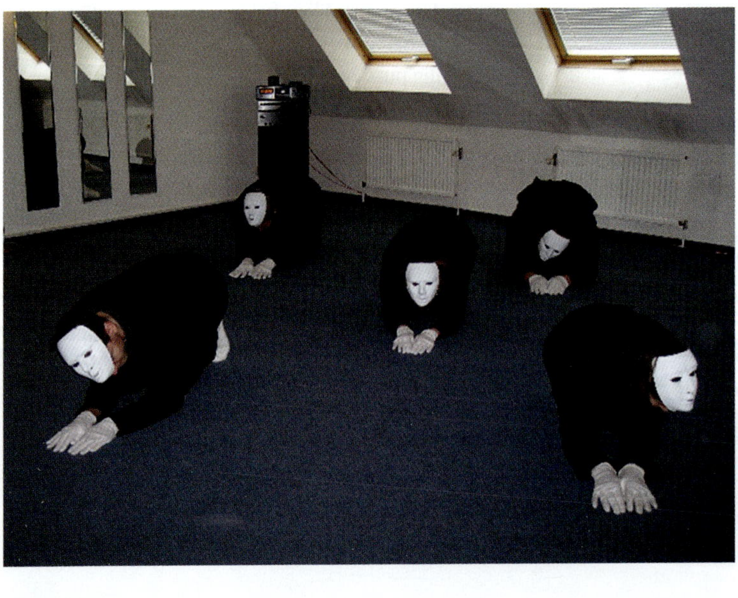

Abb. 11.2 Theaterspielen: Hinter der Maske und in der Gruppe fällt es leichter, eine neue Rolle zu erproben.

Verbundenheitsgefühl, die Überwindung von Lampenfieber (einer angemessenen Form sozialer Phobie) und die Gratifikation eines rauschenden Applauses mit sich. Die Verbindung zur Öffentlichkeit kann zur spielerischen **Entstigmatisierung** von Menschen mit psychischen Störungen genutzt werden. Aber auch einfach ein neues Hobby oder lustvolle Freizeitbeschäftigung in einer vertrauten Gruppe zu genießen hilft gegen soziale Isolation und wirkt seelisch stabilisierend.

Das Durchspielen biografisch bedeutsamer Szenen und Begebenheiten kann eine neue Betrachtungsweise erfahrbar machen. Eine Ausbildung im **Psychodrama** erleichtert dem Theatertherapeuten die reflektierte Anleitung und Auswertung. Aber auch ohne diese spezifische Ausbildung kann das Spielen von **persönlichen Schlüsselszenen** den Teilnehmern darin enthaltene Emotionen und Rollen deutlich machen und bietet sich tagesklinisch durch die dabei rasch zu erzielenden Ergebnisse an. Nur sollte die Therapeutin in der Arbeit mit Traumafolgestörungen und mit psychosenahen Reaktionsweisen erfahren sein, um überschießende schädigende Folgen rechtzeitig verhindern zu können.

11.7 Lesen und Schreiben – Literatur

Obwohl Literatur eine weitverbreitete Form kreativer Betätigung ist, wird sie tagesklinisch erst selten genutzt. Annäherung gelingt zunächst in ihrer **rezeptiven Form** mit der Auswahl ansprechender Poesie und Prosa. Bereits der **Austausch** über allein oder gemeinsam Erlesenes kann sehr wertvoll sein, da das Hineingleiten in fremdes Denken und andere Welten ein hohes Veränderungspotenzial in sich trägt. Meist reichen dann schon zwei Abschnitte, um sich eine Stunde lang über Persönliches auszutauschen. Bücher mit **selbstironischem Bezug** zu psychischer Krankheit, besonders zu depressivem Erleben, sind inzwischen in reicher Auswahl verfügbar. Die Literatur der Weltreligionen (➤ Box 11.4) hat dagegen häufig einen **kondensierten Weisheitscharakter,** der tiefergehende Schichten der Persönlichkeit ansprechen kann. Dazu sind auf Therapeutenseite wiederum gute Kenntnis und Freude an der Materie, aber auch Erfahrung in der möglichen Auslösung von Abwehrreaktionen und **heilsamen Dosierung** wichtig.

BOX 11.4

Kleine Auswahl an therapeutisch geeigneter Literatur

Verfremdete und selbstironische Depressions- und Psychoselektüre

- Toby Katze. Morgen ist leider auch noch ein Tag. Irgendwie hatte ich von meiner Depression mehr erwartet. Reinbek b. Hamburg: Rowohlt 2015.
- Nick Hornby. A Long Way Down. Köln: Kiepenheuer & Witsch 2005.
- Arto Paasilinna. Der wunderbare Massenselbstmord. Mülheim: Bastei Lübbe 2013.
- Matthew Johnstone. Mein Schwarzer Hund. Wie ich meine Depression an die Leine legte. München: Verlag Antje Kunstmann 2008.
- Heide Fuhljahn. Kalt erwischt. Wie ich mit Depression lebe und was mir hilft. München: Diana bei Random House 2013.
- Matt Haig. Ziemlich gute Gründe, am Leben zu bleiben. München: dtv 2016.
- Eva Lohmann. 8 Wochen verrückt. München: Piper 2011.
- Janine Berg-Peer. Schizophrenie ist scheiße, Mama! Berlin: Fischer TB 2013.
- Thomas Melle. Die Welt im Rücken. Reinbek b. Hamburg: Rowohlt 2016.

Weisheitsliteratur

- Die Bibel – z. B. neuere Übersetzungen wie: „Die Neue Gute Nachrichtbibel für Dich", „Basis Bibel", „Die Volx Bibel", „Willkommen daheim".
  Geeignet sind Abschnitte wie Prediger/Ecclesiastes, 1. Korinther Kapitel 13, Lukas Kapitel 15, Matthäus Kapitel 5 usw.
- Der Koran – Übersetzung von Friedrich Rückert. Köln: Anaconda 2012 oder die Reclam-Ausgabe. Geeignet sind die letzten kurzen Suren.
- I Ging. Das Buch der Wandlungen. München: dtv 2005.
- Pema Chödrön. Vom Glück des Scheiterns. München: Gräfe & Unzer 2016.
- Der Talmud. München: C. H. Beck 1992.
- Khalil Gibran. Der Garten der Liebe – Worte des Propheten. Köln: Anaconda 2014.
- Nossrat Peseschkian. Der Kaufmann und der Papagei. Frankfurt: Fischer TB Verlag 2014.

Auch **aktuelle Lektüre** einzelner Patienten ist gut nutzbar. **Märchen** und fantasievolle Geschichten können in einer veränderten Vorstellungswelt Lösungen für ein unlösbares Problem vorwegnehmen. Poesie erleichtert den Zugang zu ästhetischem Gebrauch der alltäglichen Sprache. Geschichten aus dem Alltag schaffen Verständnis für selbst Erlebtes. **Klassiker** lassen Erinnerungen an die Schule und damit verbundene pubertäre Erfahrungen wieder aufscheinen. **Eigenes Geschriebenes** offenbart das Innenleben für die ganze Gruppe. Überhaupt hat das gemeinsame Arbeiten mit und an Texten für die Gruppe etwas ausgesprochen Gemeinschaftstiftendes.

Das eigenständige Erstellen von Literatur, das **Schreiben,** ist therapeutisch hochrelevant. Poesie kann durch **assoziative Worteinfälle** begonnen werden, die neu gemischt, getauscht oder frei gelost in neuer Zusammensetzung zu neuen Inhalten oder neuen sprachlichen Ausdrucksformen führen. Auch die Zusammenführung von Poesie und **kalligrafischer Darstellung** kann die eigene Produktivität den Mitmenschen kunstvoll zugänglich machen.

Erlebtes aufzuschreiben kann mit **Tagebucheinträgen** bzw. Blogging beginnen und dann darüber hinausgehen. Das intensive persönliche Erleben einer psychischen Krankheit hat schon eine Menge Menschen inspiriert, aus der Beschreibung und Bewältigung eine Kunst zu machen. Auch ohne den Anspruch auf die Produktion eines Bestsellers eröffnet eine solche literarische Arbeit die Chance auf **Verständnisgewinn** bei Freunden und Angehörigen. Und als festgehaltener Biografieabschnitt wirkt ein Werk noch nach Jahren rezidivprophylaktisch. Tagebucheinträge im Einzelgespräch vorzulesen öffnet oftmals die innere Erlebniswelt und bietet den Therapeuten neue Chancen, biografische Zusammenhänge oder symptomauslösende Denkgewohnheiten kennenzulernen.

11.8 Arbeit mit Naturmaterialien

Tagesklinik kann über bioökologische Kreativität zu intensivierter **Naturbegegnung** hinführen. Ein Effekt der Arbeit mit Naturmaterial ist neben der **Bewegung** an der frischen Luft auch die **Aufwertung** der sonst achtlos übergangenen Umgebung. Sich selbst als ein **Bestandteil des größeren Ganzen** einzuordnen kann aus der häufig anzutreffenden depressiven Selbstbetrachtung führen und den benutzbaren Lebensraums über die Zivilisation hinaus in den Naturraum hinein erweitern. Romantische Sehnsüchte nach der heilen Natur, nach **Verschmelzung** mit dem Weltganzen und bedingungsfreiem **Aufgehobensein** in der Welt können entstehen und Teil des Gesundungsweges werden.

Gestalten mit Naturmaterialien ist sehr leicht durchzuführen. Beim Gang durch die Umgebung lässt sich selbst in der Großstadt Natürliches finden. Wie beim Achtsamkeitstraining wird dabei jeder Stein, jedes Blatt, jeder Pilz, Schafwolle, werden alle Blüten oder einfache Lehmklumpen zu etwas Besonderem. Eine **Auswahl** davon kann mitgenommen werden. Neu und nach individuellen Gesichtspunkten und eigenem Geschmack **arrangiert,** entstehen daraus Kunstwerke, die nicht nur andere ansprechen, sondern auch eine einprägsame Aussagekraft über den Künstler und die Welt beinhalten. Manchmal erleichtern thematische Vorgaben den Beginn der Sammel- und Gestaltungsarbeit. Die Kunst kann aber auch durch Neuordnung **an Ort und Stelle** oder durch **Fotografie** der Umgebung und anschließende Präsentation in der Gruppe entstehen. Wichtige therapeutische Maßnahme bleibt die geleitete Nachbesprechung.

11.9 Genusstraining

Ist Genuss Kunst? Für viele Menschen gehört Genuss eher zum Konsum als zur individuellen Kreativität. Augen, Ohren, Nase und Hautrezeptoren für Schöpferisches zu öffnen ist ein wichtiger Fokus tagesklinischer Tätigkeit. Bei zu Depression, Zwang und Angst neigenden Menschen hilft die Veränderung von der rein pflichtgemäßen Tätigkeit hin zu angenehm besetzten **lustvollen Verrichtungen,** gesündere Anteile zu fokussieren. Bei der Anhedonie Schizophreniekranker ist die **Wahrnehmung** hierfür allerdings meist deutlich getrübt. Dazu wird in vielen Tageskliniken inzwischen eine Einheit **Genusstraining** (Koppenhöfer 2004) mit Wahrnehmungstraining und spezieller Achtsamkeit angeboten.

Wer in der aktuellen Medienwelt groß wurde, hat eine intensive Förderung des **Optischen** erfahren, ergänzt durch akustische Reize. Leitendes Stilmittel ist der Film. Internetsurfen mit geschlossenen Augen macht weniger Freude. Deshalb bietet es sich besonders bei einseitig in Beruf und Freizeit am Bildschirm geforderten Patienten an, auch die anderen **Sinneskanäle** zu fördern. Eine halbe Stunde **Aufmerksamkeit** auf Spüren, Riechen oder Schmecken zu richten eröffnet neue Welten. Klassiker des Genusstrainings ist die Rosine, die nach 10 Minuten im Mund unterschiedlichste Geschmacks- und haptische Qualitäten entfaltet. Das passiert aber auch mit Nüssen, Schokolade, Weizenkörnern, Möhren, Gewürzkörnern und vielen anderen **Nahrungsmitteln.** Auch bei essgestörten Menschen ist diese Intensivierung der Wahrnehmung ein wichtiger Bestandteil der Behandlung. Oder die Patientengruppe übt, den **Düften** eines Gartens nachzuspüren.

Um die Breite des Hörens zu üben, kann ein vielschichtiges **Musikstück** gemeinsam angehört und nachbesprochen werden, können in der **Stille eines Raumes** die eigenen Geräusche wahrgenommen oder in der **Betriebsamkeit einer Einkaufsstraße** Bestandteile der Geräuschkulisse differenziert erfasst werden. Der **haptische Bereich** mit den Unterschieden weich/spitz, warm/kalt oder sanft/druckvoll kann differenziert erfahren, geübt und in seiner subjektiven Wirkung an mitgebrachten Objekten erspürt werden.

Wichtig ist beim Genusstraining, sich **ausreichend Zeit** zu nehmen. Deshalb hilft z. B. eine Achtsamkeitsübung oder Entspannungseinheit zu Beginn des Genusstrainings, das Tempo zu verlangsamen. Und neben den bisher bevorzugten Genüssen sollte Wert auf eine **neugierige Entdeckerhaltung** gelegt werden. Mit Genießen-Können in unterschiedlicher Weise ist die Chance, schwierige Zeiten durchzustehen, größer. Borderline-Kranke können Genusstraining als **Skill** zur Selbstberuhigung einsetzen und zur Erweiterung ihrer emotionalen Reaktionen zuvor die eigene Wahrnehmung erweitern. Menschen mit somatoformen Störungen können im Genuss für eine kurze Zeit von ihrer Fixierung auf die Symptome absehen, was selbst bei stark drängenden körperlichen Beeinträchtigungen wie Tinnitus oder Schmerzen hilfreich ist. Und aus der eigentlichen Unmöglichkeit des Genießens entwickelt sich durch Übung, zumindest zeitweilig, eine ganz individuelle kunstvolle Erweiterung emotionalen Erlebens. Auch das ist Kunst.

LITERATUR

Decker-Voigt HH, Oberegelsbacher D, Timmermann T. Lehrbuch Musiktherapie. München: Reinhardt 2012.

Frankl V. Der Mensch vor der Frage nach dem Sinn. Eine Auswahl aus dem Gesamtwerk. München/Zürich: Piper 1979.

Koppenhöfer E. Kleine Schule des Genießens: ein verhaltenstherapeutisch orientierter Behandlungsansatz zum Aufbau positiven Erlebens und Handelns. Lengerich: Pabst 2004.

Maslow A. Motivation und Persönlichkeit. Reinbek b. Hamburg: Rowohlt 1981.

Max-Neef M. Desarrollo a escala humana. Una opción para el futuro. CEPAUR, Santiago de Chile. Uppsala: Dag Hammarskjöldstiftelsen 1986.

Scheepers C, Steding-Albrecht U, Jehn P. Ergotherapie. Vom Behandeln zum Handeln. 5. A. Stuttgart: Thieme 2015.

Trüg E. Praxis der Kunsttherapie. Stuttgart: Schattauer 2004.

Utsch M. Psychotherapie und Spiritualität. Neumünster: Verlag Die Brücke 2010.

Vopel K. Kunsttherapie für die Gruppe: Spiele und Experimente. Salzhausen: Iskopress 2009.

KAPITEL

12 Soziale Therapie – den Alltag trainieren

Leben bedeutet für Menschen in Kontakt zu sein. Am Du werde ich zum Ich. Nicht nur in Fragen der Technik sind wir aufeinander angewiesen. Auch emotionales **Wohlbefinden** erfordert die **Zuwendung** durch **andere.** Die innerseelische Repräsentanz der Ich-Du-Interaktion wird in der Psychotherapie thematisiert, wie oben beschrieben. Die individuelle **Bildung und Gestaltung von Umweltbezug** in der Realität erfordert in der Behandlung eine eigene Beachtung, da die Umgebung, die jeder Mensch sich gestaltet, auf seine innere Befindlichkeit zurückwirkt. Wie wohnt und wie arbeitet die Patientin, mit welchen Menschen und Hobbys umgibt sie sich und wie ist ihre Verbundenheit in Familie, Freundschaften, Vereinen, Kirchen und anderen gesellschaftlichen Möglichkeiten? Die Tagesklinik bietet mehr als alle anderen Therapiesettings die Chance zur Bearbeitung und **Veränderung der sozialen Lebensbedingungen** ihrer Patienten.

12.1 Sozialtherapie zwischen Selbsttherapie und Kontaktpflege

„Das Gehirn des Städters scheint eine höhere Stressempfindlichkeit zu haben – und die wächst sogar mit der Größe der Stadt, in der man lebt oder aufgewachsen ist. Menschen, die in Großstädten ihre Kindheit verbracht haben, tragen ein höheres Risiko für bestimmte psychische Erkrankungen, z. B. Schizophrenie. […] Nicht die Stadt an sich macht krank, sondern der soziale Stress, den die Menschen in ihr erleben.“

Adli (2017: 16 und 204)

Wenn die Umgebung auf die Entwicklung psychischer Störungen Einfluss nimmt, sollte sie umgekehrt auch für die Heilung genutzt werden. Sicher ist inzwischen, dass es **großstädtische und ländliche Faktoren** gibt, welche die psychische Gesundheit verschlechtern (> Tab. 12.1) und deren Verbesserung im Heilungsprozess sinnvoll ist.

Eine Stärke der Tagesklinik ist, dass Patienten in ihrer speziellen Umwelt bleiben: in der Familie, in der Nachbarschaft, im Sportverein, im kirchlichen Bibelkreis, in der Weight-Watchers-Gruppe und im Stadtbild. Damit bewegen sie sich weiter in stützenden Systemen, aber auch in Streit- und Konfliktherden. Und mit diesen **Umgebungsvariablen** kann und sollte tagesklinisch gearbeitet werden, wenn die Spezifika der Tagesklinik genutzt werden sollen.

12.1.1 Wohnen

Tageskliniker kennen die Bedeutung von einzelnen **Wohnquartieren:** verelendete oder lärmexponierte einzelne Häuser, Zentren des Drogenumschlags oder Wohnungen von ausnutzenden Vermietern usw. (Adli 2017; Grübner et al. 2017; Rapp et al. 2015). Bei einzelnen aus dem Umgebungsrahmen fallenden Wohnungen dient es durchaus der Gesundung, einen **Wohnortwechsel** zu fördern. Aus inneren krankheits- oder persönlichkeitsbedingten oder äußeren finanziellen, sozialrechtlichen oder wohnungsmarkttechnischen Gründen will der Wohnungswechsel manchmal nicht gelingen. Dann bleibt nur, die Verbesserung im Rahmen der bestehenden Verhältnisse zu fördern.

12.1.2 Arbeiten

Die **Arbeitsumgebung** kann die psychische Gesundheit wesentlich beeinflussen. **Arbeitslosigkeit** verschlechtert den sozialen und psychischen Zustand deutlich. Insbesondere die **Entlassung** aus langjähriger Arbeit ist riskant. Aber auch innerhalb der Arbeit ist eine **anhaltende Überforderung** durch ein Zuviel an Arbeit oder durch eine, an der Qualifikation gemessen, zu hohe Anforderung gesundheitsschädlich, ebenso wie das **Bore-out,** die

Tab. 12.1 Umweltrisiken für psychische Krankheitsanfälligkeit Stadt vs. Land

Großstadtrisiken	Ländliche Risiken
• Armut und niedriges Bildungsniveau • Isolation mit geringer sozialer Unterstützung • Geringe soziale Wirksamkeit • Soziale Segregation z. B. bei Zugehörigkeit zu einer bestimmten Minderheit • Verkehrslärm • Verschmutzung von Wasser und Luft • Nächtliche Lichtexposition • Regionen mit Hitzestau • Bedrückend erlebte Gebäudearchitektur • Hohe Mietpreise • Höheres Risiko für Gewalt oder Unfälle	• Schlechterer Zugang zu Gesundheitszentren • Schlechterer Zugang zu Bildung • Weiterer Weg zu Einkaufsmöglichkeiten • Höherer Zeitaufwand bei längeren Fahrtstrecken • Geringere kulturelle Anregung • Höheres Risiko sozialer Isolation durch Herkunft und sprachlich-ethnische Normabweichung

anhaltende Unterforderung oder Nichtbeschäftigung. **Mobbing** als soziale Ausgrenzung in der Arbeit kann von Kollegen, Vorgesetzten oder Untergebenen ausgeübt werden. Dezenter schaden der Gesundheit **anhaltende Kritik** oder **fehlende Aufmerksamkeit** für die Arbeitsergebnisse vonseiten der Vorgesetzten, häufige Verunsicherung über den Stellenerhalt, **grobe Ungerechtigkeit** in der Honorierung oder **unklare Hierarchie.** Einzelne in der Rehabilitation schon lange bekannte **Arbeitsrisiken** sind: körperliche Überlastung mit Heben/Tragen, langes Stehen, wechselnde Schichten inkl. Nachtarbeit, schlechte Beleuchtung, Kälte- oder Hitzeexposition, starke Monotonie, Exposition gegenüber schädlichen Chemikalien, Strahlungsbelastung oder anhaltende akustische Belästigung sowie Umgang mit aggressiven oder traumatisierten Menschen. Den Stressoren, soweit sie krankheitsrelevant sind, gilt es Veränderungen entgegenzusetzen.

Sozialtherapie in der Tagesklinik zielt nicht nur auf eine Vermeidung pathogener Arbeitsbedingungen. Auch beim **Formulieren von Kritik** oder Verbesserungsvorschlägen, beim **Beschwerdevortrag** bis hin zu Arbeitsgerichtsprozessen kann sie reflektierte Begleitung leisten. Entschädigungsforderungen allein führen in der Regel aber nicht zur Gesundung; es sind **anhaltende Veränderungen** der Arbeitsbedingungen anzustreben.

Bei der Suche nach **neuer Arbeit** können Kriterien zur Auswahl des neuen Arbeitsplatzes überlegt, langsame **Annäherung** an Arbeit überhaupt erprobt und eine berufliche **Neuorientierung** bedacht werden. Alternativen sind eine vorübergehende **beschützte Beschäftigung, Rehabilitation** oder als letzte Option die **Berentung.** Ermutigende und kritische Begleitung soll möglichst zielführend eingesetzt werden.

Arbeitsbezogene Sozialtherapie beginnt in der Tagesklinik mit **Arbeitsdiagnostik,** die mehr oder weniger strukturiert durchgeführt werden kann (➤ Kap. 11.1). Arbeitsbezogene Gruppentherapie wie z. B. **ZERA** (Plößl 2013) setzt sich in einem strukturierten Programm über mehrere Wochen in der Gruppe mit den Problemen und Möglichkeiten der Arbeitswelt auseinander. Hierbei empfiehlt sich die Verbindung tagesklinischer und ambulant behandelter Patienten, da die Dauer eines Trainingsprogramms meist die Tagesklinikzeit überschreitet. Eine **berufliche Wiedereingliederung** (Hamburger Modell) kann schon während des tagesklinischen Aufenthalts beginnen. So bietet es sich z. B. an, eine geringe Stundenzahl (z. B. zwischen 2 und 4 h/Tag) mit Tagesklinikbesuch in der übrigen Zeit zu kombinieren. Oder 1–2 Tage pro Woche voller Arbeit kontrastieren mit dem vollen Tagesklinikprogramm an den anderen Tagen. Dadurch kann unter **realistischen Bedingungen** eine neue **Arbeitshaltung** erprobt und bei beruflichem Misserfolg in der Tagesklinik ggf. nachgesteuert werden. Oder es zeigt sich, dass die Leistungsfähigkeit wider Erwarten schon wieder voll erreicht ist und der Patient kann **vorzeitig entlassen** werden.

12.1.3 Freizeitgestaltung

Das moderne **Freizeitverhalten** kann den Erholungseffekt durch suchtartige Daueraktivität beseitigen oder verringern, z. B. durch exzessives Spielen, übermäßigen Sport, exzessives Einkaufen oder anhaltende sexuelle Reizsuche. Ansprüche an eine ständig hohe Erlebnisqualität tragen in sich das Risiko für Versagensgefühle oder unerträgliche Leere. **Selbstfürsorge** mit Genuss, Aktivität, Erlebnis und Ruhe sollte im Ausgleich stehen mit Fremdfürsorge in einem unterstützenden und Unterstützung annehmenden **sozialen Netzwerk.** Zunächst aber muss die Wahrnehmung geschärft werden für den Ausgleich von körperlicher Entspannung oder sportlicher Aktivität, von geistiger Anregung oder ruhigem Müßiggang, von selbstbezogenem Rückzug oder ehrenamtlicher Sozialaktivität. Tagesklinisch kann täglich eine Freizeitaktivität vorbereitet und dann am Folgetag auf ihre Umsetzung und Wirkung hin untersucht werden. Hier ist der ideale Ort, um das Freizeitverhalten zu verbessern.

Der Aufbau eines gesunderhaltenden sozialen Netzes umfasst auch die **Partizipation** an politischen, besonders lokalpolitischen, und kulturellen Strukturen und Ereignissen. Durch die Therapie können die Patienten ermutigt werden, ihre Erfahrungen und Kenntnisse hierfür einzusetzen (Lammel 2017). Die Tagesklinik kann sich dafür beispielhaft auch selbst in die Belange ihrer Umgebung einbringen, z. B. indem sie in ihren Räumen kulturelle oder lokalpolitische Veranstaltungen fördert, sich als Wahllokal anbietet und einzelne Mitarbeiter ermutigt, in Gremien der Stadt mitzuarbeiten. Mit einem Vorbild gelingt es Patienten leichter, anschließend selbst sozial aktiv zu werden.

Tagesklinisch erfolgt Sozialtherapie also weniger in abgegrenzten Einheiten als vielmehr **integriert** in viele andere Therapieprogramme (➤ Tab. 12.2).

Tab. 12.2 Sozialtherapeutische Angebote der Tagesklinik und deren beispielhafte Zielsetzung

Sozialtherapeutische Einheiten	Zielsetzung
Kontakt mit der Gruppe	Kennenlernen des Lebens- und Arbeitsstils anderer Menschen
Training sozialer Kompetenzen	Gelingende Kontaktgestaltung, z. B. im Rollenspiel üben
Genusstraining, Entspannungstherapie und Sport	Neue Ausgewogenheit erfahren
Hauswirtschaftliche und ergotherapeutische Therapieeinheiten	Planung und Durchführung von privaten und beruflichen Arbeitsabläufen
Außenaktivitäten	Freizeittraining mit Erweiterung des Entfaltungsraums
Sozialpädagogische Beratung	Umgang mit Finanzen, Versicherungen, Behörden und Gerichten
Expositionstraining und vorbereitete Belastungserprobung	Geeigneten Umgang üben mit Kollegen, Vorgesetzten, Behörden oder Freunden; Vorstellungsgespräche
Abends und am Wochenende	Teilnahme an Sportverein oder am Ehrenamt

12.2 Außenaktivitäten, therapeutenfreie Zeit, Belastungserprobung

Üben geschieht in der Tagesklinik auch außerhalb der Räume. Gemeinsam kann der lokale Lebensraum in gemeinsamer **Außenaktivität** erschlossen werden. Als Expositionsübung, genauso wie als Freizeittraining, locken viele Ziele (➤ Tab. 12.3). In veränderter Umgebung kann das Therapeut-Patient-

Tab. 12.3 Beispiele für Ziele gemeinsamer Außenaktivitäten

Besichtigung	Körperlich aktiv sein	Neues ausprobieren
Museum, Ausstellung	Fahrradwanderung	Tagesfernfahrt
Einkaufszentrum	Bootsfahrt	Mit Vogelkundler in den Wald
Werkstatt oder Fabrikanlage	Bowling oder Kegeln	Lamas ausführen
Weihnachtsmarkt	Klettergarten	Meditation im Baumhaus

Gespräch andere Wendungen nehmen. Eine oder mehrere kleine Patientengruppen können nach guter Vorbereitung ein Ziel ansteuern. Schon eine Woche zuvor beginnt die Planung (mehr oder weniger angeleitet): Die An- und Abreise muss organisiert und ggf. Eintritt bezahlt werden. **Verpflegung** wird mitgenommen, oder es wird ein Restaurant ausgewählt. Wenn die Aktion ein von den Therapeuten festgelegtes Budget überschreitet (z. B. 10 Euro/Person), können teurere Unternehmungen mit **Eigenbeteiligung** finanziert werden. Ein Sozialfonds kann dabei finanziell schlechter Gestellte entlasten. Außenaktivität ist so anregend und aktivierend, dass ihr ein fester Platz im Wochenplan zustehen sollte. Sie kann aber auch, als Höhepunkt, seltener und ganztägig durchgeführt werden.

Im sozialen Feld zu üben erfordert **therapeutenfreie Zeit.** Nach ausreichender Vorbereitung machen Patienten ihre eigenen Erfahrungen, die wiederum anschließend besprochen und ausgewertet werden. Hierfür müssen Therapeuten Patientinnen loslassen und ihnen eigene Erfahrungen zutrauen. Und Patienten müssen das Angebot annehmen und den **Mut** zu eigenen Aktivitäten aufbringen. Dass Patienten für Stunden bis Tage nicht in der Tagesklinik, sondern am Arbeitsplatz, bei einer Hobbygruppe oder bei alten Freunden zu Besuch sind, muss oftmals den Mitarbeitern, z. B. aus der Finanzbuchhaltung des Tagesklinikträgers oder von Krankenkassen, und auch Patienten selbst als sinnhafte Therapiezeit erklärt werden. **Selbsttherapie** nach vorbereitetem Plan und anschließendem Durcharbeiten des Erlebten ist wichtiges sozialtherapeutisches Training und erweist sich für viele Patienten als wirksamer als zwei bis drei Einzel- oder

Gruppentherapien pro Tag. In der somatischen Medizin erfahrenen Ärzten ist leicht klarzumachen, dass auch das Im-Bett-Liegen mit Zeit für die angestoßenen Selbstheilungskräfte ja in der Regel als Krankenhausbehandlung bezahlt wird. Und der **Übergang zur Selbstfürsorge** muss von Anfang an im Therapiekonzept eingeplant sein. Hier nutzt teilstationäre Therapie Elemente der ambulanten Behandlung.

Die Umsetzung in den Alltag beginnt meist mit stundenweiser **Belastungserprobung.** Eine **berufliche Wiedereingliederung** kann auf diese Weise schon in der Tagesklinikzeit begonnen und dort evaluiert, nachgebessert oder gar beschleunigt werden. Neben guter Vorbereitung sollte immer auch eine **Telefonnummer** der Tagesklinik für Notfälle und Rückfragen mitgegeben werden. Manche Erprobung erfordert aber mindestens einen ganzen Behandlungstag. In früheren Jahren konnten noch quasi als Platzfreihaltepauschale ein oder auch einmal zwei Tage Belastungsurlaub für Patienten mitfinanziert werden. Heute ist eine tagesklinische **Kostenübernahme** praktisch nur noch bei persönlichem Kontakt zu erhalten. Auch wenn es sinnvoller wäre, der Patientin einen ganzen Tag Vorbereitung auf ihre Berufstätigkeit zu gewähren, muss sie nun mindestens einmal am Tag in die Tagesklinik kommen, sofern die intensive Vor- und Nachbereitung und Rufbereitschaft während der Erprobung finanziell honoriert werden soll. Dazu muss die Patientin persönlich die Schwelle übertreten; Telefonate reichen nicht. Alternativ kann eine aufsuchende Behandlung vereinbart werden. Ein gemeinsamer Treffpunkt z. B. am künftigen Arbeitsplatz hilft Veränderungen sozialtherapeutisch besser einzuschätzen und ggf. nachzusteuern. In jedem Einzelfall muss die Sinnhaftigkeit einer Belastungserprobung geklärt und gegen den Aufwand abgewogen werden.

PRAXISBEISPIEL

Herr L. (42) kommt zur Behandlung einer depressiven Belastungsreaktion. Aus Nordafrika stammend, kann er nicht mehr an seinen aus der Heimat mitgebrachten akademischen Beruf anschließen. Also arbeitet er nach der Heirat mit einer deutschstämmigen Frau als Schichtarbeiter in einer mechanischen Fabrik. Seine Arbeitsleistung ist durchweg gut, aber er fühlt sich von seinen Kollegen, besonders den deutschstämmigen, stets zurückgesetzt und verspottet. Er meidet zunehmend die Arbeit und meldet sich krank. Das führt zu einer immer stärkeren phobischen Angst vor dem Arbeitsplatz, den er daraufhin auch nicht mehr aufsucht. Nun entsteht angesichts des drohenden Arbeitsplatzverlustes deutlicher Druck vonseiten der Ehefrau, aber auch von Familienmitgliedern aus Nordafrika, die Geldüberweisungen von ihm erwarten. Herr L. resigniert vollständig. In der Tagesklinik kann er dank guter Reflexionsfähigkeit rasch den Teufelskreis der Angst erkennen und im Rollenspiel lernen, dass das erlebte Mobbingverhalten der Kollegen zumindest teilweise eine Projektion eigener Ängste und Selbstunsicherheit ist. Im Training sozialer Kompetenzen übt er ein sicheres Auftreten und findet wieder den Mut, sich der Arbeit zu stellen. Zusätzlich nimmt er verstärkt Kontakt zu Landsleuten auf, die im Nachbarort kulturelle Traditionen pflegen. Nach Stimmungsstabilisierung erfolgt ein erster Arbeitsversuch noch aus der Tagesklinik heraus. Da die Arbeitsdauer kein Problem für Herrn L. darstellt, will er gleich einen ganzen Tag der Arbeitserprobung widmen. So geht Herr L. in der ersten Woche an 2 Tagen zur Arbeit statt zur Tagesklinik und analysiert jeweils am Folgetag das Ergebnis. Im Plan zur beruflichen Wiedereingliederung werden in den nächsten zwei Stufen weitere Arbeitstage in den nachfolgenden Wochen bis zur vollen 40-Stunden-Arbeitswoche festgelegt. Dabei zeigt sich, dass er dazu tendiert, sich in den Pausen zurückzuziehen. Nachdem er dies korrigiert hat, fühlt er sich von seiner Tätigkeit nicht mehr so belastet und wird – nicht nur symptomatisch gebessert, sondern auch beruflich besser integriert – erfolgreich entlassen.

12.3 Essen, Raumgestaltung, Blumenpflege, Ascher leeren – gemeinsames Alltagstraining

Das **Zusammenleben** in der Gruppe, einer Großfamilie entsprechend, muss organisiert und unterstützt werden. In der vollstationären Klinik wird in der Regel für alles wie in einem großen Hotel gesorgt: Essen wird ans Bett gebracht. Käse oder Wurst, Kaffee oder Tee können ausgewählt werden. Das Bett wird abgezogen, der Raum gelüftet und gewischt, und bei Problemen wird die Krankenschwester gerufen, die sich um alles Weitere wie ein guter Zimmerservice kümmert. In der Tagesklinik kann es bei klinikaffinen Pflegern ähnlich zugehen. Dadurch lernt die Gruppe aber wenig Selbstfürsorge und bleibt in einer infantilen Erwartungshaltung, die in der anschließenden Realität nur enttäuscht werden kann. Also bemühen Tageskliniken sich in der Regel darum, ihren Patientinnen ganz viel **Gestaltungsraum** zu geben und gemeinsam die **Aufgaben des täglichen Lebens** anzugehen.

12.3.1 Dienste

In einer wöchentlichen **Planungsrunde** können für das Zusammenleben notwendige **Dienste** verteilt werden (➤ Box 12.1).

BOX 12.1
Tagesklinische Dienste

- Brötchen einkaufen
- Frühstück bereiten
- Tisch auf- und abdecken
- Müll entsorgen
- Wasserflaschen holen und wegbringen
- Ascher leeren
- Terrasse fegen
- Als Pate neue Patienten einführen
- Verantwortliche für Sport
- Planungsgruppe für Ausflüge

Bei der Ausübung der Dienste wird sehr rasch deutlich, welche **Konsequenzen** es hat, verantwortlich mit seinen Pflichten umzugehen. Wenn kein Kaffee gekocht ist, weil der Kaffeedienst verschlafen hat oder erst seine Mails checken musste, gibt es Ärger aus der Gruppe, oder es finden sich rasch die üblichen Helfer, die immer gleich einspringen. So ist die Gruppe selbst ein viel stärkeres **Lernumfeld** als jedes videogestützte soziale Kompetenztraining. Auch hier kann die Dosis an Rückmeldung Patientinnen leicht überfordern bzw. kränken und entmutigen. Deshalb ist ein **enger Kontakt** zur Gruppe und ihren Umgangsweisen miteinander unerlässlich. Krankenpfleger wie auch Praktikantinnen stehen dem Tagesablauf und der Patientengruppe meist näher. Wenn auch der Psychologe und die Ärztin mit anpacken, ihr Geschirr in den Geschirrspüler räumen und auch einmal zum Brötchenholen mitgehen – die Gespräche dabei haben eine hohe Qualität –, bekunden sie so auch ihre Bereitschaft zur Investition in eine gesunde Gruppenatmosphäre.

12.3.2 Mahlzeiten

Einsicht in die **expliziten oder impliziten Verhaltensregeln** der Patientengruppe erhalten Therapeuten, wenn sie mit den Patienten gemeinsam die Mahlzeiten einnehmen. Gemeinsamer Beginn, Rücksichtnahme und optisch erträgliches Essverhalten werden dadurch oftmals wichtiger genommen. Die **gemeinsamen Mahlzeiten** sind wie auch sonst im Leben Kernelemente menschlicher Gemeinschaft. Wer miteinander isst, feindet sich weniger an, teilt Geschmack oder Abneigung wenigstens in einer Sache und richtet seine Waffen (Messer und Gabel) gegen den gemeinsamen Gegner, das zähe Steak. **Jeder Patient** sollte angehalten werden, an den Mahlzeiten teilzunehmen. Natürlich sind die Geschmäcker verschieden und nicht alles, was auf den Tisch kommt, muss auch im Magen landen. Immer wieder bringen Diäthalterinnen und Unverträglichkeitsüberzeugte eigene **Nahrungsmittel** mit, die sie aus Hygienegründen allerdings **nur selbst** verzehren dürfen, nachdem auf die Eigenverantwortlichkeit für mitgebrachte Nahrung hingewiesen wurde. Sofern sich größere Anteile der Gruppe vom gemeinsamen Essen **entfernen,** selbst mit den besten Argumenten, ist der Gruppenzusammenhalt in Gefahr. Eine gute Chance, dies zu reduzieren, bietet die konsequente Teilnahme von Teammitgliedern am Frühstück und Mittagessen der Patienten.

Die **Hygienestandards** für Kliniken (➤ Kap. 6.9) beunruhigen Mitarbeiterinnen immer wieder. Aber sofern sie darauf hingewiesen wurden, notfalls schriftlich in der Therapievereinbarung, müssen erwachsene Menschen sich selbstständig den Gefahren enterotoxischer Bakterien aussetzen oder sie eben vermeiden lernen. Andererseits ist der Leiter einer Klinik in höherer Verantwortungsposition gegenüber den ihm Anvertrauten, sodass im Zweifel das **Mitbringen oder Mitnehmen von Nahrung verboten** werden muss.

Besonders wichtig ist die Anteilnahme möglichst vieler Mitarbeiterinnen an den Mahlzeiten, die eine Patientengruppe **selbst zubereitet** hat. An diesen Tagen ist das Essen nicht nur besonders lecker (➤ Abb. 12.1). Eine Esseneinladung wird ja kulturübergreifend als besondere menschliche Nähe, aber auch als Vertrauensbeweis und als Ausdruck gegenseitiger Würdigung und Dankbarkeit gesehen. Dies

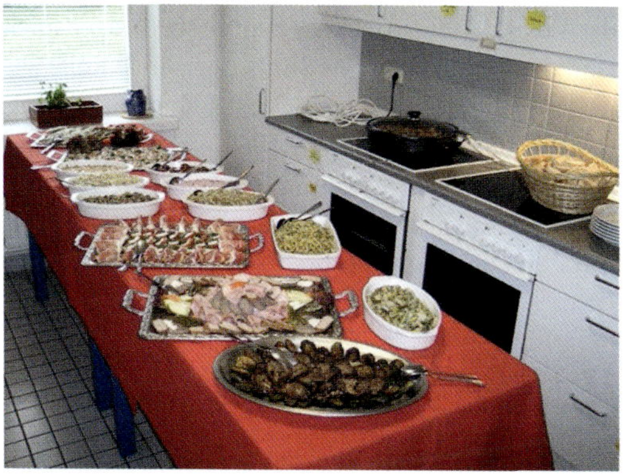

Abb. 12.1 Das gemeinsam erstellte Büfett schmeckt besonders lecker.

eröffnet eine Vielzahl von Therapiechancen. Das Training beginnt beim Ermutigen der „Kochschwachen" zur Teilnahme an der **Kochgruppe.** Gemeinsame **Planung** ist nicht nur aus gruppendynamischer Sicht spannend. Auch was sich Erkrankte zutrauen oder eben nicht und wie und wie weit die Umsetzung schon beim Einkauf vom Plan abweicht, ist wertvoller Therapieinput. Therapeuten können aktiv ins Geschehen eingreifen und z. B. gesundheits- oder kostenbewusstes Verhalten einfordern oder sich lieber zurückhalten und anschließend die Vorgehensweise der Kochgruppe besprechen. Es ist leichter, mit **kleinen Schritten** beim Kochen zu beginnen: z. B. Kartoffelsalat fertig einkaufen und nur noch die Würstchen dazu aufwärmen. Damit bewegt die Therapie sich auf einem sicheren Weg bei weniger spektakulärem, dafür aber sicherem Erfolg. Entsprechend dem angsttherapeutischen Flooding kann aber auch gleich mit **sehr schwierigen Gerichten** begonnen werden: z. B. Sushi-Rollen herstellen oder Kalbsterrine an Rote-Bete-Carpaccio kreieren. Gelingt dies, können die Patienten **Begeisterungsstürme** wecken und nebenbei eigene Kochängste überwinden lernen. Gemeinsames Kochen bleibt oft lange im Gedächtnis. Und die Essensqualität spielt bei der Patientenzufriedenheit immer eine gewichtige Rolle.

Gefahren sind dabei nicht nur ein verbranntes Essen mit nachfolgend improvisierter Restesuppe oder verpflasterte linke Zeigefinger (bei Rechtshändern üblich), sondern auch die psychische **Dekompensation** von Patienten (seltener auch von Therapeuten) angesichts von zu hohem Druck oder Ausgrenzungserfahrungen in der Kochgruppe. Um dies zu verhindern, sollte die Kochgruppe zur raschen Einflussnahme unbedingt im Blick der Therapeuten bleiben.

Kochtraining ist mühsame Arbeit. Sie beginnt mit der **Aufgabenverteilung** in der Gruppe, geht über die Rezeptwahl, die Berechnung der **Menge** der Zutaten für eine Großgruppe und setzt sich fort in der Wahl des Einzelhändlers unter den Aspekten der Produktqualität und der Wirtschaftlichkeit des **Einkaufs.** Übrigens ist Selbstgekochtes fast immer preiswerter als eingekaufte Mahlzeiten, sofern man die Therapeutenzeit nicht mitrechnet. Die Koordination der Arbeitsschritte, die zielgerichtete **Zubereitung** auf einen vereinbarten Essenstermin hin und die **optische Präsentation** der Mahlzeit (Tischschmuck, Serviettenfaltung, Servieren in Schürze usw.) beinhalten allesamt wertvolle Optionen zu therapeutischen Interventionen. Wenn nicht jede Woche Speisekarten ausgedruckt werden, kann auch verbal vom Kochteam die zu erwartende Speisenfolge angekündigt oder beschrieben werden. Wie bei jeder Therapie ist die Nachbesprechung im Anschluss an das **Ab- und Aufräumen** zur Festigung und Klärung wichtig. Der Beifall und die Nachfrage nach dem Rezept sind ein wichtiger Lohn der Mühen. Manche Speise wird auch zu Hause noch einmal für die Familie nachgekocht. Aufgrund der Mühe dieser Therapieform reicht in der Regel der **einmal wöchentliche Kochtermin** aus. Bei häufigerer Selbstversorgung ist die therapeutische Begleitung meist rasch erschöpft. Dafür stehen dann regelhaft die erfahrenen Hausfrauen am Herd und tun, was sie sonst auch immer tun – sie vergessen sich selbst in der Fremdfürsorge und brennen angesichts der im Vergleich zum Aufwand zu geringen anschließenden Gratifikation emotional aus.

Wenn Menschen aus **anderen Kulturkreisen** zu den Patientinnen gehören, empfiehlt es sich, eine **Mahlzeit** aus **ihrer Heimat** zu kochen. Das geht notfalls auch mit ostfriesischen Gerichten in der sächsischen Tagesklinik bzw. umgekehrt. Wenn alle gemeinsam, auf einem Teppich sitzend, ein in ihrer Mitte aufgebautes afghanisches Gericht verzehren oder Gemüse aus Kamerun, polnische Suppe oder Kreuzberger Gemüsekebab essen, bereichern die sonst so Fremden das Miteinander durch ihre Kultur. Vollstationär lässt sich sicher auch einiges davon realisieren. Voll zur Geltung kommt das gemeinsame Kochen aber in der teilstationären Gruppe, die eben mitten im Alltag steht.

Kochtraining erfordert eine für den alltäglichen Gebrauch ausgestattete **Küche** mit 1–2 Herden, 1–2 Geschirrspülern, Mikrowelle, 1–2 Kühl-/Gefrierkombinationen und Schränken, die mit Geschirr, Besteck, Töpfen und weiterem Haushaltsgerät gefüllt sind (➤ Tab. 12.4).

Tab. 12.4 Anschaffungen für die Küche einer Tagesklinik mit ca. 15–20 Plätzen

Geschirr	Je 30 Teller flach, tief, Kuchenteller, Untertasse, Kaffeebecher
	50 Gläser, 50 Glasschalen
	Brotkorb, Butterdosen, Milchkännchen, Zuckerdose, Eieruhr
	10–15 Eierbecher
Besteck	Je 30 Messer, Gabeln, Löffel, Kaffeelöffel, Kuchengabeln
	Schälmesser, Brotmesser, Gemüsemesser, Kochmesser, Schinkenmesser
	Tortenheber, Salatbesteck, Servierlöffel
Kleinteile	Schneidbretter, Zitronenpresse, Messbecher, Nudelholz
	Flaschenöffner, Knoblauchpresse, Sparschäler, Küchenschere, Dosenöffner
	Kartoffelstampfer, Schneebesen, Schaumlöffel, Schöpfkelle, Pfannenwender, Vielzweckreibe, Teigschaber
Töpfe	6–8 Kochtöpfe, 2 Bratpfannen
Schüsseln	Glasschüsseln, Rührschüsseln, Siebe
Backformen	Springformen, Guglhupfform, 2–4 Auflaufformen, Kuchenplatte
Elektrogeräte	Handrührgerät, Zauberstab, Toaster, Kaffeemaschine, Wasserkocher, Küchenwaage, Waffeleisen

12.3.3 Haushaltstraining

Aber nicht nur die Küche bietet sich hauswirtschaftlich als Übungsfeld an. Die **Zimmergestaltung** oder auch eine **Grundreinigung** kann in Form eines **Haushaltstrainings** therapeutisch wirksam sein. Patienten erleben so die **unterschiedlichen Reinheitsansprüche** oder Möglichkeiten und Grenzen der Veränderung. Auch das **begrenzte Budget** spielt ja in der Tagesklinik eine ähnlich wichtige Rolle wie im eigenen Haushalt. Unbedingt sollte man sich als Gruppe oder in mehreren Kleingruppen vor und nach dem Haushaltstraining zusammensetzen und dabei die Aufgabenbearbeitung und die unterschiedliche Arbeitshaltung besprechen.

12.3.4 Gartenpflege

Ein vorhandener **Garten** kann sehr gut therapeutisch genutzt werden. Der Kontakt zur Scholle „erdet" recht schnell. Die Langsamkeit **natürlicher Entwicklungsprozesse** wird erfahren, **Ästhetik** oder **Ordnungssinn** werden der natürlichen grünen Freiheit gegenübergestellt und dabei immer wieder Kompromisse geübt: Welche Pflanze soll herausgenommen werden? Welche wird beschnitten oder bekommt Platz zum Wachstum? Wie viel Wasser oder Dünger soll ausgebracht werden? Ein Garten ist ein gutes Übungsfeld auch für gemeinsames, abgesprochenes Handeln und für Abgeben-Lernen an die nächste Generation. Denn die Kräuter, Tomaten, Äpfel oder Blumen genießt eine andere Patientengruppe als diejenige, die gesät und die Pflanzen versorgt hat. Sollen Topfblumen gepflegt werden, so muss hierbei engmaschige Begleitung erfolgen, da diese sonst aufgrund von Über- oder Unterversorgung mit Wasser nicht gedeihen.

PRAXISBEISPIEL

Frau Y. (58) kommt mit einer somatoformen Schmerzsymptomatik in die psychosomatische Tagesklinik. Sie ist vor vielen Jahren aus Afghanistan nach Deutschland ausgewandert. Ihr muslimischer Glaube, ihre Ansichten einer patriarchalischen Familienordnung und ihre Kleidung machen sie in der Gruppe der Tagesklinikpatienten zur Außenseiterin. Die Ergotherapeutin schlägt ihr vor, an einem Freitag doch einmal ein traditionelles Gericht ihrer Heimat zu kochen. Mit etwas Ermutigung durch Mitpatienten fängt Frau Y. langsam „Feuer" und beginnt begeistert zu planen und einzukaufen. Schon 2 Tage vorher bereitet sie den Nachtisch vor. Zur Mahlzeit ist der Speisesaal frei von Stühlen, stattdessen laden Teppiche zum Sitzen auf dem Boden in kleinen Gruppen ein. Fladenbrote, Reis und diverse Gemüse- und Fleischtöpfe stehen in der Mitte, Gewürze verbreiten ihr angenehmes Aroma, und afghanische Musik im Hintergrund vermittelt die Atmosphäre aus 1001 Nacht. Frau Y. erhält ausgesprochen viel Lob für ihre Vorbereitung. Ihre Tradition wird nun nicht mehr nur als Integrationshindernis empfunden, sondern auch als besonderer Reichtum. Mit Rezepten und Geschichten aus der alten Heimat weckt sie großes Interesse. Auch spürt sie, dass während der Vorbereitung und der anerkennenden Worte der Tagesklinik ihre Schmerzsymptomatik in den Hintergrund getreten ist, und sie überlegt, wie sie eine Kochgruppe in ihrem Stadtteil organisieren könnte.

12.4 Sport, Gymnastik, Yoga

Einen depressiven Menschen, dessen emotionale Schwingungsfähigkeit zum Erliegen gekommen ist, wieder in Bewegung zu versetzen, wirkt sich auf seine innere Beweglichkeit aus. Mit gemeinsamer sportlicher Betätigung gelingt dies leichter. Deshalb bieten **fast alle** Tageskliniken eine Form von **Bewegungs- oder Sporttherapie** an.

Einmalige Sportangebote sind höchstens als Teaser zu empfehlen. Therapeutisch nachhaltiger, weil verhaltensprägender und körperlich effektiver sind **regelmäßige Aktivitäten.** Beispielsweise kann sich ein regelmäßiger **Morgen- oder Frühsport** nach 6 Wochen kontinuierlich in den Alltag hinein fortsetzen. Bewegungstherapie wirkt leider noch verzögerter als die antidepressive Therapie, steht aber zur selbstständigen Nutzung stets zur Verfügung.

Wie bei allen Heilmitteln so ist auch beim Sport die **Dosierung** ein wesentlicher Faktor. Ohne Unterstützung geben viele Patienten rasch wieder auf, können sich nur schwer aufraffen oder sehen keinen unmittelbaren Erfolg. In der **Gruppe** werden die zur „Unterdosierung" neigenden Patientinnen von anderen, die schon den Erfolg gespürt haben, oder von gerade stärker motivierten Patienten mitgezogen. Und auch ein **Feedback** zu den „Überdosierern", die sich bis zur körperlichen Selbstschädigung sportlich überstrapazieren, kann durch die Rückmeldung der Gruppe oft leichter akzeptiert werden als die eines einzelnen Therapeuten. Die Wahrnehmung kann für das Bewegungsmaß regulierende klare **Signale** wie körperlichen Schmerz, Gewichtsentwicklung und langfristiges Wohlempfinden geschärft werden.

Analog zum Körpergewicht schätzen **anorektisch-bulimisch** essgestörte Patienten ihr Bewegungsverhalten meist falsch ein, mit der Folge von exzessiver Betätigung und weiterem Gewichtsverlust. Hier ist ein **Sportverbot** manchmal nicht zu umgehen, um Gefährdung auszuschalten. Bei **Adipositas** ist das Training regelmäßiger Bewegung dagegen für das Outcome mindestens so wesentlich wie die Diät. Sich entgegen der eigenen Körperrückmeldung immer wieder anzustrengen schafft oft die Ausgangsbasis, sich auch im Essverhalten anhaltend gegen das eigene Empfinden zu stellen. Da Misserfolg aber zerstörerisch auf die Motivation wirkt, sollten die Aufgaben zunächst klein sein. Täglich **mehrfaches Treppensteigen,** möglichst in der Tagesklinik und zu Hause kann hier mehr bewegen als eine Joggingstrecke, die nur 1 Woche durchgehalten wird und bei der auch Gelenkschäden eine mögliche Folge sind.

Bewegungstherapie sollte als eine Art der **Lebensstiländerung** verstanden werden. So wie der Vegetarier auf den Konsum tierischer Produkte verzichtet und bewusst die Fülle pflanzlicher Nahrung genießen lernt, so lernt der bewegte Mensch, auf selbstfahrende Fortbewegung (Auto, Fahrstuhl usw.) möglichst zu verzichten und die sinnlichere Erfahrung eigenständiger Bewegung immer weiter zu verfeinern. Wasser predigen und Wein trinken klappt aber weniger gut – auch unter den Therapeuten muss wenigstens ein klares **Vorbild** für diesen Weg bestehen. Vielseitigkeit im Angebot der Tagesklinik erleichtert den Zugang für Patienten. Es gibt nicht nur den einen Weg der Bewegung für alle Patienten. Praktisch alle Sportangebote können nach finanzieller Ausstattung und Neigung tagesklinisch eingesetzt werden (➤ Tab. 12.5).

Tab. 12.5 Beispiele für tagesklinische Sportangebote

Außer Haus	Im Haus
• Spaziergang, Nordic Walking, Jogging • Gymnastik (bei gutem Wetter) • Federball/Badminton, Frisbee, Jonglage • Hallensport mit Ballsportarten, Turnen, Kletterwand • Minigolf, Reiten, Kanufahren, Segeln, Schwimmen, Radfahren usw.	• Treppensteigen • Gymnastik, Stretching, Aerobic, Zumba, Yoga • Tanz • Kraft-/Ausdauertraining, Ergometertraining

Tagesklinisch nützlich ist es, mehrere **Leistungsstufen** zur Bewegung vorzuhalten. Der junge sportliche Patient muss stärker gefordert werden können als der betagte depressiv Erkrankte oder eine schwangere Patientin. Als Basisbewegung für alle Patienten kann deshalb eine morgendliche Gymnastikrunde oder der morgendliche Spaziergang angeboten werden. Die Walking- oder Jogginggruppe kann sich darauf aufbauend weiterentwickeln. Im Rahmen des Achtsamkeitstrainings kann ein fester Spaziergangtermin Bewegung mit Wahrnehmungstraining kombinieren.

12.5 Entspannung in Genuss

Der Gegenpol zur Bewegung ist die Entspannung (➤ Abb. 12.2), so scheint es zumindest. Tatsächlich gibt es aber auch **kombinierte Entspannungs-/Bewegungsformen.** Die fernöstliche Bewegungskultur sieht fast immer eine Entspannungskomponente vor (Qigong, Kampfsport usw.), ebenso wie oftmals Entspannung mit spannungsreicher Körperhaltung kombiniert wird (Yoga, PMR usw.).

Keine Tagesklinik kommt ohne **Entspannung** aus. Angst, Depression, Manie, Zwang, Schizophrenie oder traumatische Intrusionen gehen mit einer deutlichen Spannungserhöhung einher; die ungewohnte Situation der Gruppentherapie in der Tagesklinik ebenfalls. Und so muss ein Gegenstück vorhanden sein, damit die Spannung anschließend wieder steigen kann.

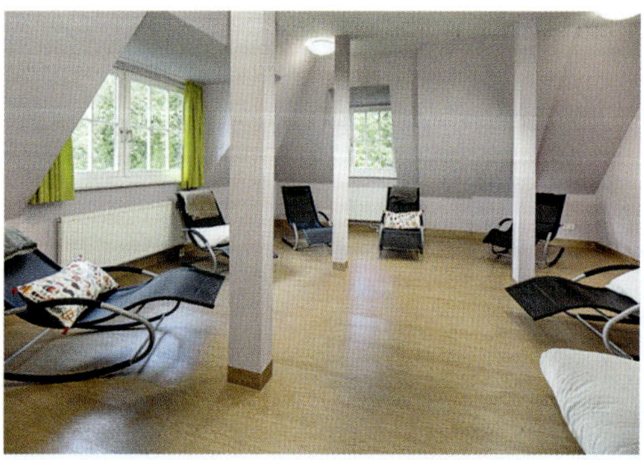

Abb. 12.2 Der Ruheraum lädt zur Entspannung ein.

Viele Therapeuten wie auch Patientinnen lernen mit einer **systematischen Entspannungsmethode** leichter. Also empfiehlt es sich, tagesklinisch Kurse in **autogenem Training** oder **progressiver Muskelentspannung** anzubieten. Über die Tagesklinik hinaus kann daran ambulant weitergeübt werden, z. B. im Entspannungskurs einer Institutsambulanz.

Die Integration von Entspannung in den Lebensalltag geschieht daneben leichter durch einfache Achtsamkeitsübungen, durch Pausengestaltung oder abendliche **Ruhe-, Gebets- oder Meditationsübungen.** Genussvolle Entspannung aus der Tagesklinik hält poststationär meist länger an als manch mühsam erlerntes Therapieschema.

12.6 Partnerschaft und Sexualität

Spezifische **Sexualtherapie** wird in fast keiner Tagesklinik angeboten. Wo Blockaden gelöst werden und eine neue körperlich-emotional-soziale Lust verwirklicht wird, kann sich dies aber heilsam auf die Grundstörung auswirken (➤ Abb. 12.3). Und Probleme der nahen Partnerschaft sind sehr häufig Thema psychotherapeutischer Sitzungen.

Intimität in der Gruppe ist eigentlich eine Paradoxie, weshalb Gruppen-Sexualtherapie ungeeignet erscheint. Also bietet sich hierfür eher die **Einzel- oder Partnerberatung** an. Hier kann offener über Hemmungen, Wünsche, Probleme und Lust gesprochen werden. Innerseelische und interpersonelle

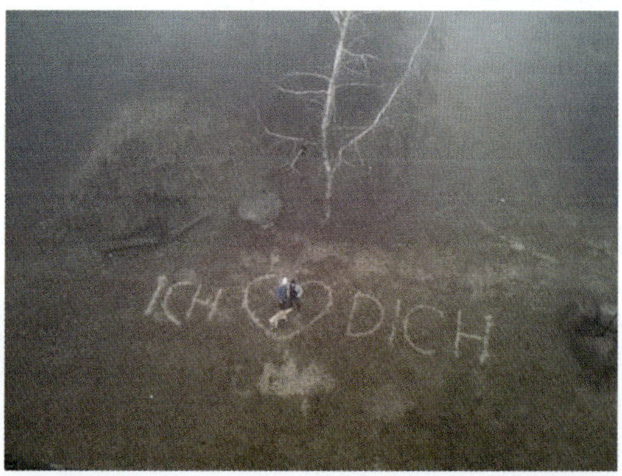

Abb. 12.3 Partnerschaft – auch in der Tagesklinik ein Thema

Hintergründe für sexuelle Störungen werden hier aufgedeckt. Veränderung wird erleichtert mit ganz konkreten Verhaltensanweisungen oder einem Abstinenzgebot. Dafür müssen Therapeutinnen die nötige **Offenheit,** aber auch **respektvolle Herangehensweise** mitbringen oder diese notfalls in Kursen erlernen (Briken und Berner 2013; Sigusch 2013; Strauß 2013). Eine spezifische sexualtherapeutische oder sexualmedizinische Ausbildung ist in einer Tagesklinik bislang kaum anzutreffen. Die Curricula diverser Fachgesellschaften sind leider auch noch nicht vereinheitlicht (Deutsche Gesellschaft für Sexualmedizin, Sexualtherapie und Sexualwissenschaft e. V.; Deutsche Gesellschaft für Sexualforschung e. V.; AG Sexualmedizin des Berufsverbandes der Frauenärzte e. V. u. a.).

Verminderte erotische oder sexuelle **Lust** tritt bei vielen seelischen Störungen, aber auch im Rahmen **medikamentöser Behandlung** auf. Die Auswirkungen auf eine Partnerschaft werden von Patienten oft über- oder unterschätzt. Im **Paargespräch** lassen sich Bedeutung und Auswirkungen der Veränderung adäquat erfassen und oft erstmals thematisieren. Das allein schafft oftmals **Entlastung** und reduziert unnötige Versagens- oder Schuldgefühle. Angesichts der immensen emotionalen Besetzung sexueller Themen gilt es für Tageskliniker, diese im Hintergrund zu bedenken und Patientinnen immer wieder Wege zu deren Besprechbarkeit zu eröffnen.

Neben den mitgebrachten Partnerschaftskonflikten, die regelhaft therapeutisch facettenreich angegangen werden, schleicht sich die Thematik der Paardynamik auf dem Wege der **Paarbildung** unter Patienten in die Tagesklinik ein. Wie reagiert die Tagesklinik darauf? Die Bearbeitung individueller Problemstellungen wird durch die Intensität von **Verliebtheitsgefühlen** fast immer komplett in den Hintergrund gedrängt, sodass eine **Therapiepause** oft unumgänglich wird. Die Tagesklinik muss sich allerdings hüten, dabei als moralischer Zuchtmeister aufzutreten. Umgekehrt trägt Paarbildung zu seelischer Gesundheit bei, sodass eine **positive Einstellung** hierzu Patienten nützt. Depressive Menschen, die sich wieder verlieben können, sind praktisch gesund. Dass Verliebtheit abklingen kann, Partnerschaften scheitern oder neue Konflikte sich auftun, gehört zum Wesen des Menschseins. Therapeuten, die in allen Stadien zur Verfügung stehen, schaffen für ihre Patienten einen vertrauensvollen Entfaltungsrahmen.

12.7 Seelsorge und spirituelle Integration

Vielfach wurde noch „die Kirche im Dorf gelassen". Also können diese Institution und die in ihr versteckten Wirksamkeitselemente auch tagesklinisch genutzt werden.

Der **Krankenhausseelsorger** unterliegt einer weitreichenden Schweigepflicht. Er kann aber bei drohender Gefahr durchaus Hinweise ans Team geben. Außerdem kann er bei Konflikten zwischen Mitarbeitern und Patienten moderierend wirken und hat **Zeit** ohne Therapieauftrag. Auch hat er Verbindung zu einer weit vernetzten Organisation mit vielen sozialen, ökologischen, spirituellen und internationalen Angeboten – eben der Kirche oder auch mehreren Kirchen oder Denominationen. Die sehr positiven Ergebnisse psychiatrischer Krankenhausseelsorge (Mundhenk 2010; Utsch 2010) sind leider noch nicht an vielen Tageskliniken angekommen und angesichts ihrer Kleinteiligkeit auch schwerer zu realisieren. In **gerontopsychiatrischen** Tageskliniken ist häufiger ein Seelsorger anzutreffen – sei es durch die größere Kirchenbindung älterer Menschen oder durch ihre Nähe zum Lebensende und dem daraus erwachsenden Bedürfnis nach transpersonaler Ausrichtung. Zusammen mit den Therapeuten kann die Seelsorge mit einem attraktiven Angebot aufwarten, bestehend aus **Einzelberatung** und gemeinsamen **Ritualen** von Segnung, Lesung, Morgenandacht bis zum Sakrament für Gläubige wie auch für säkular aufgewachsene Menschen und ihnen damit einen neuen Erfahrungshorizont aufstoßen. Insbesondere **Festtage** (Weihnachten, Ostern usw.) bieten Ansatzpunkte für den Kontakt. Und bei persönlichen Katastrophen wird ohnehin regelmäßig seelsorgerischer Beistand gewünscht. Dabei muss die Seelsorge nicht unbedingt in der Tagesklinik abgehalten werden. Ein Seelsorger kann, auch durch seine Kenntnis der jeweiligen positiven und negativen Effekte, die bei Patienten bestehende christliche oder andere geistliche Bindung an eine

Gemeinschaft beurteilen, in der eine intensive Zusammengehörigkeit zelebriert wird, kennt aber auch tiefe spirituell verbrämte Verletzungen, welche die persönliche Entwicklung stören (Giesekus 2013).

PRAXISBEISPIEL

Pastor N. bekleidet die Stelle eines Krankenhausseelsorgers. Neben den somatischen Stationen des Hauses besucht er auch regelmäßig die psychosomatische Tagesklinik und nimmt wöchentlich an deren Besprechungen teil. Hier werden ihm jeweils die Kontaktwünsche einzelner Patienten genannt, die er danach aufsucht. Er führt Gespräche zu existenziellen Fragen, z. B. das Leben nach dem Tod betreffend. Genauso hilft er bei praktischen Lebensproblemen wie der Suche nach einer lange vermissten Tochter, und er vermittelt ehrenamtliche Tätigkeiten in einer kirchlichen Sozialstation. Herr N. nutzt seine guten Religionskenntnisse, um einer Muslima tröstende Texte aus dem Koran vorzulesen, einer Katholikin eine Beichtgelegenheit anzubieten und philosophische Überlegungen mit einem Religionszweifler zu teilen. Geschätzt wird er für seine ruhige, zuhörende Art, das Angebot, gemeinsam ermutigende Texte zu finden, und für die Möglichkeit fürbittender Gebete. In den seltenen Fällen, in denen dies für Menschen aus der Psychosomatik benötigt wird, führt Herr N. auch Trauer- und Hochzeitsfeiern durch.

12.8 Tierbasierte Therapie

Tiere spielen eine immer größere Rolle in sozialen Institutionen wie Wohn- und Pflegeheimen sowie Kliniken. Durch ihre direkte sprachfreie Kommunikation, die Wärme des lebenden Körpers oder die sozialen Bindungsmöglichkeiten eröffnen sie neue Wege für das interaktionelle Training. Große Kliniken können sich auch große Tiere mit entsprechendem Platz- und Versorgungsanspruch leisten. Es spricht, außer der finanziellen und zeitlichen Belastung, nichts gegen eigene **Pferde** oder Lamas. In der Praxis empfiehlt sich für eine Tagesklinik jedoch bei Großtieren eher der Vertrag mit einem therapeutisch erfahrenen Reitstall, Kuhstall oder Tiergehege. Zu regelmäßigen Terminen kann hier der Kontakt behutsam erprobt werden. Insbesondere Menschen mit **Angststörungen, depressivem Antriebsmangel,** aber auch **psychotischer Minussymptomatik** profitieren hiervon. Vorsicht erscheint jedoch geboten bei Menschen mit wenig zugänglicher und damit wenig kalkulierbarer paranoid-halluzinatorischer Symptomatik oder mit Selbstüberschätzung in manischen Zuständen.

Hunde sind die verbreitetsten Therapietiere. Nach Umfrage halten fast 9 % der Tageskliniken einen Hund. Überwiegend läuft der Hund einer Mitarbeiterin einfach in der Tagesklinik mit. Als Rudeltier ist ein Hund ja auch stark auf eine **Bezugsperson** ausgerichtet und kann nicht einfach für ein Haus angeschafft werden. Auch wenn es noch keine einheitliche **Ausbildung** zum Therapiehund gibt, sollte doch einer der Ausbildungsgänge (z. B. beim DBTB [Deutscher Berufsverband für Therapie- und Behindertenbegleithunde e. V.] oder bei der DHT [Akademie für tiergestützte Therapie]) absolviert sein. Ein Therapiehund ist regelmäßig einer **Entwurmung** zu unterziehen und sollte nicht länger als zwei Therapieeinheiten pro Tag eingesetzt werden. Hunde sind kleiner als Menschen und damit für Patienten leichter zu überschauen als z. B. Pferde. Dagegen wecken sie durch ihre Eigenschaft als Beutegreifer oder Raubtier auch den Grundmodus **archaischer Angst:** „Wer hat Angst vorm bösen Wolf?" Wie in jeder Angsttherapie kommt es nun auf die erfolgreich bestandene Konfrontation mit dem gefürchteten Stimulus und das kontinuierliche Üben an. Patienten sind über das Vorhandensein eines Hundes zu **informieren** und dürfen nicht damit überfallen werden. Sie müssen sich auf die Hundeführerin verlassen können (Kein: „Der will ja nur spielen, der hat noch nie gebissen"). Dann bietet ein Hund ideale Voraussetzungen zum Erlernen eines adäquaten Umgangs mit Aggression und destruktiv gefürchteter Kraft.

Ganz anders liegt der Fall bei **Fischen.** Ein Aquarium ist für den damit wenig vertrauten Patienten zunächst ein **Blickfang.** Es wird genau gescannt, welche Fische sich wie bewegen, wo sich vielleicht noch ein Wels oder eine Schnecke versteckt hat, wo Objekte am Grund liegen und wie Strömung und Belüftung funktionieren. Danach passiert aber nicht viel mehr – und das ist ein wichtiger positiver Aspekt. Es muss auch nicht mehr passieren. Die Fische leben in übersichtlicher und damit ansteckender **Ruhe und Stille** (jedenfalls für uns menschliche Beobachter). Gleichzeitig ist ein Aquarium aber auch ein **sensibles Ökosystem,** bei dem ständig Futter nachgefüllt, das immer wieder gesäubert oder von toten Fischen und überhandnehmenden Schnecken gereinigt und dessen Wasser erneuert werden muss und bei dem Licht und Wärme von außen häufig kontrolliert und optimiert werden müssen. Kontemplation, leistungsfreies Sein und behutsame Fürsorge können am Aquarium geübt werden. **Vögel** werden dagegen heute weniger häufig eingesperrt, da sie dabei in ihrem Bewegungsdrang zu sehr gebremst werden. Allerdings sind Vögel verbal aktiv, können als Geräuschimitator spannende Reaktionen auslösen und senden als federleichte verletzliche Tiere Identifikations- und Fürsorgereize aus. **Kleinsäuger** wie Hamster, Mäuse, Kaninchen oder Meerschweinchen erinnern u. a. an Kindheitstage, an von Erziehungspersonen versagte Wünsche nach kuschliger Nähe, an schwierige oder frohe, gelöste oder resilienzstarke Zeiten. Vögel und Nager sind aus **hygienischer** Sicht problematischer zu halten als Hunde oder Fische. Bei entsprechender Neigung einer Mitarbeiterin kann eine Tagesklinik aber auch **Bienen** halten. Ängsten wird mit Vertrautheit begegnet und das Honigprodukt besonders geschätzt.

12.9 Zwischen Home Treatment und Hausbesuch

Der Hausbesuch ist als Instrument ärztlichen Handelns bei schwer erkrankten Menschen indiziert, die keine Angebotsstruktur einhalten können. Nur wenige Kliniken machen bislang von dieser Option Gebrauch. Deutsche Tradition ist die **Angebotspsychiatrie.** Es spricht aber nichts dagegen, auch aus der Klinik/Tagesklinik heraus aufsuchend tätig zu werden. Nach vielen Jahren einzelner Vorkämpfer (in Deutschland waren dies das Alexianer-Krankenhaus Krefeld, die Vitosklinik Bamberger Hof Frankfurt, das Bezirkskrankenhaus Günzburg und das Klinikum Itzehoe) konnte die **stationsersetzende Behandlung** als Leistungsbestandteil auf den Weg gebracht werden. Und die gilt auch für die Tagesklinik.

Einige **Prinzipien** gilt es dabei zu beachten. Die aufsuchende Behandlung bei tagesklinischen Patienten setzt bei beiden Parteien **Freiwilligkeit** voraus (auch wenn in Großbritannien schon mit unfreiwilliger Hausbehandlung experimentiert wurde). Das kostet beide Seiten Mut und Vertrauen. Patienten entblößen ihre Fassade teilweise, wenn sie ihren persönlichen Bereich aufschließen. Für die Krankenschwester oder Ergotherapeutin muss geklärt sein, dass der Patient das Besuchsangebot nicht als persönliche Zuneigung missversteht. Der Therapeut wird evtl. mit Geruchsbelästigung oder mit ungewohnten bis ekelerregenden hygienischen Verhältnissen konfrontiert. Er muss seine eigenen **Möglichkeiten und Grenzen** gut kennen, z. B. ob er eine angebotene unsaubere Tasse Kaffee noch annimmt oder freundlich Alternativen vorschlägt. Das Zusammensein bei Hygieneproblemen wird durch ein mitgebrachtes **Sitzkissen** erleichtert. Und wenn der Besuchte die Tür hinter sich abschließt, sind plötzlich die Rollen vertauscht – der Psychiater oder Pfleger erlebt dann selbst, was Behandlung unter geschlossenen Bedingungen bedeutet. Dazu sollte er die Verhaltensweisen seiner Patientin gut kennen und auch auf seine eigene „Gegenübertragung“ achten. Mit flatternden Knien ist eine hoffnungsspendende Therapie deutlich schwerer. Dann wird auch der Therapeut eine Therapiesitzung eher **abbrechen,** wie sonst eben die Patientin.

Neben all diesen zu erwartenden Schwierigkeiten bietet die Behandlung zu Hause aber auch ganz andere **Möglichkeiten.** Der Alltagskontakt bringt ins **gemeinsame Handeln.** Man kann den Müll rausbringen, den Briefkasten leeren oder die Blumen gießen. Herumliegende Papiere können sortiert werden. Und das alles hat sofort Auswirkungen auf die Lebenszufriedenheit des Besuchten. Krankenpfleger sind allerdings kein Umzugs- oder Entmüllungsservice. Sie können nur **exemplarisch aktiv** werden, Hemmnisse zu einer angemessenen Wohnungspflege mit der Patientin erkunden und gemeinsam Übungen zum selbstbestimmten Ordnen der Lebensverhältnisse erarbeiten. Oder der Sozialpädagoge vermittelt eine dauerhafte Haushaltshilfe.

Zu beachten ist auch eine **Hemmung** auf Patientenseite. Meist stellt sich die übertriebene Besorgnis bei depressiv Erkrankten ein, ihre Wohnung sei unzumutbar. Die **behutsame Realitätsprüfung** kann zu einer Entlastung von überzogenen Selbstansprüchen führen. Die Individualität eines Patienten lässt sich auch erleben, wenn die Besucherin nach dem **Lieblingssitzplatz** des Besuchten fragt und sich als Therapeutin dorthin setzt, um sein gewohntes Blickfeld und

Gefühl zu erfahren. Bilder und Dekorationsobjekte können auf vergangene oder noch verfügbare **Ressourcen** menschlicher Bindung oder auf Hobbys hindeuten. Wenn die Wände oder Fenster tatsächlich dünn sind oder der Kühlschrank leer ist, werden reale Problemstellen markiert, ohne deren Lösung therapeutisch in der Tagesklinik kein Weiterkommen ist. Und dann kann in der vertrauten Umgebung auch gleich Kontakt zu den **Mitbewohnern,** zu Freunden oder zur **Familie** aufgenommen werden. Die häusliche Interaktion ist meist authentischer als im eher geordneten Tagesklinik-Gesprächsraum.

Eine einfach zu befolgende Regel für Hausbesuche lautet, im Verlauf einer Behandlungssequenz pro Patient mindestens einmal entweder ein Familiengespräch oder einen Hausbesuch oder beides als Standardbehandlung anzubieten. So kann z. B. nach Vertrauensaufbau ab der zweiten oder dritten Woche ein Besuchstermin gefunden werden. Die Patientin sollte bitte nicht aufräumen, was von zu hohem Druck entlastet, andererseits aber als paradoxe Intervention die Freiheit gibt, vielleicht doch endlich aufzuräumen. Ebenfalls zur beiderseitigen Entlastung sollte die Zeit begrenzt werden, z. B. auf die Fahrtzeit plus 45- oder 60-minütige Besuchsdauer. Die Anfahrt sollte eher nicht mit dem eigenen Pkw erfolgen, sondern z. B. im **Dienstwagen** oder mit **öffentlichen Verkehrsmitteln.** Für beides besteht berufsgenossenschaftliche Sicherung. Auf jeden Fall bietet sich schon auf einer gemeinsamen Fahrt die hervorragende Chance, Alltagsthemen ungezwungen anzusprechen oder im geschützten Milieu des Autos offener zu reden. Ob der Patient danach zu Hause verbleibt oder erneut in die Tagesklinik kommt, ist nicht festgelegt. **Positive Erfahrungen** können den anderen Patienten vermittelt und so der Weg für weitere Hausbesuche geebnet werden. Eine gesonderte Abrechnung ist bei tagesgleichen Pflegesätzen nicht vorgesehen. Mit dieser Pauschale sollen alle notwendigen Mittel für den Heilungsprozess abgegolten sein. Und bei einer Patientin, die dank eines Hausbesuchs früher gesundet, sind Fahrtkosten und Besuchszeit sinnvoll und wirtschaftlich genutzte Ausgaben. Teuer ist der Hausbesuch ohnehin nicht. Wenn ein Dienstwagen zur Verfügung steht, ist die Fahrt natürlich bequemer. Aber auch öffentliche Verkehrsmittel kosten nur wenige Euro. Einzig der Personaleinsatz ist durch die verlängerte 1:1-Situation etwas höher. Aber eine zusätzliche Therapiestunde wäre auch in der Tagesklinik jederzeit realisierbar. Die **Einsatzplanung** muss nur dafür sorgen, dass in der Tagesklinik genügend viele Mitarbeiter verbleiben.

Sofern schon ein Vertrag über stationsersetzende häusliche Behandlung besteht, kann natürlich auch die Kombination aus **Home Treatment** und Tagesklinik sinnvoll konzipiert werden. Zurückgegriffen werden kann auf eines der strukturierten, intensiven, bewährten und lange etablierten ambulant aufsuchenden Behandlungsprogramme wie *Assertive Community Treatment* (ACT) oder *Assertive Outreach* (AO), die ähnlich effektive und effiziente Ergebnisse erzielen wie die Tagesklinik (Shek et al. 2001; Cupitt 2010). Ein schwerkranker Mensch kann dadurch in die Lage versetzt werden, anschließend spezifische Therapien und Diagnostik aufzusuchen. Und vielfach rückfällige Patienten üben direkt im Lebensalltag Veränderungen ein, die ambulant oder stationär einfach nicht gelingen wollen. Es spricht also viel dafür, das in Deutschland neu erschlossene Gebiet der aufsuchenden Krankenhausbehandlung von Tageskliniken aus zu betreiben.

PRAXISBEISPIEL

Herr L. (39) klagt über depressive Antriebslosigkeit, die zu Problemen im Haushalt geführt hätte. Der Alkoholkonsum habe zugenommen, und er sei zunehmend vereinsamt. Er traue sich nicht mehr, seine Freunde einzuladen. Vor Beginn der Tagesklinikbehandlung wird mit ihm eine Entzugsbehandlung in der zuständigen Suchtklinik vereinbart, was er auch willig mitmacht. Nach Aufnahme in die Tagesklinik wirkt er weiter zurückgezogen, pessimistisch und hoffnungslos. Im Rahmen der Therapie wird ein Hausbesuchstermin mit ihm vereinbart. Am Morgen des vereinbarten Tages ist der Dienstwagen vereist. Herr L. fasst sofort mit an, und gemeinsam werden die Scheiben freigekratzt. Er ist sichtlich stolz, als gleichwertiger Partner einbezogen zu werden. Auf der Fahrt erzählt er viel aus seinem früheren Leben, das er so noch nicht berichtet hat. Die Wohnung ist dann tatsächlich sehr unordentlich, und es gibt kaum einen Sitzplatz. Der Kaffee wird gemeinsam im Stehen in der Küche eingenommen. Er entschließt sich, dem Vorschlag des Therapeuten zu folgen und die Wohnung ganz langsam Ecke für Ecke aufzuräumen und ein Bild davon mitzubringen. Nach der ersten Woche ist er enttäuscht, dass es so wenig Fortschritt gibt. Aber nach der dritten Woche steigt die Begeisterung, sodass er seine Freunde wieder zum DVD-Abend einlädt und auch die Nachbarin nun wieder bei ihm vorbeischaut.

12.10 Wochenend- und Krisenangebote

Ihrem Wesen nach verlangt die Tagesklinik durch die täglichen Milieuwechsel ihren Patienten eine höhere Eigenverantwortung ab als ein vollstationäres Krankenhaus. Wenn also der Wunsch entsteht, Patientinnen auch nachts oder am Wochenende nicht allein zu lassen, muss in erster Linie die Indikation zur Tagesklinik oder die Fähigkeit der Therapeutinnen zum Loslassen überprüft werden.

Dessen ungeachtet gibt es auch Patienten, bei denen die durchschnittlichen 8 Tagesstunden oder 5 Wochentage eher etwas zu wenig an therapeutischem Kontakt darstellen. Zustände von schnell **wechselnder emotionaler Instabilität, rezidivierender Suizidalität** oder **starkem Antriebsdefizit** können hierfür ursächlich sein. Kreative Überbrückungen (➤ Box 12.2) können manchmal den Weg ebnen, nach der Krise wieder zuverlässig zusammenzuarbeiten.

BOX 12.2

Tagesklinische Krisenangebote

- Einzelne Zusatztherapiestunden über den Wochenplan hinaus durch Mitarbeiter der Tagesklinik
- Krisenbetten im Wohnhaus oder Krisendienst aufsuchen
- Stundenweise Verlegung in die vollstationäre Klinik
- Komplette Verlegung in die vollstationäre Klinik
- Vereinbarung intensivierter Betreuung durch Angehörige oder Freunde
- Schutzräume, z. B. im Frauenhaus, aufsuchen

Für jede Tagesklinik gilt, dass bei **langen Wochenenden** durch Feiertage, insbesondere in der Weihnachts-, Neujahrs- und Osterzeit, zusätzliche Angebote geprüft werden sollten, um an diesen Tagen besonders gefährdeten Menschen eine Hilfe zu geben. Tageskliniken mit Wochenendöffnung arbeiten häufig mit Ehrenamtlichen. Die zusätzlichen Angebote sollten also vermutlich nicht aufwühlende Psychotherapie bieten, sondern sind zum überbrückenden menschlichen Kontakt oder zur Entlastung von ansonsten unerträglichen Zeiten gedacht. Gemeinsames Essen, bei dem nebenbei oder danach noch kurz von den Erlebnissen der letzten Tage berichtet werden kann, ein gemeinsamer Spaziergang oder eine offene Ergotherapie-Einheit helfen meist besser über eine lange Freizeit hinweg als das konfliktzentrierte Gruppengespräch. Gelegentlich müssen Medikamente besprochen werden, weshalb ein Arzt dann auch am Wochenende erreichbar sein muss.

12.11 Telemedizin und Tagesklinik

Nach Lockerung des Fernbehandlungsverbots können Ärztinnen und Psychotherapeuten nun regelhaft Medien für den Patientenkontakt einsetzen. Auch hierbei gilt es einige Regeln zu beachten, allen voran den **Datenschutz.**

Das klassische **Telefon** wird regelmäßig für Nachfragen und Kontakte mit Patienten genutzt. Hiermit dürften alle Mitarbeiter von Tageskliniken ausreichend vertraut sein. Dennoch ist immer wieder darauf hinzuweisen, dass Angehörigen, Freunden und Behörden ohne eindeutiges Einverständnis der betroffenen Patientin keine Auskunft gegeben werden darf.

Textnachrichten ergänzen vielfach das Telefongespräch. Zu bedenken ist aber für beide Seiten vor jeder abgeschickten SMS, dass der Text evtl. lebenslang gespeichert wird und für unbeabsichtigte Interpretationen zur Verfügung steht. Hinzu kommt bei **Instant-Messaging-Diensten** wie WhatsApp, Twitter oder Facebook die geringe Sicherheit, dass nicht auch Dritte die Informationen mitlesen. Außer in ganz dringenden Notfällen sollte auf den Einsatz dieser Medien möglichst verzichtet werden. Gezielt vorbereitet, können Standardfragen zur Befindlichkeit in der Zeit nach der Tagesklinik eingesetzt werden. Schon 2012 wurde diese Vorgehensweise, aus den Niederlanden kommend, an der Tagesklinik und Institutsambulanz der Universitätsklinik Greifswald erfolgreich erprobt.

Selbstmanagement-Programme wie deprexis®24 oder iFightDepression erfordern einen größeren Aufwand für die Betroffenen. Ihr Einsatz kann als Begleitmaßnahme den psychoedukativen Anteil der Therapie ergänzen. Individuelle Fragen, die sich beim Ausfüllen ergeben, stellen gute Anknüpfungspunkte für die Psychotherapie dar. Und die Compliance gegenüber der verordneten Medikation kann steigen.

Um die optische Komponente erweiterte **Telefondienste** wie Skype werden die direkten Patientenkontakte sicher bald ergänzen. Auch hier gilt: Auf beiden Seiten der Leitung muss Vertrauen herrschen, dass die Inhalte eines Gesprächs nicht missbräuchlich anderen Menschen zugänglich gemacht werden. Die Aufzeichnung zu Dokumentationszwecken ist technisch machbar, sollte aber nur mit Einverständnis der Patienten erfolgen. Ansonsten reicht wie im Direktkontakt auch eine kurze Gesprächsnotiz.

Vorteile der Telemedizin sind: Eine begonnene Therapie kann bei Unterbrechungen durch Krankheit, Reisen oder Ausfall des Verkehrsmittels medial fortgesetzt werden. Und die Expositionsbehandlung kann einfacher werden, wenn die Therapeutin ihrer Patientin über das Smartphone Mut zusprechen kann, statt persönlich im Aufzug, auf der Brücke oder im Flugzeug anwesend sein zu müssen. Familiengespräche können um entfernt lebende Verwandte erweitert werden. In Krisen können jederzeit unterstützender Kontakt und Beratung eingesetzt werden. Die Zeiten vor und nach Tagesklinikbehandlung eignen sich besonders für eine strukturierte Teletherapie.

Telemedizinische Kontakte werden künftig immer mehr für Therapiezwecke eingesetzt werden. Da bislang damit noch keine Anwesenheit in der Tagesklinik verbunden ist, kann der virtuelle den realen Kontakt allein aus **Vergütungs**gründen noch nicht ersetzen. Er wird es auch nie ganz können, denn die Tagesklinik lebt von der Direktheit einer quasifamiliären Atmosphäre.

LITERATUR

Adli M. Stress and the City – Warum Städte uns krank machen. München: Bertelsmann 2017.

Briken P, Berner M. Praxisbuch Sexuelle Störungen: Sexuelle Gesundheit, Sexualmedizin, Psychotherapie sexueller Störungen. Stuttgart: Thieme 2013.

Cupitt C (ed.). Reaching out. The Psychology of Assertive Outreach. London: Routledge 2010.

Giesekus U. Christliche Glaubensgemeinschaften: heilsames Miteinander oder Risikofaktor? In: Armbruster J, Petersen JP, Ratzke K (Hrsg.). Spiritualität und seelische Gesundheit. Köln: Psychiatrie Verlag GmbH 2013, S. 249–263.

Lammel A. Sozialtherapie: Sozialtherapeutische Interventionen als dritte Säule der Gesundheitsversorgung. Dortmund: Verlag Modernes Lernen 2017.

Mundhenk R. Lebt Gott in der Psychiatrie? Neumünster: Paranus 2010.

Plößl I (Hrsg.). ZERA – Zusammenhang zwischen Erkrankung, Rehabilitation und Arbeit. Köln: Psychiatrie Verlag GmbH 2013.

Rapp MA, Kluge U, Penka S, et al. When local poverty is more important than your income: mental health in minorities in inner cities. World Psychiatry 2015; 14(2): 249–250.

Shek E, Stein AT, Shansis FM, et al. Day hospital versus outpatient care for psychiatric disorders. Database Syst Rev 2009; 4: CD003240.

Sigusch V. Sexualitäten: Eine kritische Theorie in 99 Fragmenten. Frankfurt: Campus 2013.

Strauß B. Psychotherapie bei sexuellen Störungen. Stuttgart: Thieme 2004.

Utsch M. Psychotherapie und Spiritualität. Neumünster: Verlag Die Brücke 2010.

KAPITEL

13 Therapie in Extremsituationen

Tagesklinikerinnen teilen das Erleben und Leben mit psychisch veränderten Menschen auch in den besonders **belastenden Zeiten.** Sie „halten" die Betroffenen tatsächlich oder emotional. Zu den Besonderheiten ihrer Patientinnen gehört das Erleben von **Bedrohung.** Gefährdende Handlungen können geprägt sein von **Psychoseeindrücken, Intoxikationen** mit unvorhergesehenen Impuls- und Wachheitswechseln, deliranter **Verwirrtheit,** bizarren **Selbstschädigungen** und diversen Formen von **Kriminalität** (➤ Box 13.1). Drohende Selbsttötung und auch vollzogener Suizid sind die Zuspitzungen von Autoaggression. Mit Überlebenden und deren Angehörigen, betroffenen Therapeuten oder Mitpatienten umzugehen, ebenso wie mit Anklagen, die zu gerichtlicher Überprüfung oder verzerrter Darstellung in den Medien führen, ist eine besondere Herausforderung für Tagesklinker. Es gibt eine Reihe von Notfällen, auf die eine Tagesklinik vorbereitet sein sollte.

BOX 13.1

Risikofaktoren für Bedrohungshandeln in der Tagesklinik

- Psychoseeindrücke, besonders imperative Stimmen und quälender Wahn
- Intoxikationen mit plötzlichen Vigilanzwechseln
- Delirante Verwirrtheit bei Demenz, körperlichen Krankheiten oder als Entzugskomplikation
- Hohe emotionale Aufladung bei Borderline-Persönlichkeitsstörungen
- Enthemmung bei Manie
- Enthemmung bei intellektueller Minderbegabung
- Depressiv massiv eingeengte Kognition mit (erweiterten) Suizidimpulsen
- Antisoziale Persönlichkeitsstruktur und vorangegangene Kriminalität

13.1 Suizid

Die Gefährdung durch **Suizid** ist das große Spezifikum der Psychiatrie. Von dieser Bedrohung betroffen sind Patienten fast aller Krankheitsgruppen. Dennoch gilt es, bei den Kriterien in ➤ Box 13.2 besondere Vorsicht walten zu lassen.

BOX 13.2

Kriterien erhöhter Suizidgefahr

- Schwere verzweifelte depressive Wahrnehmungseinschränkung
- Anhaltende Suizidgedanken oder einschießende Suizidimpulse
- Suizidversuche in der Vorgeschichte oder im sozialen Umfeld
- Enthemmung durch Suchtmittel oder Sedativa

vorgehend, eine unmittelbar bevorstehende **Eigen- oder Fremdgefährdung** zu attestieren. In der Regel muss dieses Gutachten eine Psychiaterin oder ein in der Psychiatrie erfahrener Arzt vornehmen. Also kann nach Rücksprache mit dem dafür zuständigen Gesundheits- oder Ordnungsamt auch eine Ärztin der Tagesklinik ein **Unterbringungsgutachten** erstellen. Die Anwendung unmittelbaren Zwangs sollte, außer im äußerst dringlichen Notfall, den Polizeibehörden überlassen bleiben. Ein Patient, der in wahnhafter Realitätsverkennung ein Auto besteigen möchte, um mit einer Massenkarambolage das Weltende herbeizuführen, kann trotzdem von Mitarbeitern der Tagesklinik im Rahmen von § 34 StGB (Rechtfertigender Notstand) festgehalten werden. Über die Notfallnummer 112 sollte dann aber sofort die Polizei gerufen werden, die dann über die Ausübung von Rückhaltemaßnahmen entscheidet. In den meisten Bundesländern ist dann vor der **Unterbringung** noch eine sofortige gerichtliche Entscheidung einzuholen, sofern möglich und zumutbar. Es lohnt sich also, sich mit dem **PsychKG** des eigenen Bundeslandes vertraut zu machen und auch einmal die zuständige Behörde aufzusuchen oder einzuladen, bevor man sich im Notfall begegnet. Bei Gefahren, die bei einem Menschen entstehen, der unter juristischer **Betreuung** (§ 1896 BGB) steht, kann die Unterbringung in einer vollstationären Klinik ohne oder gegen seinen Willen nach Antrag beim zuständigen **Betreuungsgericht** erfolgen. **Antragsteller** ist hierbei der **Betreuer,** weshalb es wichtig ist, Namen und Telefonnummer der Betreuerin zu notieren. Wenn der Betreuer aber nicht erreichbar ist, kann im dringenden Notfall auch eine Unterbringung nach PsychKG durchgeführt werden. Eine gesetzlich verfügte Unterbringung bedeutet nicht unbedingt den Abbruch der Beziehung zur Patientin. **Kontakt** kann gehalten werden, indem telefonisch Informationen mit der weiterbehandelnden Stationsärztin ausgetauscht werden oder indem eine Tagesklinikmitarbeiterin den Patienten in der Klinik besucht und evtl. die **Rückverlegung** vorbereiten kann.

Allgemein gilt, dass eine der wichtigsten Notfallmaßnahmen in der Psychiatrie und Psychosomatik die persönliche Betreuung des Notfallpatienten ist. Auch die Gabe eines Notfallmedikaments ersetzt nicht die **persönliche Begleitung und Beaufsichtigung** in allen Krisensituationen. Notfalls müssen alle anderen tagesklinischen Patienten zurückstehen und sich selbst beschäftigen oder früher nach Hause geschickt werden, als dass eine Notfallpatientin durch fehlende Beaufsichtigung zu Schaden kommt.

13.4 Gewalt und die Medien

Der Kontakt zu den öffentlichen Medien kann nach Gewalthandlungen oder Todesfall schnell zwiespältig werden, wenn es nur um Sensationsbedürfnisse geht und vorschnell Schuldzuweisungen an Mitarbeiterinnen oder Patienten erfolgen. Große Klinikbetreiber haben meist eine **presseerfahrene Mitarbeiterin** oder eine **Pressestelle,** die sich in der Regel besser als betroffene Therapeuten im Umgang mit Journalisten auskennt. Der Grat zwischen realitätsgerechter Offenheit und Zurückhaltung zugunsten von Hinterbliebenen oder Mitarbeitern ist schmal.

Der Umgang mit tagesklinischer Realität in den **sozialen Medien** ist ohnehin beachtenswert. Fotos und Postings über Mitpatienten oder Therapeutinnen können in deren Verbreitungsgebiet sozial anhaltende negative Folgen haben. Einerseits sind deshalb die Patienten immer zu instruieren, die **Schweigepflicht** nicht nur auf verbale Mitteilungen, sondern auch auf ihre **Smartphone-Äußerungen** zu beziehen. Ein netzaffiner Mitarbeiter sollte immer wieder in Medien wie Facebook, Twitter und Instagram auf Kommentare zur Tagesklinik achten und rechtzeitig Alarm geben, sobald reißerische Meldungen über ein Tagesklinikgeschehen zu finden sind. Gegendarstellungen und Löschungsgesuche können Schaden abwenden, müssen aber dem Medium gut angepasst vorgebracht werden.

13.5 Diverse andere psychiatrische Notfälle

Die Arbeit mit psychisch veränderten Menschen birgt leider immer ein leicht überdurchschnittlich erhöhtes Notfallrisiko. Unterhalb der Schwelle von Todesfällen und -drohungen sind psychiatrische

Notfälle häufig durch **Erregungszustände, Impulsdurchbrüche** oder völliges **Verschlossensein** (Stupor) gekennzeichnet. **Deeskalationsmanagement** nützt Tageskliniken, macht Mitarbeiter sicherer im Umgang mit Krisen und erzeugt mehr Gelassenheit beim Therapeutenteam.

Zu einer qualifizierten psychiatrischen Notfallbehandlung gehören (angelehnt an Schneider und Weber-Papen 2017): **Reizabschirmung** des Erregten, **beruhigende Zusprache** im Sinne von „Talkdown". Aber auch sichere **ruhige Begrenzung,** evtl. mit polizeilicher Hilfe, will geübt sein. Spezifische medikamentöse Hilfen finden sich in ➤ Tab. 13.1.

Bei allen Medikamentenempfehlungen sind zuvor Kontraindikationen auszuschließen und erwartbare Wirkungen gegen potenzielle Nebenwirkungen abzuwägen. Die Grenzen tagesklinischer Behandlung sind bei obigen Krankheitszuständen rasch erreicht, sodass sich meist die **vollstationäre Verlegung** anschließt. Bei guter Kooperation mit der Klinik oder Abteilung sollte nach Abklingen akuter Symptome die tagesklinische Rückverlegung angeboten werden.

Tab. 13.1 Medikamentöse Notfallstrategien in der Tagesklinik

Zustand	Therapie
Unruhezustände bei Demenz	Niedrig dosiertes hochpotentes Antipsychotikum
Panik mit Hyperventilation	Tütenrückatmung
Entzugsdelir von Alkohol oder Benzodiazepinen	Benzodiazepine
Drogenintoxikation	Hochpotente Antipsychotika
Erregung bei Manie, Panik, Belastungsreaktion, dissoziativem Stupor oder Psychose	Benzodiazepine
Psychotisches Gequältsein	Hochpotente Antipsychotika
Dyskinesien nach Antipsychotikagabe	Biperiden

LITERATUR

Ringel E. Der Selbstmord. Abschluß einer krankhaften Entwicklung. Wien, Düsseldorf: Maudrich 1953.

Schneider F, Weber-Papen S. Notfälle aufgrund psychischer Störungen. Nervenarzt 2017; 88: 819–831.

Steinert T. Umgang mit Gewalt in der Psychiatrie. Köln: Psychiatrie-Verlag 2008.

Wolfersdorf M, Etzersdorfer E. Suizid und Suizidprävention. Stuttgart: Kohlhammer 2011.

KAPITEL

14 Tagesklinik für spezielle Gruppen

Mit zunehmendem Wachstum des Anteils von Tageskliniken an der Krankenversorgung entwickeln sich Angebote für **spezielle Zielgruppen.** Noch ist nicht klar, wie weit tagesklinisch schadlos subdifferenziert werden kann. Die Entwicklung ist noch nicht abgeschlossen. Nachfolgend werden sowohl Angebote für Subgruppen innerhalb der einzelnen Tagesklinik beschrieben (➤ Tab. 14.1) als auch komplett auf Zielgruppen spezialisierte Tageskliniken (➤ Box 14.1) vorgestellt.

Tab. 14.1 Zielgruppenangebote in Tageskliniken (Hopf und Diebels 2017)

Indikationsgruppe Depression	54 %
Indikationsgruppe Angststörungen	36 %
Indikationsgruppe Schizophrenie	31 %
Indikationsgruppe Borderline-Störungen	29 %
Indikationsgruppe Traumafolgen	13 %
Suchtgruppe	12 %
Frauen- und Männergruppe	10 %

BOX 14.1

Häufigste Spezialisierungen von Tageskliniken

- Psychosomatik
- Gerontopsychiatrie
- Suchterkrankungen
- Traumafolgestörungen
- Depression und Burnout
- Essstörungen
- Migrationsspezifische Anliegen
- Privatversicherte
- Männer/Frauen
- Adoleszente
- Forensik und Justizvollzug

Moderne störungsbezogene Therapien wurden an diagnostisch homogenen Gruppen entwickelt. Für eine optimale Ausnutzung dieser Psychotherapien werden deshalb Patienten entweder in Gruppen zusammengefasst oder gleich die ganze Tagesklinik für eine Diagnosegruppe eingerichtet. In der Regel benötigt eine Gruppe dazu **mindestens ca. fünf bis acht Patienten** eines Störungsbildes. Bei weniger als drei oder vier Patientinnen wird der **Gruppeneffekt** leider geschmälert. Der Nachweis dafür, ob die vollständig auf eine diagnostische Gruppe ausgerichtete Therapie einer **durchmischten Gruppentherapie** mit Fokussierung auf Ressourcen und Resilienz überlegen ist, bleibt weiterer Forschung vorbehalten. Für die Mitarbeiter ist eine Diagnosebeschränkung insofern günstig, als sie sich in diesem Gebiet rascher auf dem Laufenden halten und hohe Kompetenz vorhalten können.

Insbesondere **in Ballungszentren** sind die Wege zur übernächsten Tagesklinik nicht so weit. Dort können sich Tageskliniken im Gebiet der seelischen Gesundheit inzwischen komplett auf eine Patientengruppe subspezialisieren.

14.1 Depression

Die häufigste tagesklinische Diagnose bleibt die **Depression.** Sehr häufig werden daher spezielle Therapiegruppen für depressiv Erkrankte angeboten (➤ Tab. 14.1). Unter den speziellen Programmen steht **Psychoedukation** für Depression (Pitschel-Waltz et al. 2003) obenan. **Interpersonelle Psychotherapie** (IPT) und **CBASP** sind für depressive Patienten vorgesehen und bieten entsprechende Therapiemanuale. Aber auch eine verhaltenstherapeutische oder tiefenpsychologische **depressionsbezogene Gruppentherapie** aktiviert Selbsthilfeanteile und bewirkt untereinander ein unmittelbares Verständnis, und ein gemeinsames Arbeitsbündnis der Patienten wirkt antisuizidal und beschleunigt den Genesungsprozess.

Eine rein auf Depression bezogene **Tagesklinik** zu konzipieren ist zwar durch die große Anzahl depressiv Erkrankter einfach. Die hohe Rate an psychischen **Komorbiditäten** legt aber nahe, auch andere Krankheitsbilder parallel zu behandeln. Die Depressionstagesklinik wirkt ansonsten nur exkludierend. Neben den Begleitkrankheiten erschwert die **Heterogenität der Verläufe** ein standardisiertes Vorgehen. Der überwiegende Teil depressionsspezifischer Strategien lässt sich problemlos auch in einer gemischten Tagesklinik in Indikationsgruppen einbauen.

14.2 Angststörungen

Die Behandlung der **Angst** muss zwar individuell auf die jeweiligen phobischen Stimuli, Vorstellungen und Erfahrungen verhaltenstherapeutisch abgestimmt werden. In einer Gruppe von Angstpatienten ist das Kennenlernen angstlösender Verfahren und Prinzipien aber rascher zu vermitteln als jedem Angstkranken einzeln. Dafür hat sich z. B. die **Psychoedukation** (Alsleben 2004) etabliert. Die allgemeinen Behandlungsprinzipien werden besprochen. Ausgesprochen ermutigend wirkt dabei auch der **Erfahrungsaustausch** über effektives Vorgehen und gewonnene Erkenntnisse. Zu beachten ist dabei die Tendenz vieler Angstpatienten, sich an Therapeuten oder die Gruppe zu klammern. Aber auch die gegenteilige Beobachtung, dass nach Verschwinden der Phobie auch die Patientinnen schnell aus der Gruppe verschwinden, verlangt Aufmerksamkeit.

Reine **Tageskliniken** für Angstpatienten sind ausgesprochen **selten.** Überwiegend lassen sich Angststörungen ja ambulant gut behandeln, sodass teilstationär vermehrt die komplizierteren und diagnostisch unklaren Störungen auftreten. Und bei diesen sind die Standardprogramme bereits überwiegend gescheitert, sodass eher individuelle Vorgehensweisen eingesetzt werden müssen.

14.3 Schizophrenien

Menschen mit **Schizophrenie** zusammenzufassen entlastet zunächst einmal die gemischte Patientengruppe von den oftmals so ganz andersartigen Reaktionen und Denkweisen. In der diagnosebezogenen Gruppe können zudem neben **Psychoedukation** (Bäuml et al. 2016) strukturierter auch **klassische Verhaltenstherapie** und **basales Fertigkeitstraining** stattfinden. Die **Medikation** auch ohne komplettes Psychoedukationsprogramm zu besprechen ist in einer homogenen Gruppe leichter und kann so auch die Einnahmemotivation bzw. Compliance heben.

Inzwischen sind an Schizophrenie erkrankte Menschen in den Tageskliniken zu einer Minderheit geworden. Zudem profitieren sie von den Fähigkeiten der Patienten mit anderen Diagnosen, sodass eine rein auf Schizophreniebehandlung abgestimmte **Tagesklinik** kaum noch zu finden ist.

14.4 Borderline-Persönlichkeitsstörung

Auch Trainingsgruppen für Menschen mit **Borderline**-Persönlichkeitsstörung entlasten die Patientengruppe der Tagesklinik. Der raumgreifende, emotional maximal aufgeladene Umgangsstil legt dies nahe. **DBT**-Elemente sind in einer homogenen Gruppe häufig leichter zu vermitteln und einzuüben. Die Grenzen der Gruppentherapie lassen sich nur mit einem recht stringenten, aber auch zugewandten Vorgehen halten. Einen in spezifischen Therapien unerfahrenen Therapeuten in eine Borderline-Gruppe zu schicken bringt dagegen mit großer Sicherheit allseits Stress. Borderline-Patientinnen sind deshalb geradezu auf spezifische Therapieelemente in der Gruppe und einzeln angewiesen.

Tageskliniken für Borderline-Störungen haben sich bislang kaum entwickelt. Der überwiegende Therapieanteil wird inzwischen ambulant durchgeführt, sodass analog zu den Angststörungen in der Tagesklinik mehr Krisen und komplizierte Verläufe eintreffen, die gerade nicht einer homogenen Behandlung bedürfen.

14.5 Traumafolgestörungen

Ähnlich wie bei Borderline-Patienten ist auch bei Menschen mit Traumafolgestörungen, überwiegend mit **PTBS,** die Zusammenfassung in Gruppen zur Bearbeitung der spezifischen traumaassoziierten Merkmale und der Bildung eines besseren Verständnisses sehr sinnvoll. Sicherungsübungen und **Skills** zur Emotionsregulation eignen sich für die tagesklinische Gruppe. Die einzelnen Schicksale und Bedrohungserlebnisse taugen dagegen für die Bearbeitung, ja selbst für das Berichten, in der Gruppe nicht.

Der Gefahr gegenseitiger Triggerung mit Dissoziationsausbreitung sollte gegengesteuert werden, indem diese Anteile in der Einzeltherapie besprochen werden. PTBS-Gruppen bleiben also auf **psychoedukative Anteile** beschränkt.

Eine Tagesklinik für Traumafolgestörungen hat mit den gleichen Effekten zu kämpfen und wird daher ebenfalls kaum angeboten.

14.6 Suchtkrankheiten

Auch bei Ausschluss von Entzugsbehandlung sind in allgemeinpsychiatrischen oder psychosomatischen Tageskliniken Suchtkrankheiten stets bei 10–30 % der Patienten vorhanden und fordern deshalb auch Beachtung in der Therapie. Nicht selten ist die Tagesklinik ja der Ort, an dem eine Abhängigkeit erstmals entdeckt wird.

Neben einer funktionierenden **Suchtmittelvereinbarung** bei Aufnahme (➤ Box 14.2), mit notwendigen Updates bei neuen Erkenntnissen im Laufe der Diagnostik, kann eine **Suchtgruppe** in der Tagesklinik etabliert werden. Theoretisch müssten hierfür immer genug Teilnehmer zu finden sein. Von Sucht betroffene Patienten können sich gegenseitig unterstützen und sich fachlich hochwertige Rückmeldung geben. Eine Ausbildung als **Suchthelferin** hilft der Therapeutin, ihre eigene Haltung zu verstehen und zu modulieren und funktionale Konzepte für einen Weg aus der Sucht zu vermitteln. Auch die gute Kenntnis des **regionalen Suchthilfesystems** ist notwendiges Rüstzeug. Wenn die nahtlose Zusammenarbeit mit einer **Beratungsstelle** oder der Suchtselbsthilfe klappt, kann auch einmal auf eine eigene Suchtgruppe verzichtet und die dortige genutzt werden.

BOX 14.2

Suchtmittelabstinenz-Vereinbarung

Ich verpflichte mich, ohne Einschränkungen, in der Zeit der tagesklinischen Behandlung auf *Alkohol/Cannabis/Opiate/Kokain/Benzodiazepine* … zu verzichten.
Ich verpflichte mich, alles in meiner Macht Stehende zu tun, um einen Rückfall zu verhindern.
Sollte ich diese Selbstverpflichtung nicht einhalten, werde ich mir dieses Dokument erneut vornehmen und mit aller Kraft versuchen, der Vorgabe wieder Folge zu leisten.
Sollte ich auch danach keine Abstinenz einhalten können, werde ich mich zum Entzug in **die Suchtklinik Ernstingen/Laichtlingen** … verlegen lassen.
Erst nach erfolgreichem Entzug kann ich die Therapie in der Tagesklinik Waldhof wieder fortsetzen.

Die tagesklinische Teilnahme an der Suchtgruppe erfordert zunächst ein **Outing.** Immer wieder stellt sich dabei die Frage, wie weit Therapeutinnen dabei nachhelfen dürfen. Im **Einzelgespräch** ist dies unstrittig wichtig und notwendig. Vor der Gruppe ist jedoch die **Schweigepflicht** das höhere Gut.

In der Suchtgruppe stehen inhaltlich zuerst die Diagnostik und allgemeinen Erklärungen zur **Suchtentstehung,** die pharmakologischen **Eigenschaften des Suchtmittels** und danach Wege in die Abstinenz im Vordergrund. Zunehmend wird dies aber von **Selbsthilfeaspekten** wie gegenseitiger Rückmeldung, Versagenseingeständnis, Unterstützungsangeboten und Gruppenidentität abgelöst. Langfristig kann sich daraus eine angeleitete **Selbsthilfegruppe** entwickeln.

Mit Rückfällen ist zu rechnen. Und jeder **Rückfall** bietet eine neue Chance, die Auslöser mit ihren unterhaltenden Anteilen besser kennenzulernen und bessere Alternativen zu entwickeln.

PRAXISBEISPIEL

Die Tagesklinik in Ü. registriert, dass sich unter den Patienten in den letzten Monaten zunehmend mehr Abhängigkeitserkrankte befinden. Da der Sozialpädagoge eine Suchthelferausbildung hat, bietet er den betroffenen Patienten einen Gruppengesprächstermin pro Woche für suchtspezifische Themen an. Obwohl etwa acht bis zehn Patienten Abhängigkeit von Alkohol, Cannabis oder Benzodiazepinen aufweisen, erscheinen nur vier zu den ersten beiden Sitzungen. Diese vier sind jedoch sehr engagiert und arbeiten mit gegenseitiger Unterstützung heraus, welche Faktoren bei ihnen zum Hineingleiten in die Sucht geführt haben. Sie entwickeln Hilfen gegen das schamhafte Verstecken von Rückfällen, Entlastung von Selbstvorwürfen und zu hohem Erwartungsdruck. Die Gruppe wächst zuletzt noch auf acht Personen an, die sich dann auch außerhalb der Tagesklinik als reine Selbsthilfegruppe treffen.

Die Tagesklinik Ö. will das Problem des Tabakrauchens in den Pausen der Therapiestunden angehen. Zum einen werden – bis auf eine zugige kleine Stelle am Gartenhäuschen – die Raucherecken geschlossen. Zudem wird ein begleiteter Nikotinentzug durch die leitende Ärztin angeboten. In der ersten Woche erscheinen zwölf Patienten der Tagesklinik und der angeschlossenen Institutsambulanz. Zunächst wird nur das Rauchverhalten genau analysiert und gebeten, das Rauchen auf die besonders hartnäckig von Rauchverlangen betroffenen Zigarettenzeiten zu beschränken. Dann werden spezielle Vorbereitungen für Stressreduktion, Entzugszeichen, Leerlaufzeiten, Überwindung sozialer Angst, Genussverstärkung und die anderen Motive des Rauchens getroffen. Die Gründe für das Nichtrauchen werden überprüft und geschärft. Es folgt eine Woche des gemeinsamen Entzugs, an dem nur noch sieben Patienten teilnehmen, von denen aber fünf nach dieser Woche rauchfrei werden und nachprüfbar über die nächsten 3 Monate auch nikotinabstinent bleiben. Die Raucherecke wird allerdings etwas gemütlicher gestaltet.

Wegen des von Patienten und Therapeuten kaum zu bändigenden Suchtmittelverlangens **(Craving)** standen Suchtmediziner teilstationären Behandlungen lange Zeit skeptisch gegenüber. Gleichwohl gibt es inzwischen **Suchttageskliniken.** Die Zusammenfassung Suchtkranker in einer Tagesklinik ist sinnvoll. Die Konfrontation mit der massiven Verleugnung und Abwehr gegen die Anerkenntnis eigener Abhängigkeit gelingt in einer spezialisierten Tagesklinik besser. Die Mitarbeiter benötigen hierfür zusätzliche fachliche Kenntnisse und Fertigkeiten. Unter eher engen Bedingungen gelingt auch die Entzugs- und Entwöhnungsbehandlung in der Tagesklinik.

Zunächst entspricht es der Lebenserfahrung Suchtkranker, dass sie aus ihrem Krankheitsverlauf **spontane unbegleitete Entzüge** kennen, in denen sie ohne fachliche Hilfe allein vom „Stoff" entziehen. Ob die Hoffnung auf einen gelingenden teilstationären, also nur zeitweilig begleiteten Entzug auch realistischen Erfolg bringt, ist noch nicht hinreichend durch Untersuchungen untermauert. Wenn aber in einigen Fällen schon der spontane Entzug gelingt, kann teilstationär demgegenüber eine Verbesserung bewirkt werden. Die Not der Folgeschäden und des Kontrollverlustes ist bei vielen Suchtkranken so gravierend, dass der Entzug lieber teilstationär als gar nicht angeboten werden sollte. Und wenn dann noch günstige Ausgangsbedingungen mit Anticraving-Substanzen bzw. Substitutionsmitteln und einer lebensnahen Therapie kombiniert werden, schneiden Suchttageskliniken vermutlich gar nicht so schlecht ab.

Schwierig gestaltet sich die **tagesklinische Auswahl** der Patienten für einen teilstationären Entzug und derjenigen Patienten, die wegen der hohen Rückfallgefahr oder wegen drohender somatischer Komplikationen doch vollstationäre Begleitung benötigen. Das Assessment wird durch die Neigung der Betroffenen zum Versteckspiel erschwert. **Bagatellisieren, Verheimlichen und Verleugnen** des Missbrauchs und der Abhängigkeit sind lange geübte Strategien, um mit der Sucht durchs Leben zu kommen. Allein schon aufgrund der verleugnungsbedingten Unsicherheit über das Ausmaß des wirklichen Konsums empfiehlt sich in den meisten Fällen ein intensiv begleiteter, sprich: vollstationärer, Entzug. **Entzugskomplikationen** wie Delir, Krampfanfall, Elektrolytentgleisung, kardiale oder neurologische Störungen können sonst leicht zu medizinischen Katastrophen führen. Nur **hochmotivierte** und **sozial bestens begleitete** Abhängige können von einem teilstationären Entzug von Alkohol, Sedativa oder Cannabis profitieren.

Die zweite Komponente der Suchtbehandlung ist die **Entwöhnung** oder Rehabilitationsphase. Diese findet in hochspezialisierten **Suchtrehabilitationskliniken** statt, allerdings überwiegend weit vom Alltag entfernt. Und ohne Alltagstraining steigt die Rezidivgefahr nach Rückkehr ins tägliche Leben. Hiergegen hilft vereinzelt schon die tagesklinische Rehabilitation. Vermutlich noch passender wäre es, **stufenweise** nach einer vollstationären eine teilstationäre und dann eine ambulante Behandlungsphase zur Entwöhnung, möglichst ohne Institutions- oder Therapeutenwechsel, vorzuhalten. Entsprechende Einrichtungen existieren aber noch nicht. Spezialangebote für Gruppen von Abhängigkeitskranken wie Therapiemanuale für die Abhängigkeit von einzelnen Suchtstoffen, Angebote für Süchte mit Psychose oder für frauenspezifische Ausprägung können nur in den drei bis vier deutschen Metropolregionen vorgehalten werden. Die suchtspezifische Tagesklinik zur Entwöhnung wird also nur wenigen Erkrankten offenstehen und einen großen Einzugsbereich aufweisen müssen.

Weiterer Vorteil der Suchttagesklinik ist, dass sie bei Kontinuität von Gruppe und Therapeuten ihren Patienten die **Weiterbehandlung** von auftretenden Depressionen, Angst- oder Traumafolgestörungen anbieten kann. Die unnötige Verlegung wegen **Doppeldiagnose** fällt weg. Für den reinen Entzug z. B. von Alkohol stellen die Krankenkassen jedoch überwiegend nur ein sehr enges Zeitkontingent von 8–12 Tagen zur Verfügung.

Praktisch hat sich für eine Suchttagesklinik ein noch stärker gefüllter und **strukturierter Therapieplan** als wichtig erwiesen. Leere ohne Suchtmittel auszuhalten fällt vielen Süchtigen zunächst schwer. Statt drei können **fünf Therapieeinheiten** pro Tag angeboten werden, die die Konzentration und Aufmerksamkeit möglichst binden. Dazu gehören unbedingt Sport, Ergotherapie, Garten- oder Tierpflege, Entspannungstraining, Tanz oder Musik. Bestandteile der Gruppengespräche sind die **Selbstoffenbarung** gegenüber der eigenen Suchtgeschichte, die **Rückfallbedingungen** und der Umgang mit Suchtmittelverlangen. Hieraus entwickelt sich die Gruppenselbsthilfe: Untereinander geben sich Patienten Rückmeldung über Gefährdungen und Rückfallanzeichen, genauso wie gegenseitigen Trost und Verständnis aus Sicht einer sehr **ähnlichen Lebenserfahrung.** Dabei kann es aber auch zur Verbrüderung gegen die Therapie mit gemeinsamer Vorbereitung eines Konsumrückfalls oder gemeinsamem Therapieabbruch kommen. Hier gilt es für Therapeuten aufmerksam zu sein, wo einzelne Patienten in Opposition verharren und sich verschließen oder in alternative Aktivitäten und Kontakte zurückziehen.

Die Inhalte der Therapie verlagern sich im Therapieverlauf zunehmend von gesprächs- zu **handlungszentrierten** Methoden. Nachdem Einsicht gefördert und innere Widerstände gegen die Abstinenz in Einzel- und Gruppentherapie abgebaut wurden, gewinnt das Einüben eines selbstbestimmten Lebensstils mit Aktivität Bedeutung, wozu Sport und Ergo- oder Arbeitstherapie eingesetzt werden. Hier wird gelernt, wie die Emotionslenkung zwar langsamer als mit dem Suchtmittel, aber genauso effektiv und deutlich weniger schädlich gestärkt werden kann.

Kontrollen auf Konsum müssen regelhaft durchgeführt werden. Zur Kontrolle von Alkohol-, Sedativa- und Drogenkonsum ist **technische Ausstattung** vorzuhalten: Atemalkoholmessgerät und schnelle Laborkontrolle bzw. Sticks. Auch wenn es wie ein Vertrauensdefizit aussieht, so verhilft die Kontrolle den Patienten zur Realitätskontrolle. Es hilft ihnen auch zu wissen, dass sie bei Abwesenheitszeiten nicht konsumieren können, ohne dass dies entdeckt wird. Die Durchführung unangekündigter Suchtmittelkontrollen sollte im Therapievertrag angekündigt und vereinbart werden.

Schon vor einem positiven Befund müssen die **Rückfallkonsequenzen** möglichst detailliert in den am Anfang geschlossenen Therapievertrag aufgenommen werden. Dabei sind die Androhung und Durchführung von Entlassung allein nur wenig hilfreich. Zum Schutz der Mitpatienten (und Therapeuten) kann sie gelegentlich unumgänglich sein. Immer sollte aber eine **Perspektive** damit verbunden sein, hin zu einer Station im Suchthilfesystem, die nach dem Rückfall nun am besten weiterhelfen kann. Ganz praktisch hilft die Tagesklinik dann, einen Entzugs- oder Entwöhnungsplatz zu finden, die Telefonnummer der Suchtberatungsstelle herauszusuchen oder eine Selbsthilfegruppe zu vermitteln. Auch die Bedingungen der Wiederaufnahme sollten in Ruhe geklärt und vielleicht auch schriftlich mitgegeben werden. Das ganze Prozedere sollte auf dem Boden von Respekt und der Förderung von Selbstverantwortung der Suchtkranken geschehen. Gefühle des Betrogen-Werdens, des Zurückgewiesen-Werdens und der Hilflosigkeit treten bei Rückfällen bei allen Beteiligten, also auch bei den Therapeutinnen auf, sollen aber nicht handlungsleitend sein, sondern konstruktiv für Patienten genutzt werden können. Bei einem Rückfall bricht die betroffene Patientin oft alle gegebenen Versprechen. Die mühevoll ausgearbeiteten Integrationspläne sind dann wieder hinfällig, und der Frust hierüber betrifft Suchtkranke genauso wie die Therapeuten. Zwischen Frustration, Überengagement, Fallenlassen und inadäquater Euphorie noch therapeutisch aktiv bleiben zu können erfordert ein spezielles Training in Suchthilfe, wie sie in allen Regionen Deutschlands inzwischen angeboten wird.

Erfolgsprädiktoren für eine tagesklinische Suchtbehandlung sind auf Patientenseite eine gute soziale Einbindung, gute kognitive Einsichtsfähigkeit, schon vorher allein bewältigte Entzüge oder eine noch nicht lange bestehende Abhängigkeit. Trotz optimistischer Erfahrungsberichte (z. B. Wefelmeyer 1999) ist eine Evaluation tagesklinischer Entzugs und Entwöhnungstherapie bislang noch nicht publiziert worden.

Die Voraussetzung der tagesklinischen Suchtbehandlung ist die **Motivation.** Falls diese nur aus Gründen der Essensversorgung oder zur Demonstration guten Willens gegenüber Angehörigen besteht, sollte die Aufnahme abgesagt und auf ambulante Suchtgruppen verwiesen werden. Listen über nicht aufnehmbare Patientinnen zu führen macht bei Suchterkrankungen aber insofern keinen Sinn, weil sich die Krankheitszustände immer wieder ändern und doch noch eine positive Wende eintreten kann. Zudem dient bei einem Teil der Erkrankten die Behandlung ohnehin primär der Schadensbegrenzung **(„harm reduction").** Wo keine kognitive Kraft zum Umlernen mehr zur Verfügung steht, wo die Lebensumstände anhaltend ungünstig sind oder aus anderen Gründen Abstinenz einfach nicht erreicht werden kann, da sollte aus Respekt vor den Betroffenen die Versorgung der somatischen und psychischen Folgeschäden ermöglicht werden.

Je nach Behandlungsphase werden **spezielle Behandlungsstrategien** eingesetzt (Batra und Bilke-Hentsch 2016; Wendt 2017). Zunächst stehen körperliche **Diagnostik** und Behandlung im Vordergrund. Die Gefahr von Delir, zerebralen Krampfanfällen oder Elektrolytentgleisungen muss gebannt werden. Der Einsatz von Substitutionsmitteln wie Benzodiazepinen bei Alkoholentzug oder Morphinen bei Opiatabhängigkeit erfordert breite Erfahrung im Umgang mit Substanzen und Konsumenten. Die motivierende Gesprächsführung mit Stärkung der Abstinenzzielsetzung, die schonungslose Analyse der Lebenssituation und Leidensgeschichte, das Feedback von gleichfalls suchterkrankten Mitpatienten und der offene Einbezug der wichtigsten Beziehungspersonen gehören in die erste **Behandlungsphase.** In der Entwöhnung kann dann zusätzlich nach Aufdecken der auslösenden und unterhaltenden Faktoren und Situationen deren Bewältigung durch Alternativen eingeübt werden. Ärger, Langeweile, Versagen und Genussdefizit sind häufig genannte Rückfallförderer. Ausdauer kann im Sport und Arbeitstraining geübt werden. In regelmäßigen Gruppentherapien können Spannungen untereinander und Konfliktherde eingegrenzt und geklärt werden. Kreativität wird regelmäßig gefördert, um in sich selbst eine flexible und verlässliche Seite kennenzulernen. Zusätzlich werden von den oft kirchlich geprägten Hilfssystemen ein geregelter Tagesablauf, langfristige übergreifende Werte und eine sinnerfüllende spirituelle Basis des eigenen Lebens angeboten. Die Art der durch die Sucht **verformten Beziehungsgestaltung** kann tagesklinisch thematisiert werden, muss in der Regel in der ambulanten Nachsorge dann aber nochmals intensiver verfolgt werden. Zur nachfolgenden **Suchtprophylaxe** muss hingeführt werden. Selbsthilfegruppen, ambulante Suchttherapie und Anticraving-Medikamente können schon in der Tagesklinik begonnen werden.

Ehrenamtliche und suchtmittelerfahrene **ehemalige** Patienten kommen im Suchthilfesystem regelmäßig zum Einsatz. Sie vermitteln einen leichteren Zugang zur abhängigen Patientin und stehen oftmals in der Selbsthilfegruppe auch über Jahre bis Jahrzehnte zur gegenseitigen Unterstützung bereit.

14.7 Frauen- und Männergruppen

Erst seit einigen Jahren werden **Geschlechterunterschiede** in Häufigkeit, Art des Auftretens und im Verlauf von Krankheiten als medizinisch relevant angesehen (➤ Tab. 14.2). Essstörungen wie die Anorexie sind deutlich häufiger bei Frauen, ebenso Traumafolgestörungen wie die PTBS. Unipolare Depressionen finden sich bei Frauen doppelt so häufig und mit der Besonderheit der Häufung um Schwangerschaft und Geburt, während bei psychischen Alkoholfolgestörungen die Männer überwiegen (Wittchen 2012). Demenz betrifft eher Frauen. Schlafstörungen scheinen mit dem Testosteronspiegel anzusteigen. Schizophrenie tritt bei Männern einige Jahre früher auf als bei Frauen. Medikamentenwirkungen sind unterschiedlich: Frauen haben längere QT-Intervalle (Dunaif 2016) und damit erhöhte Risiken gravierender Herzrhythmusstörungen nach Gabe bestimmter Antidepressiva. Traumafolgen führen bei Frauen wohl eher zu seelischem Kranksein und bei Männern zu Delinquenz. Männliche Depression

Tab. 14.2 Geschlechtsunterschiede im Auftreten psychischer Störungen, Prävalenz/100.000 (Wittchen 2012)

Störungsbild	Frauen	Männer
Anorexie	1,1	0,2
PTBS	3,8	0,9
Psychotische Störungen, insgesamt	3,0	1,8
Bipolare Störungen	3,1	2,8
Somatoforme Störungen	4,9	1,7
Zwangsstörungen	4,2	3,5
Unipolare Depression	11,4	5,0
Alkoholfolgestörungen	3,9	18,4
Angststörungen	22,6	9,7

ist vermutlich häufiger mit aggressivem Verhalten und Suchtmittelkonsum verbunden als bei Frauen.

Den spezifischen geschlechtsbezogenen Bedürfnissen wird in Tageskliniken noch wenig Raum gegeben. Möglicherweise liegt die Ursache hierfür in der zu ungleichen Geschlechterverteilung der Therapeuten. Aber auch die **spezifischen Anforderungen** von Frauen- und Männergruppen oder das darin liegende Spaltungs- und Konfliktaktualisierungspotenzial scheint Therapeutinnen vor dieser Arbeit zurückschrecken zu lassen.

Frauengruppen lassen sich erfahrungsgemäß leichter einberufen und abhalten. Frauen äußern eher den Wunsch nach geschützten Begegnungen als Männer. Sexuelle Traumatisierung wird dort leichter angesprochen und Gruppenkohärenz entsteht unproblematischer (➤ Abb. 14.1). **Männergruppen** sind in unserer Kultur traditionell eher an Aktivität, Alkoholisierung oder Konkurrenz orientiert. Hat „mann" aber erst die Hemmschwelle zum

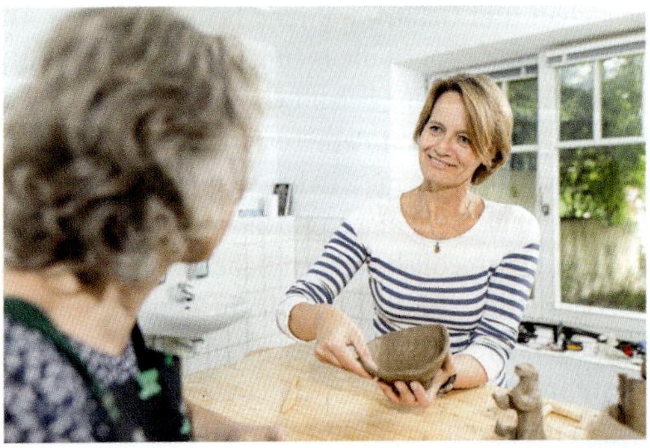

Abb. 14.1 Frauengruppen gewinnen mit Medien an Intensität.

Persönlichen überwunden, kann hier offen auch über eigene Geschlechterrollen und Sexualität gesprochen werden, was vielen Männern ein völlig neues Verständnis für sich und andere eröffnet.

In Hannover arbeitet eine **Tagesklinik** für psychische Störungen bei Männern seit Jahren erfolgreich und berichtet dort von einer bei Männern viel leichter zu erzielenden Offenheit, über die eigenen Grenzen und Beschränkungen zu reden, als in einer gemischten Gruppe.

14.8 Tagesklinik für Mutter-Kind und Elterngruppe

Um die Geburt herum sind nicht nur die körperlichen Risiken von Mutter und Kind erhöht. In großer Zahl treten auch seelische Krankheitszustände aller Art, mit Schwerpunkt depressive Störungen, auf (Wortmann-Fleischer 2006; Rohde 2014). Allein die milde emotionale Verstimmung, der Babyblues, wird für 20–70 % aller Entbindenden angegeben. Eine eigentliche postpartale Depression wird bei 5–20 % der Mütter und noch bei bis zu 4 % der Väter in den ersten beiden nachgeburtlichen Jahren angenommen (DSM-5). Das Risiko von anhaltenden psychischen Störungen bei gestörter Mutter-Kind-Bindung und -Interaktion ist hoch. Mit frühzeitiger Intervention kann dem gezielt entgegengesteuert werden.

In einer **Mutter-Kind-Tagesklinik,** wie es sie inzwischen in fast allen Großstädten gibt, werden Informationen über die Bedürfnisse und die Entwicklung von Babys vermittelt. Anhand von **Videotraining** wird geübt, wie die Mutter dem Baby gerecht werden kann. Dazu gehört, Signale des Kindes zu erfassen, mit ihm zu sprechen und es zu beruhigen. **Auszeiten** mit Ruhe gegen zu hohe innere Anforderungen werden durch Versorgung der Kinder über das Tagesklinikpersonal ermöglicht. Fertigkeiten im Umgang mit Stress und psychischer Erkrankung werden vermittelt. Zusätzlich wird die ganz normale Gruppen- und Einzeltherapie eingesetzt. Es werden besondere Anforderungen an die Ausstattung und Ausbildung der Mitarbeiter gestellt, die aber der Pflegesatz, der ja nur die Therapie der mütterlichen Erkrankung berücksichtigt, nicht abdeckt. Insofern sind zusätzliche Quellen über

Jugendamt, Fördervereine oder Einzelvereinbarung mit Krankenkassen zu eröffnen. Davon finanziert werden: Platz für Kinderwagen, Ruheräume für die Kinder, Kinderpflegerinnen und Interaktionstrainer. Die **Zusammenarbeit** mit Kinderärzten, Gynäkologen, Familienhebammen, Jugendämtern, Kinderpsychiatern, Familienhelfer usw. ist vorab zu vereinbaren. Ein besonderer Vorteil der tagesklinischen Behandlung postpartaler psychischer Störungen besteht im Einbezug der gesamten **Familie** mit Vätern, Großeltern und Geschwisterkindern. Auch die realen nächtlichen Verhältnisse können beim Hausbesuch überprüft und reguliert werden. Es spricht also viel für den Ausbau dieser finanziell noch schwierigen, fachlich aber sehr wichtigen Spezialisierung von Tageskliniken.

14.8.1 Kinder

Kinder psychisch kranker Menschen haben wenig Gewicht, nehmen am Behandlungsprozess nicht teil, zahlen keine Versicherungsbeiträge und können ihre Anliegen schwer selbst formulieren bzw. sich in koordinierter Form für Lobbyarbeit einsetzen. Und trotzdem sind sie in der Tagesklinik präsent. Kindern einen **Besuch** des Behandlungsortes ihrer Eltern zu erlauben kann im Einzelfall helfen, ihre Fantasien zu begrenzen. Gut abzuwägen sind dabei das Thema Schweigepflicht gegenüber den anderen Patienten und der Schutz der Kinder vor überfordernden Erlebnissen. Unproblematischer ist es, wenn eine Patientin ihre Kinder einmal nach Abschluss der Tagesklinikzeit in die Einrichtung mitbringt.

14.8.2 Eltern

Schuldgefühle, Unfähigkeit zur adäquaten Wahrnehmung kindlicher Bedürfnisse, Probleme im Umgang mit der eigenen oder der kindlichen Aggression sind typische Themen der **Eltern.** Wie erkläre ich meinen krankheitsbedingten Zustand **kindgerecht?** Wie teile ich mit meiner Lebenspartnerin die Erziehung? Ist die Kindererziehung überfordernd und krankmachend, oder kann ein gemeinsamer Waldspaziergang oder Zoobesuch für die ganze Familie heilsam sein? Ist meine Krankheit erblich? Haben die Kinder keine Chance, einem ähnlichen Schicksal zu entkommen, oder ist ein guter Teil anerzogen? Und wie sieht es mit meiner Erziehungsform aus: Vererbe ich meine sozialen Probleme?

In der Gruppe, die günstigenfalls langfristig über Jahre weiterlaufen kann, sind diese Themen viel konstruktiver und entlastender zu besprechen als in der Einzeltherapie. Deshalb bietet sich die Tagesklinik, zusammen mit der Institutsambulanz, als langfristiger Ort zur Elternarbeit an. Eine spezielle **Tagesklink** ist hierfür wohl **nicht** erforderlich.

Allerdings kommt es gar nicht so selten vor, dass neben den in die Kinder- und jugendpsychiatrische Tagesklinik geschickten Kindern auch deren Eltern teilstationär behandlungsbedürftig sind. Die erste **Tagesklinik für Eltern und Kinder** befindet sich deshalb in Vorbereitung.

14

14.9 Die gerontopsychiatrische Tagesklinik

Tagesklinische Komplettausrichtung auf Betagte ist deutlich sinnvoller, als eine Seniorengruppe in der gemischten Tagesklinik zu etablieren (➤ Abb. 14.2). Schon in den 1960er-Jahren began-

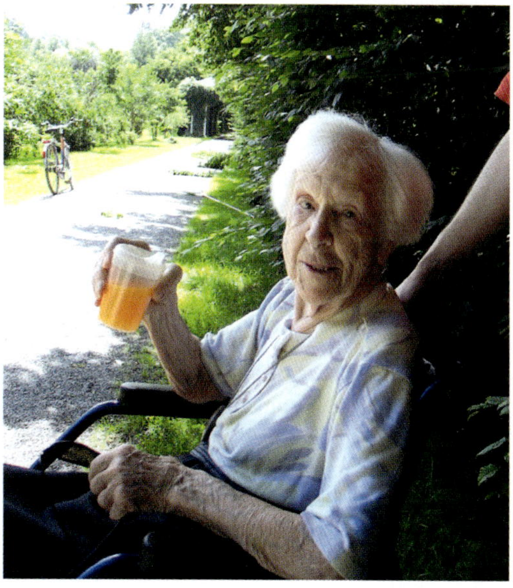

Abb. 14.2 Psychische Probleme im Alter können kreativ überwunden werden.

nen gerontopsychiatrische Kliniken sich den tagesklinischen Möglichkeiten zuzuwenden. Insofern haben sie viel Erfahrung vorzuweisen und können ihre Besonderheit auch klar darstellen (z. B. bei Wächtler 2003). Definitionsgemäß besitzen gerontopsychiatrische Tageskliniken ein **Alterskriterium,** das aber unterschiedlich definiert sein kann: über 65, 60 oder 58 Jahre, nach Berentung oder nach gefühltem Alter. Überwiegend liegt es bei ca. 65 Jahren.

Am ehesten entstehen gerontopsychiatrische Tageskliniken in **Großstädten** oder deren Umland, da Anfahrt und Heimweg für alte Menschen schwierig zu bewältigen sind. Entweder verfügt die Klinik über eine exzellente Anbindung an den öffentlichen Nahverkehr, hält einen eigenen Fahrdienst vor oder lässt großzügig Taxitransporte zu.

Depressive Syndrome dominieren auch in der Alterstagesklinik. Typische prägende **Themen des Alters** kommen in der Therapie hinzu (➤ Box 14.3).

BOX 14.3

Typische Themen der Alterspsychotherapie

- Nachlassende körperliche und geistige Kräfte
- Ängste vor eskalierenden Krankheiten
- Ein dünner werdendes soziales Netz
- Fehlende Beschäftigung
- Verringertes Einkommen
- Geringere Tagesstruktur
- Gefühl und Erleben des Nichtgebrauchtwerdens
- Endgültiger Abschied und Tod
- Spirituelle Fragen, Erbschaftsregelung und Konfrontation mit nicht Gelebtem

Angesichts geringer Kompensationsmöglichkeiten wirken die somatischen oder sozialen Verluste rascher depressiogen. Während einige psychische Krankheiten wie Persönlichkeitsstörungen und Psychosen sich im Alter abmildern, können andere chronisch und nur wenig verändert weiterbestehen, wie Depression oder somatoforme Störungen. Andere wiederum gesellen sich neu hinzu, wie Demenz und Abhängigkeit von Hypnotika. Ängste sind thematisch leicht zu hypochondrischem Inhalt oder zu Fragen des Lebensendes verschoben. Tagesklinische Ansätze unterscheiden sich in der Schwerpunktsetzung etwas von den allgemeinpsychiatrischen (➤ Box 14.4).

BOX 14.4

Tagesklinische Vorgehensweisen in der Gerontopsychiatrie

- Sozialkontakte erweitern
- Tagesstruktur aufbauen
- Sinnvolle Beschäftigungen suchen
- Aufbau von Gedächtnishilfen zur Alltagsbewältigung
- Beruhigung von Unruhezuständen
- Verbesserung der Interaktion zwischen Betreuungspersonen und Patienten
- Verbesserung der Ernährung und des Schlafverhaltens
- Beachtung und Behandlung körperlicher Begleitkrankheiten

Psychotherapeutisch ist der langen **Lebensgeschichte** Rechnung zu tragen mit etwas mehr Zeiteinsatz bei der Anamneseerhebung, z. T. auch mit historischen Nachforschungen. Daraus können sich wieder ungeahnte Ressourcen oder zumindest eine adäquate Würdigung der individuellen Lebensleistung ergeben. Die Bewältigung der Vergangenheit stellt bei der aktuellen Lebenssituation oft eine große Ressource dar, sodass sie im Behandlungskonzept unbedingt einen Platz haben sollte. Die **Versöhnung mit Familienangehörigen** hat eine sehr befreiende Wirkung und kann ein gelasseneres Altern und Sterben ermöglichen. Psychotherapie verschiedener Verfahren kann auch im Alter mit gutem Effekt eingesetzt werden (Klöppel und Jessen 2018).

Die **beginnende Demenz** ist differenzialdiagnostisch zur Pseudodemenz der Depression, zu kognitiven Einschränkungen bei Hirn- oder Stoffwechselkrankheiten oder zur Abwehrreaktion depravierender Lebensbedingungen abzugrenzen. Es können auch mehrere Faktoren gleichzeitig vorliegen. Eine qualifizierte **neuropsychologische Testbatterie** wie z. B. CERAD (Morris et al. 1989) sollte ebenso eingesetzt werden wie eine **Bildgebung** mittels MRT.

14.9.1 Somatik

Entsprechend der Zunahme somatischer Probleme nehmen die **körperliche** Diagnostik und Behandlung im Alter einen höheren Stellenwert ein. Ein **Internist** oder Allgemeinmediziner im Team bringt die beste Verknüpfung. Aber da ohnehin für spezifische medizinische Fragestellungen überwiesen werden muss, ist eine gesicherte fachliche Kooperation mit Kolleginnen verschiedener somatischer Disziplinen unerlässlich. Auch die **Behandlung** ist stärker somatisch ausgerichtet. Multimorbidität mit entsprechender medikamentöser Vorbehandlung erschwert den Einsatz von Antidepressiva oder Antipsychotika. Und Benzodiazepine führen im Alter durch ihre muskelrelaxierende Komponente gehäuft zu Sturzunfällen. Andererseits kann schon die diabetische oder kardiologische Funktionsverbesserung zu einer psychischen Genesung beitragen, ebenso die chirurgisch oder physiotherapeutisch forcierte Besserung der Beweglichkeit.

Gerontopsychiatrie ist in hohem Maße **psychosomatisch und somatopsychisch.** Eine enge Zusammenarbeit muss deshalb mit den anderen somatischen Fachrichtungen strukturell verankert sein. Die Liste der vorzuhaltenden Medikamente mit entsprechend größerem Platz im Medikamentenschrank ist bedeutend länger als bei jüngeren Patienten. Die routinemäßig bestimmten Laborparameter müssen erweitert werden, z. B. um Vitaminspiegel und Indikatoren sonstiger körperlicher Beschwerden. Die Zusammenstellung einer passenden **Medikation** stößt angesichts von Vergesslichkeit oder verringerter Umstellungsfähigkeit schnell an Grenzen. Die Einnahmesicherung des Verordneten über Medikamententraining in der Tagesklink, Unterweisung von Kontakt- oder Pflegepersonen bis hin zur initialen Beantragung von ambulanten Pflegedienstleistungen gehört zur gerontopsychiatrischen Kunst.

Sinnvoll und zielführend lassen sich eine gerontopsychiatrische und eine **geriatrische** Tagesklinik kombinieren. Letztere wird überwiegend von internistischen und neurologischen Fragestellungen dominiert, die aber häufig auch eine psychische Symptomatik zeigen. Umgekehrt leiden viele ältere psychisch Kranke an körperlichen Gebrechen, die Einfluss auf den seelischen Krankheitsverlauf nehmen. Insofern ist in dieser Kombination die Psychosomatik des höheren Lebensalters hervorragend umgesetzt. Leider zeigen sich in der Praxis deutliche Spannungen zwischen zwei grundverschiedenen **Vergütungssystemen.** Jede Patientin muss klar dem DRG-System oder den tagesgleichen Pflegesätzen zugeordnet sein, was die Flexibilität zwischen den Fachgebieten deutlich einengt.

14.9.2 Mitarbeiter

Die gerontopsychiatrische Tagesklinik erfordert etwas mehr Krankenpflegekräfte, mehr Hausbesuche und mehr spirituelle Angebote. Mehr Kreativ-, Ergo- und Physiotherapeuten helfen, über den Körper und das Tun wieder kognitive und emotionale Lebendigkeit einzuüben. Die höheren **Kosten** für somatische Diagnostik und Behandlung, Krankenpflege und Sozialarbeit sowie die gleichzeitig auf gleichem Niveau zu leistende Psychotherapie bedingen meist einen etwas **höheren Tagessatz** gerontopsychiatrischer Tageskliniken für ein umfassend ausgestattetes Behandlungsteam.

14.10 Die psychosomatische Tagesklinik

Auf den ersten Blick mag für den damit Unerfahrenen die psychosomatische Tagesklinik nicht sofort als eine spezielle Form der Tagesklinik erscheinen. Bei der inhaltlich großen Nähe der Fachgebiete Psychiatrie und Psychosomatik gelten die bisher beschriebenen Vorgehensweisen fast alle entsprechend auch für psychosomatische Tageskliniken. Die Psychosomatik als eigenes Fachgebiet kann natürlich auch eine eigene tagesklinische Versorgung aufbauen. Dazu benötigt sie Spezifika.

Die **Zusammenhänge** zwischen körperlichen Beschwerden und seelischer Konfliktlage entstehen über unbewusste Verdrängungsprozesse, die Lerngeschichte somatischer Reaktionen oder über neuroimmunologische Vermittlung. Zu allen Wegen finden sich Forschungsergebnisse. Die Endstrecke bleibt jedoch gleich: Körperliche Zustände drücken sich in seelischen aus, und seelische Zustände können körperliche Störungen ganz oder teilweise beeinflussen. Dabei müssen die **seelischen Störungen,** die z. B. ein Magenulkus, ein Bronchialasthma oder eine Migräne mit bedingen und unterhalten, nicht einmal die Schwelle einer Krankheitsentität überschreiten. Unter **F54** führt die ICD-10 seelische Faktoren auf wie Sorgen, emotionale Konflikte und ängstliche Erwartung, die **bei der Entstehung** von körperlichen Krankheiten eine Rolle spielen. Für eine MdK-Prüfung eignet sich diese Diagnose allerdings leider wenig, auch wenn sie vermutlich oft genug die Realität abbildet. Symptombeschreibungen innerhalb der einzelnen psychischen Kapitel sind oft leichter nachvollziehbar, weshalb auch in der psychosomatischen Tagesklinik einfacher z. B. Angststörungen in F4× und Stimmungsstörungen in F3× codiert werden. Besonders die schweren und gravierenden somatischen Krankheitsbilder verursachen oft anhaltende und schwere psychische Reaktionen, z. B. eine depressive, phobische oder paranoide Symptomatik. Bei wechselnden psychischen Zuständen ist für die Kostenzusage oder eine Behandlungsverlängerung eine ausführlichere Verlaufsbeschreibung notwendig.

Durch den inhärenten Zusammenhang zwischen sozialer Umgebung bzw. der Alltagsgestaltung und psychosomatischen Krankheiten ist die wohnortnahe niedrigschwellige und lebensweltorientierte Behandlung der Tagesklinik für psychosomatische Fragestellungen naheliegend und entspricht eher dem biopsychosozialen Krankheitsmodell als die künstlichere Lebenswelt vollstationärer Psychosomatik. Die heilklimatisch mitbegründete dezentrale Urlaubslage psychosomatischer Rehakliniken spiegelt eher die Nachfrage wider. Ein Großteil der Patienten wünscht eine wohnortferne Kurmaßnahme (Irle und Fischer 2008) mit Urlaubs- oder Hotelelementen. Dem sollen die Vorgaben der Rentenversicherer zu standardisierten Therapieschemata entgegenwirken. Erst in den letzten ca. 10 Jahren profitieren psychosomatisch Erkrankte in zunehmendem Maße von der wohnortnahen psychosomatischen Tagesklinik mit Anknüpfung an die **individuellen Lebensbedingungen.** Dementsprechend werden seit einigen Jahren vermehrt die Betten der vollstationären Großkliniken, mit Konzentration in Mittelgebirgen und an den Küsten, zu Abteilungen regionaler Häuser und kleinen Tageskliniken umgewandelt.

Dabei mutiert ein Teil der psychosomatischen Rehabilitationen von der Rentenversicherung zu **krankenversicherungsfinanzierter** Akutbehandlung. Der damit verbundene langsame Rückzug der Rentenversicherung aus der psychosomatischen Behandlung könnte der Psychosomatik langfristig Finanzen entziehen. Die Abgrenzung kurativer psychophysischer Stabilisierung von teilhabeorientierter Rehabilitation fällt in den seelischen Fachgebieten ohnehin schwer. Ein Spezifikum der **Rehabilitation,** die Fokussierung auf Arbeitsdiagnostik bzgl. Berentung oder Arbeitsfähigkeit, wird ja auch akutmedizinisch teil- oder vollstationär ins Therapieprogramm integriert. Die psychosomatische Dezentralisierung bietet die Chance, wohnortnah nun das auch von den Rentenversicherern eigentlich gewünschte Modell einer **ganztägigen ambulanten Rehabilitation** in der Tagesklinik umzusetzen. Psychosomatische Tageskliniken rehabilitieren individualisiert auch ohne die Zulassung durch die Rentenversicherung. Ihre Behandlung wird überwiegend kurativ über die GKV/PKV finanziert, weshalb in Anträgen zur Kostenübernahme der Terminus „Rehabilitation" möglichst nicht verwendet werden sollte. Tagesklinische psychosomatische Rehabilitation ist zwar möglich, wird derzeit aber (noch) nicht praktiziert.

Die Verursachung einer seelischen Störung durch eine **somatische Krankheit** gehört zu den Schwerpunkten psychosomatischer Versorgung. Psychosomatische Tageskliniken finden sich häufig deshalb auch direkt an einer somatischen Abteilung oder Klinik. Es gibt daher auch tagesklinisch Ausrichtungen auf die Onkologie, Orthopädie, Gynäko-Psychosomatik, die Psychosomatik der Hautkrankheiten oder der verschiedenen inneren Spezialisierungen wie Herz-Kreislauf-Erkrankungen, Pulmologie, Rheumatologie, Endokrinologie usw. Die praktische Umsetzung dieser Verbindungen kann vielgestaltig sein. **Fachärzte** der unterschiedlichen Richtungen können ins Behandlungsteam gehören; durch örtliche Nähe kann eine somatische Abteilung **gemeinsame Therapien** anbieten, oder Spezialisten des jeweiligen Fachgebiets werden als **Konsiliarärzte** zu enger Anbindung an die Tagesklinik vertraglich verpflichtet.

Als weitere Besonderheit der psychosomatischen Tagesklinik werden häufig Programme für **einheitlichere Krankheitsbilder** aufgelegt. Besonders die **Essstörungen, Zwangsstörungen,** bestimmte Formen der **traumaassoziierten Angststörungen,** arbeitsplatzbezogene oder **somatoforme Störungen** finden hier ein hochdifferenziertes und effektives Angebot mit spezifischen Psychotherapien, Ernährungsberatung und physikalischen Maßnahmen. Der Klinikablauf kann dabei stärker schematisiert und strukturiert werden. Das macht die Finanzierung planbarer. Eine **hohe Therapiedichte,** verbunden mit beziehungsorientiertem offenem und dichtem Milieu, forciert die Behandlung psychosomatischer Krankheitsbilder. Die Fokussierung auf psychotherapeutische Techniken schließt dabei schwerer psychisch Erkrankte aus. Psychosomatische Tageskliniken sind in der Regel durch eine klarer selektierte Patientengruppe und Psychotherapieschwerpunkte gekennzeichnet. Das dadurch entstehende höhere Image macht sie für Menschen, die sich sonst durch den Begriff Psychiatrie von Behandlung abhalten lassen, **leichter akzeptabel.**

Problematisch ist bei der Verknüpfung somatischer mit psychotroper Medizin weiterhin die durch die Finanzierung einer Tagesklinik zu geringe Möglichkeit, **aufwendige Diagnostikverfahren** und somatische Therapien in den Behandlungsprozess einzuführen. Für eine fundierte körperliche Abklärung entstehen schnell **Kosten,** die den Pflegesatz einiger Wochen verbrauchen, sodass dann die Basisversorgung schon nicht mehr zu finanzieren wäre. Hier hilft derzeit nur die für die einzelne Tagesklinik ökonomische Lösung, möglichst viel aufwendige **Diagnostik vor Aufnahme** vornehmen zu lassen oder für neu anfallende Diagnostik Patienten z. B. in vollstationäre Umgebung zu verlegen. Auch eine **teure Medikation** wie z. B. Immunmodulatoren, Zytostatika, MS-Medikamente oder neueste Antibiotika kann sich eine Tagesklinik unter regulärem Tagessatz kaum leisten. Die Verordnung der Psychopharmaka sollte aber im Gegensatz zu den unerschwinglich teuren Medikamenten durchweg in der Hand der psychosomatischen Tagesklinik verbleiben.

Eine ausreichende Behandlung von chronischen psychosomatischen Leiden besteht nicht nur aus den wenigen Wochen Tagesklinik. Eine **ambulante Vor- und Nachbehandlung** gehören unbedingt dazu. Bereits 2012 wurde der § 118 SGB V zu psychiatrischen Institutsambulanzen (PIA) um den Absatz 3 erweitert:

„[…] gilt für psychosomatische Krankenhäuser und Allgemeinkrankenhäuser mit selbstständig, fachärztlich geleiteten psychosomatischen Abteilungen mit regionaler Versorgungsverpflichtung entsprechend."

Damit ist seit 2013 die gesetzliche Voraussetzung für die Einrichtung **psychosomatischer Institutsambulanzen** (PsIAs) geschaffen. PsIAs eröffnen die Chance auf *„Verbesserung der Versorgung […] für Diagnosegruppen […], die andernorts kaum je ein passendes Behandlungsangebot finden, wie z. B. Patienten vor und nach bariatrischer Operation gegen massive Adipositas, posttraumatisch erkrankte Patienten mit Typ-2-Trauma oder Patienten mit progredienten körperlichen Erkrankungen"* (Jäger und de Zwaan 2014). Die Gruppe psychisch Kranker, die gemäß § 118 Abs. 2 SGB V wegen Art, Schwere oder Dauer ihrer Erkrankung der ambulanten Behandlung durch PsIAs bedürfen, ist aber immer noch nicht definiert (DKG 2014).

Wohnortnahe psychosomatische Behandlung und Rehabilitation ist analog zu den psychiatrischen Behandlungen mit einem psychosozial besser integrierten Therapieergebnis und kostengünstigerem Aufwand assoziiert (Kallert et al. 2005). Die mindestens teilweise Auflösung der psychosomatischen Großkrankenhäuser in teilstationäre Tageskliniken ist daher ein Gebot der Stunde. In den meisten Bundesländern wird dies in den Krankenhausplanungen gefördert, zugleich aber auch dadurch erschwert, dass ein **Facharzt** für Psychosomatische Medizin als Leiter einer psychosomatischen Tagesklinik eingesetzt werden muss. Gegen diese Facharztausbildung ist nichts einzuwenden. Aber es gibt davon leider nicht genug auf dem Stellenmarkt, um die vielen kleinen Tagesklinikeinheiten alle leitend mit dieser Facharztausbildung auszustatten. **Regionale Pflichtversorgung** durch psychosomatische Tageskliniken ist in einigen Landeskrankenhausplänen (z. B. in Berlin für 2016–2020) bereits eingeführt. Die psychosomatische Versorgung wird damit eine für alle Menschen erreichbare Grundleistung des Gesundheitssystems. Die kleinen regional versorgenden Tageskliniken zu den oben aufgeführten psychosomatischen Spezialgebieten können nicht das ganze Spektrum der somatischen Disziplinen abdecken. Die Mischung aus regional niedrigschwelligen allgemeinpsychosomatischen mit überregional schwerpunktorientierten psychosomatischen Tageskliniken ist vermutlich die beste Versorgungsform.

Nach Eikelmann (2010) lassen gesonderte psychosomatisch-psychotherapeutische Tageskliniken eine redundante kostspielige **Doppelstruktur** befürchten, da sich ein großer Teil der Patienten allgemeinpsychiatrischer und psychosomatischer Tageskliniken im Krankheitsbild **überschneidet.** In beiden Institutionen finden sich tatsächlich überwiegend Menschen mit depressiven und ängstlichen Störungen. Erst langfristig wird sich zeigen, ob die Trennung der Fachdisziplinen Psychiatrie und Psychosomatik in der tagesklinischen Primärversorgung sinnvoll ist oder ob das modellhaft erprobte Zentrum für seelische Gesundheit, wie z. B. in Itzehoe, die verschiedenen tagesklinischen Ausrichtungen wieder zusammenfinden lässt.

14.10.1 Essstörungen

Das Beispiel Essstörungen zeigt, wie wertvoll eine fachspezifische Behandlung ist. Während in einer gemischten Tagesklinik die das Essen verweigernde, erbrechende oder ununterbrochen einschaufelnde Patientin rasch eine Außenseiterrolle findet und diese auch nicht so schnell aufgibt, ist sie in der Essstörungstagesklinik unter ihresgleichen. Es können hier individuelle Ziele und Grenzen verabredet werden. Gemeinsam wird in der Gruppe am Aufbau eines veränderten Umgangs mit dem Körper und der Ernährung gearbeitet (➤ Box 14.5). Dabei kann die Gruppe der Patientinnen – Männer sind noch in der Minderzahl, werden aber mehr – als motivierende Kontrollinstanz fungieren.

BOX 14.5

Tagesklinische Prinzipien bei Essstörungen

- Körperwahrnehmung wird geübt.
- Anspannungs- und Entspannungszustände werden trainiert.
- Werte zum Körperbild werden hinterfragt.
- Bedeutung und Konsequenzen für Familie und Bezugspersonen werden geklärt.
- Bedingungen der massiven Veränderung des Äußeren oder der Nahrungsaufnahme werden eruiert.
- Essverhalten wird gezielt neu gelernt.
- Bewegungsexzesse werden eingeschränkt.
- Selbstsicherheit, Bedürfnisbefriedigung und Grenzziehung werden geübt.

Angesichts der im erhöhten Ausmaß zu beobachtenden Gewalterfahrungen essgestörter Patienten wird in der Tagesklinik für Essstörungen häufig eine **spezifische Traumatherapie** angeboten. Um dabei über eine Stabilisierungsphase hinauszukommen, scheint der reguläre Tagesklinikaufenthalt zu kurz zu sein. Weiterbehandlung muss in einer angeschlossenen Ambulanz oder in einer verbundenen Praxis erfolgen.

14.10.2 Chronische Schmerzen

Die innige Verbindung der verschiedenen medizinischen Disziplinen tritt nirgendwo so deutlich zutage wie in der multimodalen **Schmerztherapie.** Psychotherapie, somatische Behandlung mit Medikamenten und „Messer“ (Chirurgie), Lebensstiländerung sowie passive und aktive Bewegung sind gleichwertige Bestandteile der Behandlung. Schmerztageskliniken können sowohl psychosomatisch wie anästhesiologisch geleitet werden. Damit unterliegen sie dann aber entweder der psychischen Tagessatzfinanzierung oder dem somatischen DRG-System. Beide Seiten der Medaille werden aber benötigt. Welche finanziellen Auswirkungen die Einordnung hat, muss vorbedacht sein. Die Investitionsmöglichkeiten für speziell qualifiziertes Personal richten sich wesentlich nach den zur Verfügung stehenden Mitteln. Die DRG-finanzierten Behandlungszeiten von in der Regel bis ca. 4 Wochen reichen regelhaft nicht aus, um eine strukturierte oder beziehungsorientierte Psychotherapie durchzuführen. Hierfür sind mindestens 6 Wochen als notwendig zu postulieren. Inhaltlich dominieren bei der **multimodalen Schmerztherapie** (➤ Kap. 4.2.14) Informationen mit Veränderungsansätzen zu Schlaf, Ernährung und Medikamenten. Kenntnisse über Störungen, welche die Schmerzen auslösen oder unterhalten, werden vermittelt. Die Ein- und Umstellung von **Schmerzmedikation** kann ergänzt oder durch **Akupunktur, TENS oder Biofeedback** ersetzt werden. Einflüsse auf die Schmerzwahrnehmung werden in einem **Schmerztagebuch** skaliert und dann gezielt unter **Physio- oder Bewegungstherapie** sowie mit **Entspannung** oder **Kreativität** variiert. Der interpersonelle starke Signalcharakter des Schmerzes hat fast immer zu einer Veränderung der nahen **Beziehungsmuster** mit Übervorsichtigkeit und Rückzug oder Ignoranz und Verhärtung geführt. Diese werden benannt und entweder mit der Patientin allein oder mit ihrem Umfeld immer wieder besprochen und aktiv verändert. Das Gefühl, aktiv etwas Wesentliches verändern zu können, widerspricht ja bereits dem Wesen des chronischen Schmerzes, der Patienten leicht zu Opfern macht.

14.11 Adoleszenz- und Transitionstagesklinik

Jugendliche profitieren eher von einer nur auf ihre Altersgruppe zugeschnittenen Behandlung. Tageskliniken für Adoleszente der Altersgruppe der ca. 18- bis ca. 25-Jährigen versorgen zudem junge Menschen in der **Transition,** dem Übergang von der Kultur der Kinder- und Jugendpsychiatrie hin zur stärker selbstbestimmten und diagnosefokussierten Erwachsenenpsychiatrie.

Die Adoleszententagesklinik benötigt **Therapeuten,** die als **Leitfiguren** leichter zu akzeptieren sind und den Boden für notwendige Unterstützung und Verständnis bieten. Sie entstammen überwiegend dem Bereich der Sozialarbeit/-pädagogik. Der Kandidat hierfür sollte Erfahrung in der Jugendarbeit mitbringen. Das Alter des Sozialarbeiters allein spielt dabei weniger eine Rolle als seine Jugendverbundenheit und motivierende Ausstrahlung.

Neben den besonderen Personalanforderungen werden Heranwachsende durchschnittlich etwas länger behandelt als voll Erwachsene, was von den Kostenträgern auch anstandslos akzeptiert wird.

Jugendliche leisten tagesklinisch etliche Entwicklungsaufgaben (➤ Box 14.6).

BOX 14.6

Typische Entwicklungsaufgaben der Adoleszenz

- Stabile individuelle Werte und gesellschaftliche Ideale
- Berufliche Identität in Korrespondenz zur persönlichen Identität
- Passende Berufswahl mit Ausbildungsabschluss
- Aufbau naher, sicherer Beziehungen
- Familiengründung und Elternschaft
- Umgang mit Suchtmitteln und mit Medien
- Life-Work-Balance

Diese Entwicklung benötigt in der Regel einige Jahre. Zu lösende Fragen treten auf: Wie kann ich denn einen klassischen Beruf übernehmen, wenn ich die Gesellschaft gerechter machen, die Umwelt fördern, die Liebe pflegen oder den persönlichen Genuss stärker betonen will als die Generation vor mir? Scheitern ist dabei oft vorprogrammiert. Orientierung bieten zunächst die Peergroup, nahe Freunde oder auch extreme politische oder religiöse Randgruppen.

Depressive Anhedonie und Antriebslosigkeit können in der Jugend nicht, wie bei schon länger erwachsenen Menschen, therapeutisch mit den alten Erfahrungen von Kompetenz aufgelöst werden. Adoleszente, deren Antrieb versandet, brauchen Motivation für die neuen Erfahrungen. Die Pubertät fordert von Jugendlichen geradezu die Abgrenzung gegen die Etablierten. Tagesklinisch erschwert die noch nicht abgeschlossene **Selbstfindung** eine sichere Begegnung auf Augenhöhe. Muskuläre und geistige Kräfte entfalten sich und wollen erfahren werden. Gender und Sexualität gewinnen eine ganz neue Entfaltungskraft. Das alles gilt es gemäß den noch in Entwicklung befindlichen eigenen Idealen und Zielen in eine Gesellschaft einzubringen.

Pädagogische und therapeutische Aufgaben verschränken sich: Die Tagesklinik für Adoleszente bietet ein strikteres Lernen von **Struktur,** Durchhalten und Bedürfnisaufschub. Bedingungen hierfür sind stärker ausformulierte **Regeln,** aber auch geringere Anforderungen an Ausdauer und Intensität von Gesprächen und Erkenntnis. Politische Positionierung oder ideologische Verblendung liegen in der Adoleszenz noch nahe beieinander. Entwertung anderer muss schnell als Grenze markiert werden. Die **Einsicht** darin gelingt leichter, wo klar wird, dass die eigene Person sonst ja auch gefährdet werden könnte. Das gemeinsame **Tun** steht stärker im Vordergrund.

Einfaches **Zuspätkommen** kann eine Missachtung der Übrigen oder reines Abgelenktsein mit alternativen Beschäftigungen sein. Einfaches Sanktionieren kann die Motivation übersehen, reines Verstehen ändert nichts. Die Regeleinhaltung hat im Zweifel Vorrang, während Verständnis im Nachhinein, im Therapiegespräch folgen kann, in dem ein ansonsten respektierter Therapeut dann auch seine eigene Fehlerhaftigkeit nahebringen kann.

Die Gruppe hat im Jugendalter hohe Relevanz. Die Hinführung zu **Entscheidungen** bzgl. Arbeit, Wohnen, Hobbys, Beziehungen, Freizeitverhalten, Suchtmittelkonsum und Inanspruchnahme des sozialen Hilfesystems gehört stärker als bei Erwachsenen zur

Behandlung. Gleichzeitig muss ein Angebot zur Individuation, zum Ablösen aus den primären, familiären Lebensbezügen gemacht werden. Das ist verbunden mit dem Ausprobieren von Persönlichkeitsanteilen, Neigungen, Wirkungen auf andere, Leistungsgrenzen, beruflicher Identität, sozialer Zugehörigkeit, eigener Ideologie und Kultur usw. Die spezialisierte Tagesklinik wird die Bindung untereinander fördern, aber auch die kritische Distanzbildung.

Der Umgang mit **Suchtmitteln** ist ein bevorzugtes Thema dieser Altersgruppe und erfordert ebenfalls klare Regeln und Grenzen. Ob Abstinenz oder kontrollierter Konsum bestimmt wird, liegt an der tagesklinischen Ausrichtung auf sozialintegrativ und emotional gestörte oder suchtgefährdete abhängige Patienten.

Ziele müssen für Jugendliche absehbar und möglichst auch in überschaubarer Zeit erreichbar sein. Berufliche Integration ist zwar notwendig, wirkt für eine 19-Jährige oft aber zu weit entfernt. Ein Vorbereitungsjahr und 3–4 Jahre Ausbildung sind da ja schon etwa ein Viertel der bisherigen Lebenszeit. Kleinere Ziele sind: ein verlässlicherer Freundeskreis, der bessere Umgang mit Geld, ein besseres Gefühl am Tag nach der Party, neue Hobbys entdecken, sich sportlich erfolgreich erleben, in der Peergroup aktiver mitgestalten oder soziale Projekte voranbringen.

Therapeutinnen der Tageskliniken übernehmen eine kurzzeitige **Ersatzelternfunktion.** Gerade die Anteile, die eine Jugendliche in ihrer Familie nicht ausreichend erfahren hat – klare Offenheit, liebevolle Annahme, Zutrauen und Ermutigung – können therapeutisch nun nachgeholt werden, aber nur für eine begrenzte Zeit von wenigen Wochen. Der Kontakt zur **Herkunftsfamilie** kann deren Kraft wieder mobilisieren. Weitere Angebote sind: Kontakt zu einer Wohngemeinschaft für Jugendliche, zu beruflichen Förderinstitutionen und Suchteinrichtungen herstellen. Auch die **ambulante Fortführung** einer tagesklinisch begonnenen therapeutischen Beziehung ist Thema.

Kinder- und Jugendpsychiaterinnen können vielfältig mit Erwachsenenpsychiatern tagesklinisch zusammen an gemeinsamen Strategien arbeiten (Fegert 2009), entweder in einer gemeinsamen Tagesklinik mit Unterabteilungen oder über örtlich benachbarte Tagesklinken der beiden Fächer oder als hinzugezogene Honorarkräfte. Kinder- und jugendpsychiatrische Tageskliniken verbreiten sich ebenso wie die für Erwachsene – allerdings in geringerer Dichte. Das führt dazu, dass Jugendliche in vielen ländlichen Regionen nicht auf Tageskliniken für [illegible]lische Behandlung zugreifen können. Ethisch verantwortbar ist es deshalb, dort wo Depression, Essstörung oder Zwangssymptomatik zu starkem Leiden führen und keine Alternative erreichbar ist, auch einmal eine **17-jährige** Patientin in der Tagesklinik für Erwachsene aufzunehmen, sofern sie in ihrer Persönlichkeitsentwicklung gereift erscheint und wenn die Erziehungsberechtigten dem Vorgehen nach Aufklärung über das nicht ganz fachgerechte Setting zustimmen.

14.12 Die forensische Tagesklinik

Auch unter Gefängnisinsassen ist die Rate psychisch Erkrankter erhöht. Bislang stand ihnen nur der allgemeine ärztliche Dienst des Justizvollzugs zur Verfügung, gelegentlich ergänzt um einige der ambulanten Versorgung vergleichbaren psychotherapeutischen Behandlungen oder, im schlimmsten Fall wie bei akuter Psychose, Manie, schwerem Entzug, anhaltender Suizidalität, die Krankenhausversorgung im Regelkrankenhaus unter gesondertem Schutz. Da Gefangene nachts und am Wochenende ohnehin unter Aufsicht ihrer Vollzugsbeamten stehen, liegt eigentlich die tagesklinische Behandlung nahe. Eine erste Justizvollzugsanstalt hat sich in Neumünster schon zur Einrichtung einer **Tagesklinik für Strafgefangene** entschlossen und arbeitet in Bezug auf Personal, Raum, Zeit und Therapieelemente sehr ähnlich wie eine allgemeinpsychiatrische Tagesklinik der freien Umgebung. Allerdings kann hier weniger gut die Situation nach Entlassung geübt werden. Sozialisationsraum ist der Strafvollzug. Dafür können psychisch erkrankte Verurteilte einer größeren Versorgungsregion am Standort einer Tagesklinik zusammengelegt werden.

Inhaltlich orientiert sich auch die Gefängnis-Tagesklinik mit einem strukturierten Therapieplan am Störungsbild ihrer Patienten. Mit dem biopsychosozialen Behandlungsrepertoire kann ein analoger Therapieplan erstellt werden wie in Freiheit. Durch die lange Abstinenz von Alltagsbewältigung und häufig fehlende Perspektive auf Wohnung und Arbeit spielt die **Sozialarbeit** eine größere Rolle. Auch die Arbeit an der eigenen Biografie mit kriminalitätsauslösenden Faktoren und an der Persönlichkeit mit Empathietraining kann hier zusätzlich eingesetzt werden.

Der Effekt einer Tagesklinik im Strafvollzug kommt auch der Gesellschaft zugute, da die aktive Auseinandersetzung mit der eigenen Tat psychisch stabilisiert leichter und die soziale Integration ohne psychische Krankheit vermutlich deutlich besser gelingen und, damit verknüpft, auch ein **positiver Effekt** auf die Strafrückfälligkeit zu erwarten ist.

Die **forensisch-psychiatrischen Kliniken** behandeln psychisch kranke Straftäter, die bereits wegen verminderter oder aufgehobener Schuldfähigkeit zum Tatzeitpunkt (nach §§ 63 und 64 StGB) und fortbestehender Gefährdung verurteilt wurden. Die Behandlungszeiten in den forensischen Kliniken sind durchweg sehr lange. Dennoch kann jeder Verurteilte theoretisch wieder auf freien Fuß kommen. Die **Übergänge ins freie Leben** nach jahrelanger Forensik-Adaptation sind jedoch für die Betroffenen und ihre Umwelt nicht leicht. Um diese Übergänge zu üben, kann tagesklinische Behandlung eingesetzt werden. Nachtklinische Versorgung wäre auch denkbar. Beides existiert leider noch nicht in Deutschland. Dabei wäre die **forensische Tagesklinik,** so sie denn in erreichbarer Nähe zur Wohnumgebung positioniert ist, eine ideale Form der Alltagserprobung bei gleichbleibend hohem Niveau therapeutischer Begleitung, am besten noch in personeller Kontinuität zum langjährigen vollstationären Bezugstherapeuten.

14.13 Die migrantenspezifische Tagesklinik

Auch im deutschsprachigen Gebiet haben sich inzwischen Stadtteile oder Gebiete entwickelt, in denen Menschen aus diversen Herkunftsländern bevorzugt beheimatet sind. Psychische Krankheiten unter Migranten der ersten Generation sind zwar überdurchschnittlich häufig (Bermejo 2010), doch erschwert eine verringerte Inanspruchnahme des Gesundheitswesens deren Behandlung. Das hat auch mit der Fremdheit der dort behandelten und der dort arbeitenden Menschen zu tun. Um hier Hilfe wirksam einsetzen zu können, ist die Ausrichtung auf erkrankte Migranten sinnvoll.

Kulturerfahrene Therapeutinnen und Therapeuten mit **Sprachkompetenz** der großen Migrationsgruppen (derzeit Türkisch, Arabisch, Farsi, ost- und westafrikanische Sprachen, Russisch usw.) schaffen eine vertraute Umgebung, in der nicht nur der Ausdruck von Traumafolgen oder Psychose leichter beurteilt, sondern auch die westeuropäische wissenschaftlich begründete Behandlung mit den Vorstellungen aus den Herkunftsländern leichter vereinbart werden kann.

Die **Migranten-Tagesklinik** (Behrens 2007) bietet üblicherweise die Behandlung mehrerer Kulturprägungen oder eine Mischung mit schon lange in Deutschland beheimateten Menschen an. Hierbei ergeben sich besondere Herausforderungen (➤ Box 14.7). Für Migranten der zweiten und dritten Generation bieten sich Migrationstageskliniken nur noch an, wenn sie in einem isolierten Ghetto aufgewachsen sind und die Prozesse ihrer Eltern oder Großeltern in Delegation nachholen müssen. Inseln einer bestimmten Kultur widersprechen dem eigentlich integrativen Vorgehen von Tageskliniken. Allerdings kann es sinnvoll sein, vor dem Schwimmenlernen erst einmal wieder sicheren Halt auf einer Insel zu finden. Insofern sind es vor allem die mit der Herkunftsregion und Herkunftskultur vertrauten Therapeutinnen, die Vertrautheit und Verständnis schaffen. Sozialarbeit wird verstärkt benötigt, um Informationen über Sozialleistungen, Integrations- und Sprachkurse, Asylverfahrensberatung und Bildungseinrichtungen zu geben, die besonders deutlich auf die jeweilige Zielgruppe zugeschnitten sein müssen.

BOX 14.7

Herausforderungen der migrationsspezifischen Tagesklinik

- Sprachbarrieren
- Divergierende Vorstellungen zu psychischen Symptomen
- Familiäre oder Stammesentscheidungen werden gegenüber dem Individuum priorisiert

- Heimat- und Bindungsverlust
- Kulturelle und religiöse Ge- und Verbote
- Unsicherer Aufenthaltsstatus
- Geringe Kenntnis des deutschen Sozial- und Rechtssystems
- Extreme Gewalterfahrung und lebensbedrohliche Flucht
- Sorge um in der Heimat verbliebene Familienangehörige

14.14 Die Tagesklinik für Privatversicherte

Tageskliniken für Privatversicherte existieren, weil sie für Betreiber lukrativ sind, weil manche Privatversicherte gern unter sich sein wollen und weil durch die finanziell **bessere Ausstattung** neben bestem Essen auch noch sehr gut ausgebildete, hochqualifizierte Therapeuten in größerer Zahl als in der regulären Tagesklinik zur Verfügung gestellt werden können. Tageskliniken für Privatversicherte bieten dadurch die Chance, neue oder alternative Behandlungsmethoden in der Praxis zu erproben und zu bewerten. Insofern macht es Sinn, Menschen, die sich aufgrund ihrer beruflichen oder gesellschaftlichen Stellung auch sonst absondern, in einer speziellen Tagesklinik zu behandeln. Spezifische **Themen** sind dort die Isolation auf (zu) wenige, wirklich auf gegenseitiger Wertschätzung aufgebaute Kontakte, häufigere Brüche und Wechsel in der Biografie oder die Leere eines zwar monetär reichen, aber aufgabenarmen Lebens. In der Praxis überwiegen jedoch auch hier die allgemeinen Fragen zur Bewältigung von Angst, Depression oder Sucht.

Befürchtungen, die Arbeit mit den „Privaten" sei durch deren Anspruchshaltung erschwert, bewahrheiten sich nur begrenzt. Wo leidende Menschen zur Aufnahme kommen, steht deren Not im Vordergrund. Größere Beachtung im Umgang mit den Patienten gilt eher der **Angst vor Indiskretionen.** Misslungene Lebens- oder Beziehungsaspekte können einen Politiker, Schauspieler oder Unternehmer, selbst einen Lehrer oder Beamten weit mehr sozial schädigen. Diese Stigmatisierungserfahrungen kennen ohnehin alle Patientengruppen. Gruppenangebote werden daher zurückhaltender wahrgenommen, wohingegen Einzeltherapien mit allen Berufsgruppen, Medien und Verfahren stärker in den Vordergrund rücken. Und das Thema Schweigepflicht steht hoch im Kurs. Dennoch können Gruppenbehandlungen analog zur kassenfinanzierten Tagesklinik angeboten werden.

Bei Privatversicherten wird die Grundvergütung in der Regel höher ausfallen, dafür werden aber auch mehr und luxuriösere Leistungen angeboten werden müssen. Die chefärztlichen Kontakte können als **Wahlleistungen** zusätzlich entgolten werden.

Privatversicherte Patienten in einer Regel-Tagesklinik sollten dagegen möglichst wenig von ihren Mitpatienten anderer Finanzierungswege unterschieden werden. **Sonderbehandlungen** wie Chefarztwahl oder tägliche Visite, größere Speisenauswahl usw. blockieren die Integration in die Patientengruppe und somit die Gruppenwirksamkeit. Genauso wollen ja auch die Patienten am anderen Ende des Spektrums, die über das Sozialamt kommen, oder diejenigen, die als Asylsuchende noch ungeklärt finanziert sind, auch keine besonders schlechte Behandlung erleben.

14.15 Abend- und Nachtklinik

Gegenüber der Tagesbehandlung haben sich **Nachtkliniken** nicht durchsetzen können. Menschen in Arbeitsprozesse hinein zu begleiten oder vorhandene Tätigkeit nicht durch Hospitalisierung zu gefährden wären zwar vorstellbare Motive nachtklinischen Vorgehens. Das alles lässt sich aber auch in der tagesklinischen Therapie realisieren. Den größten Teil der Nacht stellt ja die Schlafenszeit dar, sodass hiervon eher Menschen mit Schlafstörungen oder obdachlose Patientinnen profitieren. Aber beide Gruppen sind eher Randerscheinungen der deutschen Tagesklinikландschaft. Ansätze von Nachtkliniken finden sich in Deutschland in den beaufsichtigten **Rückzugsräumen** und Krisenpensionen im Rahmen von Integrierter Versorgung und von Einzelprojekten, so z. B. in Bremen (GAPSY GmbH) oder Berlin (Krisenpension pinel gGmbH), wobei hier der Anspruch auf klinischen Standard bereits aufgegeben wurde. Der Begriff der Nachtklinik ist nur noch in der Schweiz präsent (Villa Klus, PUK Zürich). Von dort wird berichtet:

„Patienten, die von zu Hause in die Nachtklinik aufgenommen werden, unterscheiden sich bezüglich einiger Parameter deutlich von jenen, die aus der psychiatrischen Klinik verlegt werden. [...] Neben einer Alternative für stationäre Aufenthalte bei berufstätigen Personen erfüllt die Nachtklinik eine rehabilitative Aufgabe für wohnungslose Menschen mit vornehmlich psychotischen Erkrankungen."

Stutz et al. (2017)

LITERATUR

Alsleben H. Psychoedukation bei Angst-und Panikstörungen. München: Elsevier Urban & Fischer 2004.

Bäuml J, Behrendt B, Henningsen P et al. Handbuch der Psychoedukation für Psychiatrie, Psychotherapie und Psychosomatische Medizin. Stuttgart: Schattauer 2016.

Batra A, Bilke-Hentsch O. Praxisbuch Sucht: Therapie der Suchterkrankungen im Jugend- und Erwachsenenalter. Stuttgart: Thieme 2016.

Behrens K. Therapieverläufe von Migranten in der sozialpsychiatrischen Tagesklinik. Dissertation der Medizinischen Hochschule Hannover 2007.

Bermejo I. Psychische Störungen bei Menschen mit Migrationshintergrund im Vergleich zur deutschen Allgemeinbevölkerung. Psychiat Prax 2010; 37(5): 225–232.

DKG; 2.4.2014: Psychosomatische Institutsambulanzen (PsIA) – Verhandlungsstand zur dreiseitigen Vereinbarung gemäß § 118 Abs. 3 SGB V. www.dkgev.de/dkg.php/cat/48/aid/11682/title/Psychosomatische_Institutsambulanzen_%28PsIA%29_Verhandlungsstand_zur_dreiseitigen_Vereinbarung_gemaess___118_Abs._3_SGB_V (letzter Zugriff: 1.5.2018).

Dunaif A. Frauengesundheit – Gendermedizin. Harrisons Innere Medizin. Berlin: ABW-Verlag 2016.

Eikelmann B. Tagesklinische Behandlung in der Psychiatrie. Nervenarzt 2010; 81: 355–365.

Fegert J. Adoleszenzpsychiatrie: Psychiatrie und Psychotherapie der Adoleszenz und des jungen Erwachsenenalters. Stuttgart: Schattauer 2009.

Hopf H, Diebels E. Merkmale und Praxis psychiatrischer Tageskliniken in Deutschland. Psychiat Prax 2017; 44(4): 228–233.

Irle H, Fischer K. Psychosomatische Rehabilitation aus Sicht der Deutschen Rentenversicherung Bund. 31. Ulmer Werkstatt, 6. Juni 2008. www.uniklinik-ulm.de/fileadmin/Psych_Medizin_Psychtherapie/Dokumente/Klinik/PS_Ulmer_Werkstatt_Irle_Fischer_Reha_aus_Sicht_der_RV_UlmerWerkstatt_080606.pdf (letzter Zugriff: 1.5.2018).

Jäger B, de Zwaan M. Endlich: Psychosomatische Institutsambulanzen! Psychother Psychosom Med Psychol 2014; 64(3–4): 91–91.

Kallert TW, Schönherr R, Schnippa S et al. Direkte Kosten akutpsychiatrischer tagesklinischer Behandlung. Ergebnisse aus einer randomisierten kontrollierten Studie. Psychiat Prax 2005; 32: 132–141.

Klöppel S, Jessen F. Praxishandbuch Gerontopsychiatrie und -psychotherapie. München: Elsevier Urban & Fischer 2018.

Morris JC, Heyman A, Mohs RC, et al. The CERAD Investigators 1989. The Consortium to Establish a Registry for Alzheimer's Disease (CERAD). Part I: Clinical and neuropsychological assessment of Alzheimer's disease. Neurology 1989; 39: 1159–1165.

Pitschel-Waltz G, Bäuml J, Kissling W. Psychoedukation Depressionen. München: Elsevier Urban & Fischer 2003.

Rohde A. Postnatale Depressionen und andere psychische Probleme. Stuttgart: Kohlhammer 2014.

Stutz C, Kawohl W, Platz C et al. Wer braucht die Nachtklinik? – Stellenwert eines teilstationären Angebotes. Neuropsychiatr 4/2017; https://doi.org/10.1007/s40211-017-0233-2 (letzter Zugriff: 1.5.2018).

Wächtler C. Die gerontopsychiatrischen Tageskliniken in der Bundesrepublik Deutschland. Hamburg: Eigenverlag Klinikum Nord – Ochsenzoll 2003.

Wefelmeyer T. Tageskliniken für Suchtkranke. In: Eikelmann B, Reker T, Albers M (Hrsg.). Die psychiatrische Tagesklinik. Stuttgart: Thieme 1999, S. 134–145.

Wendt K. Suchthilfe und Suchttherapie: Leitfaden für die Praxis. Stuttgart: Schattauer 2017.

Wittchen H-U. Was sind die häufigsten psychischen Störungen in Deutschland? DEGS-Studie im Auftrag von BMG und RKI, 14.6.2012, www.aiaatr.com/resources/degs_psychische_stoerungen.pdf (letzter Zugriff: 1.5.2018).

Wortmann-Fleischer S. Postpartale psychische Störungen. Stuttgart: Kohlhammer 2006.

KAPITEL

15 Vernetzung

Im Falle bzw. in der Falle starker Idealisierung neigen Tageskliniker dazu, sich als Mittelpunkt des Behandlungssystems zu fühlen. Um eine adäquate Weiterversorgung ihrer Patienten nach der Entlassung zu sichern, ist der sichere Kontakt zu anderen Organisationen für Tageskliniker unerlässlich.

Eine **Stand-alone-Tagesklinik** ohne „Mutterhaus" kann nicht alles zur Arbeit Notwendige selbst vorhalten. Sie wird deshalb **Verträge** mit Apotheke, Labor, EEG oder MRT, zur Nutzung einer Sporthalle, mit einem Reinigungsdienst und einer Hausmeisterei schließen müssen. Um hier den **Aufwand** zu verringern, bieten sich Einkaufsgemeinschaften als Netzwerke mehrerer Trägergesellschaften oder der regelmäßige Erfahrungsaustausch mit Kollegen in regionalen tagesklinischen Arbeitstreffen an.

15.1 Psychiatrische Institutsambulanzen (PIAs)

Nach § 118 SGB V steht jedem psychiatrischen Krankenhaus und jeder psychiatrischen Abteilung die Einrichtung einer psychiatrischen Institutsambulanz (PIA) zu. Die alleinstehende Tagesklinik ist ein Krankenhaus, und eine Tagesklinik als Teil einer Klinik ist ein Krankenhausstandort, sodass in beiden Fällen eine Institutsambulanz nach **Antrag beim Zulassungsausschuss** der Kassenärztlichen Vereinigung betrieben werden darf.

Die PIA schafft den idealen Rahmen, um im **Erstkontakt** in Ruhe und ausreichend finanziert zu ermitteln, welche Patienten tagesklinisch aufgenommen und welche besser vollstationär oder ambulant versorgt werden, abgesehen von den wenigen Menschen, die gar keine Therapie benötigen. Klinische und ambulante Erfahrung in den diversen Bereichen ist für diese nicht immer ganz einfache Differenzierung sehr hilfreich (Hopf 2006; Zeeck et al. 2009). Ein antriebsgehemmter oder sozialphobisch erkrankter Mensch kann sich **poststationär** kaum zeitnah um ärztliche Behandlung, Psycho-, Ergo-, Physio- und Musiktherapie kümmern. In der PIA stehen diese Therapien zur Verfügung und können zügig und indikationsgerecht eingesetzt werden.

Zur flexiblen kontinuierlichen Therapie ist es ideal, wenn die Therapeutinnen der Tagesklinik ihre Bezugspatientinnen auch nach Entlassung in personeller Kontinuität ambulant weiter behandeln. Die begonnene Therapie, ohne Unterbrechung durch die Anpassung an den nächsten Therapeuten und ohne Wiederholung aller Informationen und Übertragungen, mit **Konstanz der Therapeutin** ist für die erste poststationäre Zeit meistens nur in der PIA möglich. Durch die **doppelte Einsatzbelastung** der Mitarbeiter in Tagesklinik und Ambulanz gelingt dies in der Regel nur begrenzt, für wenige ausgewählte Patienten oder nur für einige wenige poststationäre Termine.

Wenn dagegen eine Tagesklinik mit ambulant arbeitenden Kolleginnen einer PIA kooperiert, erfordert dies eine **häufige Abstimmung,** z. B. in wöchentlichen oder monatlichen gemeinsamen Besprechungen der Angebote und der in die eine oder andere Richtung verlegten Patienten.

Patienten können aus der Tagesklinik früher entlassen werden, wenn ambulant mit den **gleichen Medien** weitergearbeitet werden kann, die sich tagesklinisch schon als erfolgreich erwiesen haben. Dazu gehören neben dem fachärztlichen und psychotherapeutischen Einzelgespräch auch Ergotherapie, Gruppenpsychotherapie, Musik-, Gestaltungs-, Entspannungstherapie, Sport, Theater, Arbeitsberatung, Suchtgruppe, Frauengruppe, Koch- und Ernährungsgruppe, soziales Kompetenztraining, Freizeitgruppe oder Familientherapie. Größere PIAs erleichtern Patienten den Überblick über ihre Therapien durch ein eigenes, etwa vierteljährlich erscheinendes **Programmheft** mit Anmeldedaten, Zeit und Ort der Veranstaltung und kurzer Beschreibung des Inhalts und Ablaufs.

Die Zusammenarbeit mit den **niedergelassenen Kolleginnen** wird allerdings dann erschwert, wenn der in Großstädten nicht immer unberechtigte Eindruck entsteht, Patientinnen würden nach Tagesklinikbehandlung durch die PIAs „weggefischt“, also trotz möglicher Zusammenarbeit einfach im eigenen System behalten, um sie dann zwischen Tagesklinik und PIA hin- und herschieben zu können. Die mit der Tagesklinik kooperierende PIA sollte daher darauf achten, dass ihre Patienten auch wieder in die kassenärztliche Regelversorgung entlassen werden.

15.2 Niedergelassene Praxen

Für den niedergelassenen Arzt und Psychotherapeuten muss verlässlich klar sein, dass er die eingewiesene Patientin auch wieder zur Weiterbehandlung **zurücküberwiesen** bekommen kann, außer die freie Arztwahl lässt Patienten anders entscheiden. Umgekehrt spricht auch nichts dagegen, wenn eine Psychiaterin an einem Nachmittag statt in der Praxis als **Honorarkraft** in der Tagesklinik mitarbeitet und so deren Arbeitsweise kennenlernt und mitprägt.

Das **Kennenlernen** zwischen Tagesklinik und Praxen erfolgt meist unweigerlich über schriftliche Berichte und Telefonate. Persönliche Kontakte können aber vereinbart werden. Häufig zuweisende Ärzte sind oft daran interessiert, die Einrichtung und die Kollegen kennenzulernen oder von der Tagesklinikärztin aufgesucht zu werden. Die Tagesklinik erreicht Niedergelassene auch durch **Veranstaltungen** wie gemeinsame Fort- und Weiterbildung, Teilnahme an örtlichen Qualitätszirkeln oder Bündnisaktionen (z. B. Bündnis gegen Depression e. V.) und gemeinsame gesundheitspolitische Aktivitäten. Sonst bleibt nur eine **Weihnachtskarte,** die signalisiert: Wir vergessen uns gegenseitig nicht.

Psychologische bzw. ärztliche **Psychotherapeuten** müssen der Tagesklinik als Weiterbehandler in ihrer Kompetenz, ihrer Schwerpunktbildung und im Zugangsweg bekannt sein. Nur so können auch ältere, suchtkranke oder traumatisierte Patienten einen adäquaten Behandlungsplatz finden. Statt erfolglos zu suchen, erspart die Tagesklinik ihren Patienten durch Auswahlhinweise unnötige Enttäuschungen. Die weiterhin sehr langen **Wartezeiten** auf Weiterbehandlung beim psychiatrischen Facharzt und bei Psychologischen Psychotherapeuten (➤ Abb. 15.1) lassen sich

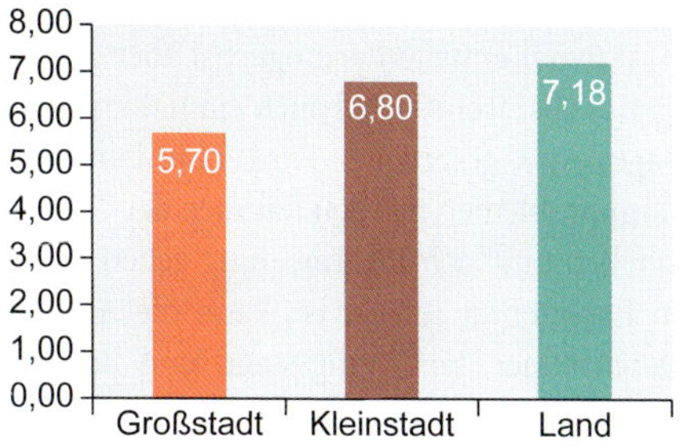

Abb. 15.1 Wartezeit in Wochen zur Psychotherapieaufnahme nach Tagesklinikentlassung in Stadt und Land

bislang weder durch spezielle Beziehungen der Tagesklinik zu einzelnen Praxen noch durch die neu eingeführten Akutsprechstunden verringern.

In zunehmendem Ausmaß finden sich niedergelassene **Ergotherapeuten,** die eine psychiatrische Ausrichtung mitbringen. Bei guter Zusammenarbeit zwischen tagesklinischen und ambulanten Ergotherapeutinnen kann mit ihnen eine nahtlose Weiterbehandlung entlassener Patienten gelingen.

Schon während der Behandlung bedeutsam ist auch die Kooperation mit **Physiotherapeuten,** die über Massage mit Fango oder Heißluft muskuläre und seelische Verspannungen lösen können. Vereinbarungen über Anmeldung, Behandlungszeiten (möglichst außerhalb der Tagesklinik-Therapien), Therapieziele und Abrechnung können vorab geklärt werden.

Logopäden helfen nicht nur bei neurologischen, sondern auch bei angstbedingten oder histrionisch überlagerten Sprechstörungen, wieder in Sprachfluss zu gelangen. Sie werden noch selten eingesetzt. Hier kann sich Potenzial für Patienten der Tageskliniken entfalten.

15.3 Gemeindepsychiatrie: Wohnen, Freizeit, Sport, Kirche u. v. m.

Die Tagesklinik ist als Teil der Gemeindepsychiatrie oft in einem „normalen" eigenen Gebäude untergebracht und im kommunalen Geschehen verwurzelt. Aktiv ins **Stadt- oder Gemeindeleben** zu kommen gelingt der Tagesklinik aber oft erst durch Teilnahme von Mitarbeitern oder Patienten am örtlichen Kulturabend, beim Firmenlauf mit einheitlichen Trikots, über Ausstellungen oder Konzerte im eigenen Haus, durch Vermietung der Räume an Selbsthilfe- oder Therapiegruppen, durch Nutzung der Räume als Wahllokal oder durch regelmäßige (mindestens halbjährliche) Berichte über die Tagesklinik in der Presse. **Jubiläen** bieten Potenzial für öffentliche Aufmerksamkeit. Die Tagesklinik wird in den Medien präsent über regelmäßige Veröffentlichungen, z. B. zur Aufhellung in der eher depressiv stimmenden Voradventszeit oder mit fachlichen Stellungnahmen zur öffentlichen Diskussion um Suizid oder lebenswertes Leben. Auch eine neue energieeffiziente Ausstattung oder neue herausragende Therapieangebote können neutral dargestellt werden.

Institutionen, die in den Bereichen Arbeit, Wohnen und Freizeit psychiatrische Hilfe geben, müssen mindestens den Sozialarbeitern **bekannt** sein bzw. sollten umgekehrt die Tagesklinik kennen. **Ambulante Wohnbetreuer** können regelmäßig in der Tagesklinik auftauchen, um sich den Menschen dort, Patienten und Therapeuten, bekannt zu machen und den Übergang zu erleichtern. Gleiches gilt für **arbeitsbezogene Hilfen** (WfbM, Arbeitsprojekte, IFDs, RPKs usw.), Freizeittreffs oder Tagesstätten, die – oft zeitlich begrenzt – einen leichten Einstieg in die Alltagswelt schaffen können.

Mit guter Vernetzung kann die Tagesklinik aber auch **direkt** in die Kommune hinein rehabilitieren: Patientinnen können während ihres Aufenthalts schon stundenweise zum Sportverein oder in den Literaturclub gehen, das Laientheater besuchen, Ehrenämter bei Kirche, Naturschutz oder einer der Essenstafeln aufnehmen und ihre Erfahrungen dort tagesklinisch wieder bearbeiten. Mit Anbietern gemeindepsychiatrischer Leistungen können die sozialintegrativen Ziele und Strategien schon vor Entlassung gemeinsam geplant werden. Neben der zunehmend auf Einzelleistungsvergütung ausgerichteten Finanzierung psychosozialer Rehabilitation existiert vielerorts noch eine pauschalierte Leistung, die **Betreuung am Übergang** zwischen Klinik bzw. Tagesklinik, die Versorgungslücken in der sensiblen Entlassungszeit verhindern kann.

Die **Planungsinstrumente** Gemeindepsychiatrischer Verbund, Arbeitskreis gemeindenahe oder dezentrale Psychiatrie, psychosoziale Arbeitsgemeinschaft und Sozialpsychiatrischer Dienst dienen regionalpolitisch der Steuerung und Koordination von Angeboten, um wohnortnah alle relevanten Gruppen psychisch Erkrankter versorgen zu können. Neue Einrichtungen, auch neue Tageskliniken sollten sich dort vorstellen, aber auch zur weiteren Entwicklung des Netzwerks lokaler Hilfen aktiv in diesen Gremien mitarbeiten. Die Tagesklinikleiterin sollte sich deshalb Zeit für die Teilnahme an einem regionalen Planungsgremium nehmen und die Interessen der Patienten aus teilstationärer Sicht auch aktiv einbringen: Lücken der Weiterversorgung darlegen, Überversorgung benennen und eigene Angebote propagieren.

15.4 Selbsthilfegruppen

Alle Kompetenz für ein gelingendes Leben in die Hand der Erkrankten! Selbstständigkeitsziele haben Priorität vor Versorgungsplanung. Deshalb macht es Sinn, wenn Therapeutinnen der Tagesklinik im Behandlungsverlauf immer weniger Therapien anbieten und diese durch Selbsthilfe ersetzen.

Für die meisten Krankheitsbilder finden sich inzwischen Gruppen von erkrankten Menschen oder deren Angehörigen zusammen, tauschen sich über Behandlungsmöglichkeiten und die Bewältigung bleibender Einschränkungen aus oder unterstützen sich einfach gegenseitig im Alltag. Per Internetsuchmaschine lassen sich die entsprechenden **Dachorganisationen** finden und die lokalen Adressen vermitteln. Wichtige, im Internet leicht zu findende Vermittler sind hierbei u. a.: Deutsche Depressionshilfe, Deutsche Gesellschaft für bipolare Störungen, Deutsche Gesellschaft Zwangserkrankungen, ADHS Deutschland, Bundesverband Autismus Deutschland, Bundesverband Psychiatrieerfahrener, Bundesverband der Angehörigen psychisch Kranker.

Die **Gründung** einer neuen Selbsthilfegruppe wird über verschiedene Töpfe finanziell auch gefördert.

Zu beobachten ist häufig, dass sich **ehemalige Patienten** noch eine Zeitlang oder auch über Jahre hinweg **informell** nach der Tagesklinik weiterhin treffen. Dazu reicht es, wenn Handynummern ausgetauscht werden und der Aktivste der Gruppe Zeit und Ort vorschlägt. Hierfür müssen Therapeutinnen eigentlich keine Aktivität entfalten – möglichst aber auch nicht dagegen, selbst wenn dabei auch einmal kritisch über die Tagesklinik gesprochen wird. Eher lohnt es sich, bei Raumproblemen mit den Räumen der Tagesklinik auszuhelfen und sich Rückmeldung geben zu lassen. Wenn Expertenrat gefragt ist, kann die Ärztin über Krankheitsbilder, Forschungsstand und Behandlung referieren, oder die Sozialpädagogin spricht über das Hilfesystem oder die Bewältigung familiärer Konflikte.

Auch Angehörige selbst können in der Tagesklinik in Selbsthilfegruppen oder als geleitete **Angehörigengruppe** regelmäßig und langfristig Entlastung und Information erhalten. Selbst wenn sich hierfür kaum eine Finanzierung finden lässt, kann die Investition von Arbeitszeit einzelner Mitarbeiter für Angehörige effektiv zur Gesundung der Tagesklinikpatienten beitragen. Wo keine eigene Gruppe besteht, sollten Flyer oder Adressen örtlicher Angehörigengruppen immer griffbereit in der Tagesklinik ausliegen. Zwischen Angehörigen, Krankheitsbetroffenen und Experten kann eine respektvolle und gegenseitig bereichernde Plattform im **Trialog** entwickelt werden. Diese Form des Aufeinander-Hörens hat sich besonders in trialogischen Psychose-Seminaren bewährt.

15.5 Soziotherapie, Psychiatrische Pflege, Integrierte Versorgung, Regionalbudget

Das deutsche Gesundheitssystem zählt zwar zu den weltbesten, hat aber im Bereich Psychiatrie/Psychosomatik so viele Brüche und eine so stark fraktionierte Finanzierungslandschaft mit jeweils eigenen Kulturen und Gesetzmäßigkeiten, dass Betroffene sich oft nur schwer zurechtfinden und resignieren. Es ist daher naheliegend, in diesem Wirrwarr unterstützende Lotsendienste einzurichten.

15.5.1 Soziotherapie

Soziotherapie nach § 37a SGB V steht gesetzlich Versicherten zu, sie wird aber weiter nur sehr gering umgesetzt. Sie soll *„die Inanspruchnahme ärztlicher oder psychotherapeutischer sowie ärztlich oder psychotherapeutisch verordneter Leistungen ermöglichen. Sie soll Patientinnen und Patienten durch Motivierungsarbeit und strukturierte Trainingsmaßnahmen helfen, psychosoziale Defizite abzubauen; Patientinnen und Patienten sollen in die Lage versetzt werden, die erforderlichen Leistungen zu akzeptieren und selbständig in Anspruch zu nehmen"* (G-BA 2015, § 1(2)). Die Idee, dass durch Zurseitestellung einer Soziotherapeutin sogar Krankenhausbehandlung vermieden würde, ist zwar reizvoll, konnte aber in der Praxis den Erwartungen nicht standhalten. Die Versicherer, zusammen mit den Planungsbehörden, haben die Auflagen für die Praxis so hochgeschraubt, dass sich kaum Träger bzw. Leistungserbringer hierfür finden. Tagesklinisch lohnt sich die Zusammenarbeit zur Überleitung im Einzelfall dort, wo hochfrequenten Nutzern psychiatrischer Krankenhäuser statt Hospitalisierung ein Weg in die Wohn-, Arbeits- und Beziehungswelt der Region durch den Aufbau ambulanter Strukturen ermöglicht wird.

15.5.2 Integrierte Versorgung

Integrierte Versorgung (IV) wurde im Jahr 2004 in § 140a SGB V eingeführt. Die Idee vollständig übergreifender integrierter Versorgungsangebote wurde allerdings nirgendwo auch nur annähernd realisiert. Entweder werden für **spezielle Krankheitsbilder** (Schizophrenie, Depression, Essstörungen, Demenz) kombinierte Versorgungsangebote geschaffen, für Versicherte **spezieller Krankenkassen** (TKK, AOK, BEK) zusätzliche Hilfen mit Lotsenfunktion eingerichtet, oder ambulante, pflegerische und stationäre Einrichtungen bieten gemeinsame, etwas umfassendere Behandlungen an (Kunze 2006). Die Option einer IV kann für die Tagesklinik reizvoll sein. Ein Vertragsbeitritt eröffnet die Möglichkeit, auch ambulant übergreifend weiterzubehandeln, oder den vereinfachten Zugang zu einer ambulanten Wohnbetreuung, einer Krisen-WG oder ambulanten Sozialarbeit. So kann z. B. ein Sozialarbeiter oder ein Arzt in einem IV-Vertrag arbeiten und gleichzeitig Mitarbeiter der Tagesklinik sein. Seine Tätigkeit muss zwar klar getrennt abgerechnet werden, kann aber durch personelle Verschränkung grenzüberschreitende und damit bruchlosere Therapie sichern.

15.5.3 Regionalbudget

Eine richtige Behandlungsintegration lässt sich erst bei Aufweichung der Grenzen zwischen den Finanzierungswegen durch die diversen Sozialgesetzbücher erreichen. In Deutschland ist dies bislang nur in Modellvorhaben realisiert. Die Arbeitsgruppe um A. Deister (Roick et al. 2008) hat das wegweisende Modell eines **regionalen Budgets** entwickelt, in dem zumindest die voll- und teilstationäre Klinik zusammen mit der Institutsambulanz als gemeinsame Budgetleistung aus einer Hand erbracht und mit einem Jahresbudget abgegolten wird. Eine **Optimierung des Behandlungsergebnisses** wird bei gleichzeitig eher **verringerten Kosten** erreicht. Jedem Patienten steht das gleiche **Jahresbudget** zu, egal ob er in der Klinik, Tagesklinik oder PIA behandelt wird. Das führt dazu, dass auch schwerer Kranke tagesklinisch behandelt werden. Nach Entlassung können sie dann z. T. in der Tagesklinik flexibel stundenweise mitbehandelt, aber auch zu Hause aufgesucht und dort behandelt werden. Alle Maßnahmen werden nicht mehr durch den MdK überprüft, da den Kassen durch die Art und Länge der Behandlung kein Mehraufwand entsteht. Das Interesse, die Behandlungszeiten mit einem tragfähigen Ergebnis kurz zu halten, liegt bei der Tagesklinik und den anderen beteiligten Institutionen. Dies macht das Arbeiten in der Tagesklinik einfach und flexibel. Es funktioniert aber nur in Kreisen mit nur wenigen Krankenhausbetreibern, die sich ja über die Prozentanteile der Vergütung einigen müssen. Private Anbieter neigen dazu, die Optimierungsreserven abzuschöpfen, statt in den Neuaufbau teilstationärer und ambulanter Kapazitäten zu reinvestieren.

15.5.4 Ambulante psychiatrische Pflege

Auch wenn sie nicht so stark propagiert daherkommt wie die beiden letztgenannten Lösungswege, konnte sich die **ambulante psychiatrische Pflege,** geregelt in

§ 37 SGB V, vielerorts etablieren, durch ihre schwierigen Rahmenbedingungen aber nicht flächendeckend durchsetzen. Die Einschränkungen nach Diagnosen, die Anforderungen an die Qualifikation der Pflegenden und die im Vergleich dazu eher dünne Vergütung sind eigentlich nur im städtischen Umfeld mit geringen Fahrtzeiten sinnvoll. Im Einzelfall kann die Zusammenarbeit mit einem psychiatrischen Pflegedienst für eine Tagesklinik eine große Hilfe sein. Bei guter Absprache gelingen die Sicherung von Medikamenteneinnahme und Arztbesuchen oder die Motivierung und Überleitung in eine sozialpsychiatrische Hilfemaßnahme mit ambulanter Pflege und damit einer guten Rezidivprophylaxe besser.

Zusammenfassend bleibt festzuhalten, dass diverse Versuche existieren, die Brüche nach und vor einer tagesklinischen Behandlung abzumildern. Optimal erscheint bisher keine Lösung. Aus der Vielzahl möglicher Angebote findet sich für die Patienten der Tagesklinik im Einzelfall dann aber doch eine geeignete Option für die **nahtlose Behandlung** und Betreuung Erkrankter.

15.6 Arbeitsförderung und berufliche Rehabilitation

Auch bei gutem tagesklinischem Ergebnis bzgl. der Krankheitssymptomatik ist damit noch keine Verbesserung des Beschäftigungsstatus bewirkt (Assmann 2006). Die Therapieansätze einer Tagesklinik in weiterführende Arbeitstrainings und -vorbereitungen bruchlos zu überführen, erfordert eine enge Kooperation mit den entsprechenden Institutionen.

Trotz vielgestaltiger Förderung vermeiden weiterhin viele Arbeitgeber die prozentual vorgesehene Beschäftigung Schwerbehinderter – auch psychisch behinderter Menschen. Aus der quasi als Strafzahlung entrichteten Schwerbehindertenabgabe finanzieren sich die **Integrationsfachdienste** (IFDs) nach §§ 109 ff. SGB IX, die Menschen mit anerkannter Behinderung über eine lange Wegstrecke mit Rat und Tat zur Seite stehen können. Sie besitzen in der Regel einen sehr guten Einblick in die Anforderungen großer Betriebe in der Region, um über die richtigen Vorgesetzten auch die erfolgversprechenden betrieblichen Anpassungen vorschlagen und im Genehmigungsprozess begleiten zu können. Allerdings sind meist nur wenige Patientinnen der Tagesklinik **anerkannte Schwerbehinderte,** und andere, die es sein könnten, scheuen die mit dem Behindertenstatus verbundene soziale Ächtung. Um die Expertise der Fachdienste nutzen zu können, muss man deshalb manchmal kreativ sein und z. B. eine dortige Mitarbeiterin stundenweise in der Tagesklinik oder in der angeschlossenen Institutsambulanz anstellen, damit sie dort ihre Beratungen durchführen kann.

Eine besonders intensive Form beruflicher Förderung psychisch Kranker stellt die Institution **RPK** (Rehabilitationseinrichtung für psychisch kranke Menschen) dar. Hier finden auch tagesklinisch behandelte Patienten eine ärztliche sowie psycho-, kreativ- und ergotherapeutische Begleitung bei beruflichen Förderangeboten. Das multiprofessionelle Team arbeitet mit Komplexleistungen medizinischer und **beruflicher Rehabilitation.** Nach einer Phase der Testung folgt in der Regel eine mehrmonatige eng begleitete Phase von Praktika im gewünschten Berufsfeld auf dem ersten Arbeitsmarkt. Wer hierbei einen positiven Eindruck am Arbeitsplatz hinterlassen hat, erhält später leichter eine Anstellung. Die Hürden der Aufnahme sind groß: Es existieren nur wenige Rehabilitationseinrichtungen, und die Finanzierung zwischen Krankenkassen, Arbeitsverwaltung und Rentenversicherung muss immer wieder neu zeitaufwendig ermittelt werden. Dennoch ist die RPK als Weg der beruflichen Eingliederung für die beruflich gescheiterte Patientin aus der Tagesklinik ausgesprochen geeignet.

Für Patienten mit aufgrund ihrer Krankheitsfolgen erwartbar geringen Chancen auf einen Arbeitsplatz findet sich ein abgestuftes System von Arbeitsangeboten. Voran steht das in Deutschland gut ausgeprägte Modell der **Werkstatt** für seelisch behinderte Menschen **(WfbM).** Der Gedanke, Behinderte vor frustrierenden Arbeitserfahrungen zu schützen, prägte die Gründung der Werkstätten. In einer Werkstatt kann auf lange Sicht, jahrelang bis lebenslang, einer gering bezahlten, aber weitgehend geschützten Arbeit nachgegangen werden. WfbMs bemühen sich inzwischen aber auch um die Förderung von Arbeit außerhalb ihrer eigentlichen Einrichtungen mit dem Ziel der Ablösung hin in ein geregeltes Arbeitsverhältnis. Kontakt zur WfbM sichert einzelnen Patienten den Weg zur beschützten Beschäftigung oder bietet einen vorübergehenden Schutz mit nachfolgender Wiedereingliederung. Manche WfbMs bieten interessante Tätigkeitsfelder als Goldschmied, Kommunikationsdesigner oder Zweiradmechaniker an. Andere fördern Jugendliche über die Möglichkeit einer kompletten Berufsausbildung. Letzteres findet sich aber häufiger in **Berufsbildungswerken,** die inzwischen bundesweit auch für psychisch Kranke spezialisierte Ausbildungen vorhalten. Diese arbeiten, aufgrund ihrer wenigen Standorte, überwiegend mit Wohneinrichtungen zusammen. Es muss also die Bereitschaft zum Umzug bestehen. Wenn auch dafür die Ausdauer oder Beziehungsfähigkeit nicht ausreicht, kommen mancherorts Integrations- und **Arbeitsprojekte** infrage, wo die Anforderungen noch einmal reduziert werden können. Auch in einer **Tages- und Begegnungsstätte** kann eine minimale Betätigung ausgeübt werden. Diese über Sozialhilfe finanzierte Eingliederungsmaßnahme zur Kontaktpflege und Tagesstrukturierung stellt in der Regel noch geringere Anforderungen an ihre Besucher als die Tagesklinik.

Das **Ehrenamt** bietet für Erkrankte die Möglichkeit, trotz Leistungseinschränkung eine sinnerfüllte Beschäftigung auszuüben. Tageskliniken benötigen deshalb ehrenamtliche Erprobungsfelder oder mindestens die Adresse einer Vermittlungsstelle. Denn oft ist der Wunsch, aufgrund langer psychischer Krankheit berentet zu werden, mit der Hoffnung verbunden, danach ehrenamtlich arbeiten zu können.

Von all diesen Institutionen der eigenen Region sollten Tageskliniken nicht nur theoretisch Kenntnis haben, sondern aktuell über deren Leistungsweise, Möglichkeiten und Finanzierung Bescheid wissen, um den ihnen Anvertrauten den rechten Weg im Hilfesystem zu ebnen.

15.7 Kostenträger und Ämter

In den die Tagesklinik finanzierenden Kassen und Behörden arbeiten überwiegend auch sozial interessierte Menschen, die allerdings einen oft völlig **anderen Blickwinkel** auf Versorgung, Behandlung oder Rehabilitation haben und deshalb schnell in die Rolle des Sparringpartners der Tagesklinik geraten. Dies ist aber wenig hilfreich für die Entwicklung. Deshalb sind gepflegte Kontakte zu Sozialbehörden, Arbeitsverwaltung und Versicherungen eine Investition in die patientengerechte Versorgung. Kennenlernen entsteht durch häufigen Telefonkontakt mit immer wieder gleichen Mitarbeitern, durch **Besuche** der örtlichen oder landesweit zuständigen Dienststelle, gegenseitige **Einladungen** und Informationen über Fort- und Weiterbildungen.

15.8 Netzwerkbau – Public Relations

Ein guter **Flyer** bzw. Prospekt der Tagesklinik muss die Inhalte der Therapie, die Indikationen, die Mitarbeiterstruktur und die Zugangswege beschreiben (➤ Box 15.1) und mit lebendiger Bebilderung einen kleinen Eindruck vom Geschehen vermitteln. Leere Häuserfassaden oder Stühle im Kreis wirken steril. Aber wohl nur wenige Patienten stellen sich für die Werbung in der Öffentlichkeit zur Verfügung, weshalb in der Regel Therapeuten oder Konzernmitarbeiterinnen als Pseudopatienten posieren. Die Beauftragung eines **Fotografen,** einer Designwerkstatt oder Agentur lohnt den Aufwand, findet sich der Flyer doch in den Auslagen von Kliniken und Praxen oft als wichtige Patienteninformation und vielleicht über Jahre hinweg wieder.

BOX 15.1

Aufbau einer Tagesklinik-Homepage

- Home oder Startseite
- Behandelte Diagnosegruppen, Zielgruppe
- Therapieangebote mit herausragenden Methoden
- Behandlerteam
- Modalitäten der Aufnahme, Kostenübernahme
- Tipps für Einweiser
- Veranstaltungshinweise und Archiv
- Stellenangebote
- Kontaktaufnahme und Wegbeschreibung
- Impressum und Datenschutzhinweise

Noch wichtiger ist heutzutage ein guter **Internetauftritt.** Viele Klinikbetreiber wollen das Gesamtangebot ihres Konzerns präsentieren. Darin sind Tageskliniken oftmals nicht ganz einfach zu finden. Im Vergleich zu den oft leuchtend geschilderten Spezialangeboten einer psychiatrischen Klinik oder Abteilung wirkt eine Tagesklinik eher wie ein unscheinbares Anhängsel. Eine eigene Web-Adresse ist selten mit der Corporate Identity des Konzerns vereinbar. Die Homepage verlangt neben der professionellen Erstellung auch die regelmäßige Pflege von Inhalten und technischen Support. Sofern diese Kompetenz nicht im Tagesklinikteam vorhanden ist, muss sie eingekauft werden. Die schnelle Erreichbarkeit unter einschlägigen Stichworten (Ortsnamen und Tagesklinik, Tagesklinik und Psychiatrie, Konzern und Tagesklinik) in einer der großen **Suchmaschinen** (Google, Yahoo, Bing usw.) sollte zu einem Ergebnis unter den ersten 10 Treffern führen. Wo das nicht klappt, muss dringend nachgebessert werden, da sich ein großer Teil der Patienten vor dem Aufsuchen einer unbekannten Tagesklinik erst einmal per Internet informiert. Für den Start einer Tagesklinik oder in einer besonderen Konkurrenzsituation kann Geld in eine Höherstufung bei den Suchmaschinen investiert werden. Umgekehrt sollte sich die Tagesklinik aber auch regelmäßig die Kommentare und Bewertungen ihrer Angebote ansehen und ggf. aktiv dagegen Stellung nehmen. Wie beim Flyer ist auch bei der Homepage eine gute Beschreibung der **Zugangswege** über Post, Telefon, Fax, Mail und öffentliche Verkehrsmittel essenziell. Aussagekräftige Bilder müssen öfter gewechselt werden, um **aktuell** zu bleiben. Spezifische Angebote, eine extrem kurze Darstellung der Therapieangebote oder Angebote für besondere Zielgruppen sollten beschrieben sein. Hinweise auf Veranstaltungen können aufgenommen und Kurzinformationen zu einzelnen Krankheitsbildern ergänzt werden.

Noch weiter gehen einzelne Tageskliniken, die ihre Angebote, Tätigkeiten und Räume filmisch zur Verfügung stellen. **Videodienste** wie YouTube können über Stichworte zu einzelnen Tageskliniken verweisen (Ende 2017 z. B. Klinik Windach München-Westend und Vitosklinik Idstein). Noch kann mit wenig Aufwand eine konkurrenzfähige Eigendarstellung betrieben werden. Die Zunahme technisch und filmisch aufwendigerer Produktionen ist aber bei zunehmender Nutzung des Mediums absehbar.

Präsenz in den **sozialen Netzwerken** (Facebook, Twitter, Instagram u. a.) spricht andere „Kunden"-gruppen an. Nach gründlicher Recherche, welche Zielgruppe überhaupt erreicht werden kann und soll, empfiehlt sich neben der Zusammenarbeit mit fachlich und technisch ausgebildeten Profis die Auswahl eines netzaffinen Mitarbeiters, der Interesse hat, die Medien ständig zu beobachten, nach Vorausplanung alle 1–2 Wochen neue Infos einzustellen und drohende Shitstorms oder Verleumdungskommentare rechtzeitig zu entdecken und zu entkräften. Dieses interessierte Teammitglied muss gut im Informationsfluss mit der Tagesklinikleitung und deren Trägerorganisation vernetzt sein.

Die Arbeit mit den aktuellen Kommunikationsmitteln kann Freude bereiten, ist kreativ und trägt im besten Fall zur anhaltend hohen **Nachfrage und Reputation** einer Tagesklinik bei.

Die Tagesklinik steht ja nachts und am Wochenende leer, sodass es sinnvoll ist, das **synergistische Potenzial** der Gebäude zu heben und weitere Nutzung zuzulassen. Wenn die Tagesklinik lokal bekannt ist, wird sie leichter zum Ort lokalpolitischen oder kulturellen Geschehens. Sie kann sich z. B. als Wahllokal für die Region entwickeln, als Ausrichter einer Kunstausstellung oder eines Poetry-Slam, als Ort der Selbsthilfegruppen oder für Yoga-Angebote am Wochenende. Oder sie steht für kirchliche, politische oder Vereinsaktivitäten zur Verfügung. Damit verringert sich die Hemmschwelle, die Tagesklinik im Fall einer sich später evtl. ergebenden Notwendigkeit in Anspruch zu nehmen, und umgekehrt erleichtert es Patienten, die Aktivitäten ihrer Gemeinde oder ihres Stadtteils zunächst in den für sie gewohnten Räumen und im nächsten Schritt auch andernorts zu nutzen.

Vor der **Vergabe der Räume** an andere Veranstalter lohnt es sich, noch einmal mit offenen Augen durch die Tagesklinik zu gehen und alle Hinweise auf die Identität von Patienten zu beseitigen. Alle Türen der nicht benötigten Räume sollten dann auch wirklich abgeschlossen sein und ausgegebene Schlüssel auch nur dort öffnen, wo es **datenschutzrechtlich** unbedenklich ist. Karitativen Organisationen muss nicht mehr als die laufenden Kosten (Strom, Heizung usw.) aufgebürdet werden. Bei gewinnorientierten Veranstaltern kann ein Überschuss über die Raummiete kalkuliert werden, sofern die **steuerrechtliche** Stellung der Tagesklinik (z. B. als gemeinnützige GmbH) dadurch nicht gefährdet wird.

LITERATUR

Assmann JP. Zusammenhänge zwischen interpersonalen Problemen und dem Ergebnis teilstationärer gruppentherapeutischer Behandlung. Eine Untersuchung zur Frage der Förderung sozialer Fähigkeiten während teilstationärer Behandlung. Krankenhauspsychiatrie 2006; 17: 160–164.

G-BA. Richtlinie des Gemeinsamen Bundesausschusses über die Durchführung von Soziotherapie in der vertragsärztlichen Versorgung, Neufassung vom 22. Januar 2015, veröffentlicht im Bundesanzeiger, BAnz AT 14.4.2015 B5.

Hopf H. Psychiatrische Institutsambulanz und Tagesklinik. Schleswig-Holsteinisches Ärzteblatt 2006; 59(7): 23–25.

Kunze H, Priebe S. Integrierte Versorgung – Perspektiven für die Psychiatrie und Psychotherapie. Psychiat Prax 2006; 33(2): 53–55.

Roick C, Heinrich S, Deister A et al. Das regionale Psychiatriebudget: Kosten und Effekte eines neuen sektorübergreifenden Finanzierungsmodells für die psychiatrische Versorgung. Psychiat Prax 2008; 35(6): 279–285.

Zeeck A, Hartmann A, Küchenhoff J et al. Differenzielle Indikationsstellung stationärer und tagesklinischer Psychotherapie: Die DINSTAP-Studie. Psychother Psychosom Med Psychol 2009; 59: 354–363.

15

KAPITEL

16 Das Ende – die Entlassung

Spätestens bei der Vorbereitung der Entlassung von Patienten wird die Vernetzung einer Tagesklinik mit ihrer Umgebung lebendig. Die Erkrankte geht selten nach einigen Wochen einfach vollständig geheilt nach Hause. Nachdem eine erste, als ausreichend tragfähig vermutete Änderung in der Krankheitssymptomatik und im Gesundheitsverhalten in der Tagesklinik eingetreten ist, kann die Entlassung gewagt werden. Bekanntermaßen ist die Zeit der Umstellung und des Alleingelassen-Seins nach Krankenhausaufenthalt mit dem Risiko der Symptomverschlechterung und einem Anstieg der Suizidrate verknüpft. Ein möglichst **reibungsloser Übergang** in die nächste Phase ist deshalb erforderlich. Ambulante Maßnahmen müssen rechtzeitig geplant und veranlasst werden. Bei Krankheitszuspitzung sollten die Therapeutinnen wissen, wie eine vollstationäre Verlegung zu organisieren ist. Auch wenn ein Patient die Behandlung abbricht oder gegen seinen Willen entlassen werden muss, kann eine Empfehlung für die weitere Behandlung und für die Wiederaufnahmebedingungen mitgegeben werden.

16.1 Entlassungsmanagement

2017 wurden die Vorgaben des § 39 SGB V für ein geordnetes **Entlassungsmanagement** definiert. Die Ausführungsbestimmungen (z. B. unter www.dkgev.de einsehbar) sollen eine nahtlose Behandlung ohne Brüche am Übergang stationär zu ambulant gewährleisten. Der Rahmenvertrag zur Ausgestaltung gilt explizit auch für teilstationäre Krankenhausbehandlung. Standards des Entlassmanagements (➤ Tab. 16.1) müssen demnach definiert, beschrieben und im Qualitätsbericht jährlich aufgefrischt eingepflegt werden.

Bei Verordnungen ist auf Wirtschaftlichkeit zu achten. Es dürfen auch weiterhin einzelne Medikamente für einige Tage mitgegeben werden, z. B. um eine angefangene Antibiose in nur noch wenigen Tagen zu Ende zu führen, ohne gleich eine neue Medikamentenpackung wegen einer oder zwei Tabletten anbrechen und dann den Rest fortwerfen zu müssen. Sinnvoll ist es, Patienten mit Rezept zu versorgen, wenn das Wochenende naht und kein Hausarzt mehr für Verschreibungen erreichbar ist. Ein Facharzt muss dazu in der Tagesklinik unterschreiben. Tageskliniken sollen für Patienten den Kontakt zu Hausärzten und Pflegediensten herstellen und alle

Tab. 16.1 Bestandteile des Entlassmanagement

Entlassungsplanung mit Zustimmung des Patienten	Zum frühestmöglichen Zeitpunkt (vielleicht schon bei Aufnahme?)
Behandlungsbericht inkl. Medikamentenplan an den Patienten	Am Entlassungstag
Ersatzweise ein vorläufiger Behandlungsbericht	Am Entlassungstag
Eine während der Dienstzeiten erreichbare Telefonnummer mitgeben	Am Entlassungstag
Verordnungen: Medikamente (aber nur jeweils eine N1-Packung), Arbeitsunfähigkeitsbescheinigung, Heil- und Hilfsmittel, häusliche Krankenpflege sowie Soziotherapie	Für die ersten 7 Tage poststationär

notwendigen Antragsunterlagen besorgen. Das tagesklinische Ziel, Patienten zur eigenverantwortlichen Selbstversorgung zu führen, muss dadurch aber nicht zurückgestellt werden.

16.2 Behandlungsberichte

Der **Arztbrief** ist ein wichtiges Kommunikationsmittel für die Zeit nach der Entlassung, der umfassende und relevante Informationen zur Weiterbehandlung liefert. Da der Brief nicht durch langes Abwarten besser wird und Aufhäufen von noch zu diktierenden Krankenakten die Stimmung der verantwortlichen Ärzte und Therapeuten drückt, kann der Behandlungsbericht auch schon in den Tagen vor der Entlassung vorbereitet und **am Entlassungstag** abgeschlossen werden. Gegebenenfalls wird ein noch ausstehender technischer Befund nachgereicht. Das hat den Vorteil, dass der Patient selbst Einblick in sein Behandlungsgeschehen nimmt, was ihn stärker „empowert", mit seiner Störung konstruktiv umzugehen. Und der Patient selbst entscheidet, welchem Weiterbehandler er den Brief mitbringt, und es müssen keine zwei Briefe (ein vorläufiger und ein endgültiger) geschrieben werden. Falschdarstellungen, die jedem Behandler unterlaufen können, werden bei Durchsicht mit Patienten vermindert. Die Schwierigkeit dabei ist, dass Disziplin beim schreibenden Therapeuten gefordert ist, dass manchmal Befunde erst nach Entlassung kommen und dass der Brief so formuliert werden muss, dass der Patient ihn auch lesen kann. Es kann auch leichter passieren, dass er in falsche Hände gerät, wofür bei dem vorgeschlagenen Vorgehen aber der Patient allein verantwortlich bleibt – wie immer mit Ausnahmen: wo eine Patientin sich offensichtlich mit ihrem Bericht aus krankheitsbedingten Gründen selbst schadet oder absehbar den Therapeuten schaden will. Diese ausgesprochen seltenen Fälle müssen von den Therapeuten vorbedacht sein. So können z. B. neben einem unschädlich formulierten Kurzbrief für die Patientin weitere Informationen direkt an den Nachbehandler gesandt werden. Oder der Brief geht nach klassischem Vorgehen nur an den weiterbehandelnden Arzt oder Therapeuten. Ein ausgehändigter vorläufiger oder endgültiger Arztbrief kann ermutigen, wenn er respektvoll über die differenziert beschriebenen **Verbesserungen** berichtet oder **Lob** über den Einsatz des Patienten ausdrückt.

Moderne **Dokumentationssysteme** helfen bei der Arztbriefvorbereitung. Es wäre unter heutigen Bedingungen Ressourcenverschwendung, die Therapeutinnen die komplette Form und den Inhalt der Berichte allein bearbeiten zu lassen. Psychiatrisch-psychosomatische Berichte zeichnen sich dadurch aus, dass der Individualität ein höherer Stellenwert zukommt und Standardtexte oder Textbausteine kaum Anwendung finden. Aus einer von allen Therapeuten gut geführten Dokumentation können chronologische Therapieeintragungen als Elemente zu einem Bericht zusammengesetzt werden. Oder jede Therapeutengruppe erstellt einen eigenen kleinen Bericht, der dann zusammengefügt wird. Der Berichtverfasser schließt seine redaktionelle Arbeit mit einer **Gesamtbewertung** am Ende, verbunden mit den daraus abgeleiteten **Empfehlungen.** Lediglich die verschiedenen Befunde – Aufnahme, Anamnese, Untersuchung, Technik, Labor, Ergotherapiebericht usw. – zu kompilieren ist noch kein Behandlungsbericht. Eine **Gesamtschau** im Überblick, meist nur in wenigen Sätzen, die Beschreibung des Entlassungszustands und die **Empfehlungen** zur Weiterbehandlung machen den Wert des Textes für die Nachbehandler aus (➤ Box 16.1).

BOX 16.1

Inhalte des Behandlungsberichts

Die Abfolge der Elemente kann frei gewählt werden:
- Anschrift aller Weiterbehandler und Adressaten
- Eigene Anschrift und für Rückfragen eine erreichbare Telefonnummer und Mailadresse
- Datum der Abfassung
- Name, Geburtsdatum, evtl. Wohnort des Patienten
- Aufnahme- und Entlassungstag
- Diagnose(n) in Freitext und ICD-10-Codierung
- Einweisungsgrund, Aufnahmesituation und Beschwerdeschilderung
- Aufnahmebefund: psychisch, somatisch, sozial, anamnestisch, evtl. psychologische Testergebnisse
- Technische Diagnostik wie Labor, EKG, EEG, CT, MRT, Konsilberichte, ggf. als Anhang
- Verlaufsbericht mit zusammenfassender Bewertung von Diagnostik und Beschreibung der eingesetzten Behandlung und deren Ergebnis
- Befund bei Entlassung mit Stellungnahme zur Arbeitsfähigkeit und anderen Fähigkeiten und Einschränkungen mit geplanter weitergehender Versorgung, Rehabilitation
- Therapieempfehlungen mit obligater Liste aller Medikamente bei Entlassung (Wirkstoffbezeichnung, Dosierung, Einnahmezeitpunkt, erfolgte und geplante Veränderungen, Unverträglichkeiten)
- Unterschrift von Verfasser(n) und verantwortlichem Tagesklinikleiter
- Hinweis auf noch ausstehende oder nachfolgende Befunde

Wenn der komplette Bericht nicht schon zum Entlassungszeitpunkt fertiggestellt ist, greift das Instrument des **vorläufigen Arztberichts.** Hierin sind nur die wichtigsten Eckpunkte enthalten, die für die Weiterbehandlung in den ersten Tagen erforderlich sind (➤ Box 16.2).

BOX 16.2

Inhalte des vorläufigen Entlassungsberichts

- Anschrift aller Weiterbehandler und Adressaten
- Eigene erreichbare Anschrift
- Datum der Abfassung
- Name, Geburtsdatum, evtl. Wohnort des Patienten
- Aufnahme- und Entlassungstag
- Diagnose(n) in Freitext und ICD-10-Codierung
- Therapieempfehlungen mit obligater Liste aller Medikamente bei Entlassung
- Unterschrift von Verfasser(n) und verantwortlichem Tagesklinikleiter
- Hinweis auf noch ausstehende oder nachfolgende Berichte und Befunde

Um den Bericht nicht nur dem Patienten auszuhändigen, muss sein **Einverständnis** zur **Weitergabe** an die Weiterbehandler, die Hausärztin oder eine Versicherung, Behörde oder Therapieeinrichtung möglichst in schriftlicher Form eingeholt werden. Es handelt sich hierbei ja um eine umfassende Krankheitsdarstellung mit Beschreibung persönlicher Gedanken, Gefühle oder intimer Verhaltensweisen. Der Behandlungsbericht sollte auch später prinzipiell nur nach eingehender Prüfung der Notwendigkeit und Berechtigung herausgegeben werden. Ein Stempel oder Aufkleber sollte darauf hinweisen, dass der Behandlungsbericht nicht ohne Einverständnis von Autor und Patient an Dritte weitergegeben werden darf.

Im Falle einer **Verlegung** erfordern die akuten Zustände ein rasches Handeln. Hier dient dem Informationsaustausch neben einem Kurzbrief besser die telefonische Beratung mit den nächsten Behandlern. Bei einem **Therapeutenwechsel** wünschen Patientinnen oft keinen Kontakt mehr zum vorhergehenden. Ein guter Abschied lässt aber allen Beteiligten die Option, sich auch künftig offen zu begegnen, weshalb Patienten irgendeine Form der **Verabschiedung** suchen sollten. Und im Fall, dass kein Brief irgendwohin gehen kann, z. B. nach Behandlungsabbruch oder untersagter Datenweitergabe, müssen die Behandler dennoch einen kompletten Bericht ohne Adressat als **Epikrise** erstellen. Der Bericht dient ja auch als offizielles Dokument, das in Streitfragen noch Jahre später herangezogen werden kann.

Außer dem Behandlungsbericht können weitere Papiere mitgegeben werden: neben einem **Rezept** für Medikamente für die ersten Tage auch ein **Verhaltensrezept** zur Gesunderhaltung, das durch individuelle **Therapieempfehlungen** ergänzt werden kann, und eine **Aufenthaltsbescheinigung,** z. B. zur Erstattung von Fahrtkosten bei der Krankenversicherung. Anträge zu ambulanter Pflege, zur Rehabilitation oder beruflichen Wiedereingliederung müssen besser schon vor der Entlassung auf den Weg gebracht worden sein.

16.3 Verabschiedungsrituale

Verabschiedung ist nicht nur ein formaler Akt, sondern auch eine persönliche und **emotional** besonders aufgeladene Situation. Nicht wenige Patienten haben Angst davor. Es kommt gehäuft kurz vor Entlassung zur Verschlechterung der Gesundheit mit Rezidiv oder zum vorzeitigen Behandlungsabbruch Tage oder Stunden vorher. Entlassung beinhaltet auch eine Prüfung der Beziehungsqualität: Hält die emotionale Verbindung auch über die Behandlungszeit hinaus? Kann der Entlassene mit den erlernten Fortschritten nun auf eigenen Beinen stehen, und können alle Beteiligten den Abschiedsschmerz aushalten? Hilfreich hierfür sind klare und positiv besetzte Rituale ohne zu hohe Anforderungen.

Zum Abschied sollte der gehenden Person etwas **mitgegeben** werden. Aus der Ergo- oder Kunsttherapie werden dann oftmals die gesammelten kreativen Werke eingepackt. In der gesprächsorientierten Gruppe (oder in der Morgenrunde, der Abschlussrunde, beim Nachmittagskaffee usw.) kann der Abschied durch gute Wünsche und Dank an die nun gehende Patientin von allen Mitpatienten und allen Therapeutinnen versüßt werden. Die Mitpatienten könnten eine Abschiedskarte basteln, eine dafür reservierte Kerze kann entzündet oder eine Blume gepflanzt werden. Umgekehrt ist Raum für die **Dankbarkeit** der Gehenden zu schaffen. Im Krankenhaus werden als Tradition am ehesten Dankeskarten, Pralinen, Blumen oder Geld für die Kaffeekasse dagelassen. Tagesklinisch kann die Dankbarkeit vom Fokus auf die Therapeutinnen hin zur gesamten Patientengruppe gelenkt werden, sodass die Entlassene z. B. allen Anwesenden einen Kuchen backt oder öffentlich eine kurze Dankesrede hält. Emotionen haben hier ihren Platz.

16.4 Steuerungsprinzipien der Belegung

Bei hohem Nachfragedruck, der sich in einer langen Warteliste zeigt, ist die rechtzeitige Entlassung notwendig, um die nächsten akut Erkrankten zeitnah aufnehmen zu können. Eine zu lange Behandlung fördert die Gewöhnung an das teilstationäre Umfeld mit **Hospitalisierung,** eine zu kurze führt dagegen entweder zu nur minimalen Verbesserungen oder zum Rezidiv, weil die ersten Symptomrückbildungen nicht alltagsbelastbar sind. Nur bei guter Vorbereitung, bei eng begrenztem Behandlungsfokus und gut sozial integrierten Menschen ist eine Behandlungszeit auch unter 4 Wochen verantwortbar. Behandlungen über mehr als 10 oder 12 Wochen sollten nur in Einzelfällen mit besonders schwerem Verlauf oder fehlender Weiterbehandlungsmöglichkeit angeboten werden. Um auf ein mittleres Maß von 5–8 Wochen zu kommen, sollten lieber nur wenige Verbesserungen, diese jedoch **alltagsstabil** angepeilt werden. Eine von Anfang an gut geplante ambulante Weiterbehandlung, insbesondere in eigener Ambulanz, hilft die Verweildauer nachweislich zu verringern. Aber letztlich ist jeder Behandlungsfall individuell und deshalb auch die Behandlungsdauer nicht vorab exakt planbar (➤ Kap. 6.11).

Zur Tagesklinikleitung gehört auch die **Belegungssteuerung.** Kontinuierliche Entlassung von Patienten zieht kontinuierliche Aufnahmen nach Aufnahmekalender nach sich. Wenn dies nicht gut geplant wird, kommt es zu schubweisen Entlassungen und Aufnahmen ganzer Patientengruppen innerhalb von einer Woche, was das Klima der Gruppentherapie beeinträchtigen und die Weitergabe von Traditionen behindern kann. Belegungslücken mindern den Ertrag der Tagesklinik. Die nach Warteliste zu erwartenden neuen Patientinnen können deshalb auch schon in der Woche vor Aufnahme angerufen werden, damit bei deren Ausfall Nachrücker zum Zuge kommen können. Eine geringe mittlere Verweildauer nützt als gute Verhandlungsbasis mit Kostenträgern für das Jahresbudget. All diese Gesichtspunkte sollten aber für den Einzelfall nicht dominierend sein. Die fachlichen Kriterien sind in jedem Fall höher zu bewerten; zudem sollte der Entlassungszeitpunkt zwischen Therapeut und Patientin im Dialog geklärt werden.

16.5 Seltene Entlassungsformen

Nicht jede Aufnahme in die Tagesklinik stellt sich im Nachhinein als geeignet heraus. Alternativ zur geplanten, gut vorbereiteten und mit Abschiedsritualen erleichterten Entlassung ist die häufigste Variante der **Behandlungsabbruch.** Der **späte,** den Abschied vermeidende Abbruch wurde bereits erwähnt und entspricht oft einer besonderen Form der sozialen Phobie. Der **frühe** Abbruch in den ersten Tagen hat den Nachteil, dass zu wenige Befunde vorliegen, um eine gute diagnostische Einordnung vornehmen zu können (Garlipp 2001, 2008). Der einzige Vorteil ist die Senkung der durchschnittlichen Verweildauer. Das Behandlungsteam ist bei Abbrüchen immer vor die Frage gestellt, den Patientinnen nachzugehen: anzurufen, Hausbesuche zu machen, Krisendienste oder das Gesundheitsamt zu informieren oder den Patienten sich selbst zu überlassen. Im Zweifelsfall ist lieber ein Kontakt zu viel angezeigt, als eine potenziell sich gefährlich zuspitzende Notlage zu ignorieren.

Die **Entlassung gegen ärztlichen Rat** ist eine Sonderform des Abbruchs, da hierbei der Dialog in der Regel bis zuletzt erhalten bleibt, aber gewichtige Gründe **für** eine Weiterbehandlung sprechen und sich der Patient trotz der ihm aufgezeigten Gesundheitsgefahren **gegen** die Behandlung entscheidet.

Die **Verlegung** in eine andere Klinik bei Symptomverschlechterung oder interkurrenten Krankheiten erfordert aktive Begleitung. Häufig besteht Zeitdruck, und die Notlagen ergeben sich nicht selten erst am Tagesende oder am Freitagnachmittag. Die eine oder andere Überstunde ist dann nicht zu umgehen. Verlegungen z. B. in eine Rehabilitationseinrichtung oder auf eine Spezialstation können dagegen langfristig mit komplettem Befundbericht vorbereitet werden.

Die **disziplinarische Entlassung** zeigt die Grenzen der Belastbarkeit der Tagesklinik an. Insbesondere bei fremdgefährdendem Verhalten muss, möglichst selten, diese Notbremse gezogen werden. Drogenabhängige, die trotz Ermahnung Mitpatienten „Stoff" anbieten, konstant beleidigende (z. B. rassistische) Abwertung von Menschen (soweit dies nicht nur vorübergehend krankheitsbedingt ist) oder kriminelle Handlungen, welche die Sicherheit in der Tagesklinik gefährden, können gelegentlich Anlass zum „Platzverweis" sein. Ob eine Bedingung für die Wiederaufnahme, die Vermittlung einer passenderen Einrichtung, die Meldung bei der Polizei oder Staatsanwaltschaft oder ein Hausverbot nachfolgt, muss im Einzelfall entschieden werden.

Besonders tragisch ist der **Tod** einer Patientin. Aber im medizinischen Kontext gehört er nun einmal dazu. Neben Unfall oder Tod aus somatischen Krankheitsgründen ist spezifisch mit dem **Suizid** zu rechnen. Die Umgangsweisen mit den Hinterbliebenen, der Patientengruppe und den Mitarbeitern sind in ➤ Kap. 13.1 beschrieben. Ein Formular zur Todesfeststellung sollte vorrätig sein. Bei Tod in der Tagesklinik muss nach Angehörigeneinbezug ein Bestattungsunternehmen mit dem weiteren Prozedere beauftragt werden. Beim Suizid ist dagegen umgehend die **Polizei** zu benachrichtigen, die dann entscheidet, ob sie eine polizeieigene medizinische Untersuchung veranlasst oder darauf verzichtet. Sämtliche Leistungen nach dem Tod des Patienten dürfen übrigens nicht der Krankenkasse in Rechnung gestellt werden, sondern müssen an die Angehörigen oder den Bestatter adressiert werden.

Bei **Unterbrechungen** der Behandlung ist eine Meldung mit Begründung der Beurlaubung an die Kostenträger abzugeben. Im Fall einer **interkurrenten Erkrankung,** eines Kurzurlaubs oder des Wunsches nach Teilnahme an einer Familienfeier kann die Unterbrechungsmeldung die bürokratische Arbeit einer anschließenden Wiederaufnahme vermeiden helfen.

16.6 Tagesklinikangebote nach der Entlassung

Die Tagesklinik kann auch zum Ort nachstationärer Therapie werden, indem Raum und Kompetenz für eine **Nachsorgegruppe** zur Verfügung gestellt werden. Selten einmal haben Patienten Therapiebedarf, den sie nicht in anderem Kontext stillen können. Andere Ehemalige wollen nur den sozialen Zusammenhalt genießen. Beides hat seine Berechtigung. Kontaktpflege kann durch das Angebot zum Austausch von Telefonnummern, Mailkontakten oder

Adressen gefördert werden, was bei fehlender Abgrenzungsmöglichkeit bei einigen Patienten durchaus kritisch zu begleiten ist. Ein Patientenstammtisch in einer Gaststätte oder ein abends geöffneter Raum der Tagesklinik sind Möglichkeiten, den Zusammenhalt zu fördern. In der Regel entstehen hieraus einzelne Freundschaften, die dann autonom weiterlaufen, oder die Motivation hierfür schwindet wieder. Am Ende ist eben Schluss.

LITERATUR

Garlipp P. Evaluation allgemeinpsychiatrisch-tagesklinischer Behandlung unter besonderer Berücksichtigung des Behandlungsendes. Heidelberg: Springer 2008

Garlipp P, Seidler KP, Amini K et al. Behandlungsabbruch in der psychiatrischen Tagesklinik – Plädoyer für eine differenzierte Betrachtungsweise. Psychiat Prax 2001; 28(6): 262–266.

KAPITEL

17 Eine Tagesklinik wirtschaftlich gründen und leiten

Für die wirtschaftlichen und organisatorischen Pläne und Abläufe einer Tagesklinik trägt die **Geschäftsführung** die Verantwortung. Dazu benötigt sie in der Regel einen Mitarbeiterstab für Verwaltung, Personal- und Finanzbuchhaltung sowie eine technische Abteilung. Wer als Tageskliniker die betriebswirtschaftliche und verwalterische Seite seiner Tagesklinik nicht kennt oder außer Acht lässt, lebt damit nicht lange gut.

17.1 Eine Tagesklinik neu aufbauen

Auch wenn die **Gründung** einer Tagesklinik primär medizinischen Interessen dient, handelt es sich dabei doch um einen mit betriebswirtschaftlichen Kennzahlen beschreibbaren Ablauf.

Als **Betreiber** hat es eine psychiatrische Klinik leicht, egal ob privat, kirchlich, kommunal oder gemeinnützig, wenn sie einen Teil ihrer vollstationären Betten in teilstationäre umwandeln lässt. Mit der zuständigen Behörde kann zuvor über den Umwandlungsschlüssel diskutiert werden. Investitionen in und Betrieb von teilstationären Plätzen sind immer günstiger als der vollstationäre Bereich. Also kann versucht werden, grob geschätzt ca. 1,2- bis 1,5-mal mehr Tagesklinikplätze als vollstationäre Kapazitäten genehmigen zu lassen. Anderen Interessenten am Betrieb einer Tagesklinik wie Privatpersonen, Ausbildungsinstituten oder sozialpsychiatrischen Vereinen steht dieser Weg nicht offen. Es wird wohl keine Klinik hinnehmen, wenn ihr von einem neuen Anbieter einfach die Plätze weggenommen werden, die ja ihre wirtschaftliche Grundlage sind. Also bleibt dem interessierten Betreiber nur die Option, neue Tagesklinikbetten genehmigen zu lassen. Zuständig dafür sind die Planungsbehörden der Bundesländer, also die Gesundheits- oder Sozialministerien bzw. die entsprechenden Senate der Stadtstaaten.

Wenn gesetzlich versicherte Patienten behandelt werden sollen, ist die Aufnahme im Landeskrankenhausplan bzw. **Krankenhausbedarfsplan** des jeweiligen Bundeslandes erforderlich. Dieser wird je nach Bundesland nach einem festgelegten **Genehmigungsverfahren** in unterschiedlichen, meist mehrjährigen Intervallen erstellt. Bei einer sehr deutlichen Versorgungslücke kann auch innerhalb der Laufzeit einmal ein Plan geändert werden. Daran beteiligt werden regelhaft Vertreter der Krankenkassen, die ja für die Finanzierung des laufenden Betriebs verantwortlich sind, die Krankenhausgesellschaft, um die Interessen und die Qualität der Tagesklinik, aber auch die Kliniken zu vertreten, und das Land, das den überwiegenden Teil der Investitionskosten und die politische Verantwortung trägt. Trotz einer so großen Hürde und der politisch erklärten Absicht, Krankenhausbetten zu reduzieren, wurden in den letzten Jahren immer wieder Tagesklinikplätze zusätzlich zum bestehenden Angebot genehmigt, aber meist nur in geringer Zahl. Dafür existieren auch gute Begründungen: Die Nachfrage nach psychiatrischer Behandlung steigt und lässt sich besonders für die affektiven und die Angststörungen nachweisen. In einigen Regionen steigt die Bevölkerungszahl, z. B. in den Großstädten. Nachweisbar ist auch, dass bei vergleichbaren Ergebnissen vollstationäre Behandlung 2,5-mal teurer ist als tagesklinische (Pausch et al. 2017).

Für eine neue weitere Tagesklinik muss ein sehr stichhaltiger und plausibler **Antrag** auf Aufnahme in den Krankenhausplan beim Land gestellt werden. Die dringende Notwendigkeit kann begründet werden mit in der Region nachweisbar anwachsender Gesamtbevölkerung oder mit einer Zunahme bestimmter psychiatrisch noch unzureichend versorgter Gruppen wie Migranten, Betagte oder Süchtige. Oder die Tagesklinik kann sich Jugendlichen, psychisch kranken Müttern, doppelt Berufstätigen, Menschen mit Doppeldiagnosen, forensisch Auffälligen oder Obdachlosen zuwenden. Eine klinisch noch unterversorgte Region innerhalb eines Kreises mag ebenfalls als Argument taugen. Mit einem klaren **Konzept,** warum und wie die Zielgruppe behandelt wird, beschreibt der Antrag neben der Anzahl der Plätze auch das Behandlungsinstrumentarium und den Ort mitsamt den vorgesehenen Räumlichkeiten. Schwierig bleibt, dass damit evtl. Jahre im Voraus begonnen werden muss, bevor der Antrag genehmigt wird (➤ Abb. 17.1). Sehr zu empfehlen ist eine positive Stellungnahme des Gesundheitsamtes und psychiatrischer Fachgremien, z. B. einer psychosozialen Arbeitsgemeinschaft oder eines Arbeitskreises Gemeindenahe Psychiatrie. Die Position der niedergelassenen Ärzte, besonders der Fachärzte, oder eine Stellungnahme der die Region versorgenden Klinik hat großes Gewicht im Genehmigungsverfahren. Da es sich um eine politische Entscheidung handelt, sollten auch Politiker in die Bewerbung um Tagesklinikplätze eingebunden werden. Die Verbesserung der Versorgung der Bevölkerung ist immer ein gewichtiges regionalpolitisches Argument.

Der **Bedarf** an allgemeinpsychiatrischen Tagesklinikplätzen beträgt sicher etwa 40–60 pro 100.000 Einwohner. Es können noch 20 psychosomatische und 20 weitere auf Gerontopsychiatrie und/oder Suchtkrankheiten spezialisierte Plätze hinzukommen. In dieser Größenordnung wird die tagesklinische Belegung nach Aufnahme im Landeskrankenhausplan leicht zu sichern sein.

Ob als **Rechtsform** der Tagesklinik eine gemeinnützige gGmbH, ein gemeinnütziger eingetragener Verein (e. V.) oder eine voll steuerpflichtige GBR, GmbH oder gar eine AG gewählt wird, dafür werden in erster Linie steuerliche Gründe ausschlaggebend sein. Ein Investor als **Betreiber** macht die behördliche Genehmigung dank einschlägiger Erfahrungen mit rein wirtschaftlich denkenden Unternehmen

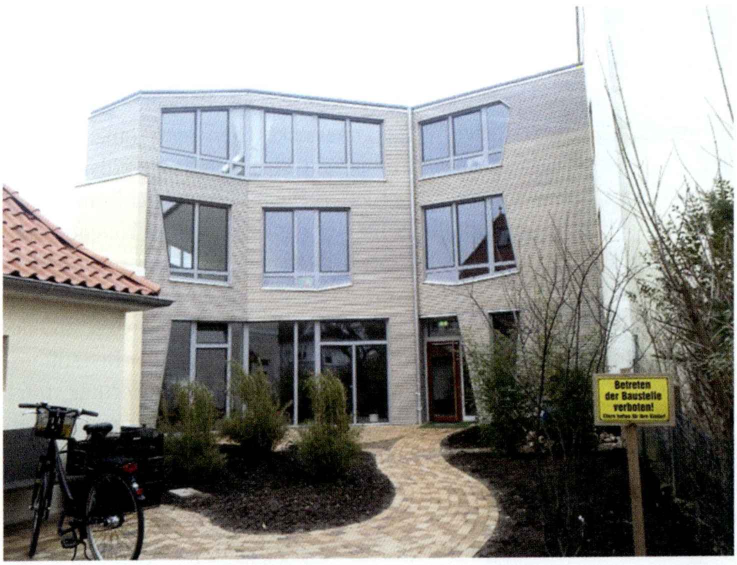

Abb. 17.1 Der Neubau einer Tagesklinik erfordert eine umfangreiche Planung.

evtl. schwerer. Ein bereits bekannter Player im Gesundheitswesen hat es mit der Zulassung leichter, weil er sein soziales Engagement und eine sinnvolle, mit anderen psychiatrisch-psychosomatischen Angeboten vernetzte Konzeption glaubhaft vertreten kann.

Die **Finanzierung** muss abgeklärt werden. Auch wenn die Kosten für Immobilie und Erstausstattung mit Sachmitteln eigentlich vom Land nach KHG („Gesetz zur wirtschaftlichen Sicherung der Krankenhäuser und zur Regelung der Krankenhauspflegesätze") übernommen wird, ist inzwischen regelhaft mit einer Vorfinanzierung und erheblichen Eigenanteilen der Kosten (➤ Box 17.1) durch den Betreiber zu rechnen. Übrigens muss nicht immer ein Haus gebaut werden. Es können auch Räume angemietet werden.

BOX 17.1
Investitionskosten

- Planerstellung
- Immobilienerwerb oder Neubau
- Architektenleistung, Neu- und Umbauleistungen
- Diverse Gebühren
- Erstausstattung
- Versicherungen
- Personalgewinnung
- PR-Arbeit und Eröffnungsfeier
- Unvorhergesehenes

Die gesetzlichen und behördlichen **Auflagen** an einen Krankenhausbau sind nicht unerheblich. Allein die Erstellung eines Brandschutzplans hat schon so manches Großprojekt an den Rand des Scheiterns gebracht. Dazu kommt ein Hygieneplan, der insbesondere die Frisch- und Abwasserkontrolle, aber auch die Nahrungsbereitstellung betrifft. Die Gewerbeaufsicht kann die Arbeitsbedingungen der Mitarbeiter und die Sicherheit des Hauses insgesamt infrage stellen. Auflagen werden oft einfach aus dem vollstationären Bereich übernommen, z. B. Umkleideräume mit Dusche für Mitarbeiter und auch noch geschlechtergetrennt vorzuhalten, selbst wenn keine Berufskleidung getragen wird.

Der mühsame Weg durch die Antragsinstanzen kann abgekürzt werden, sofern der Betreiber sich entscheidet, nur **Privatversicherte** und Selbstzahler zu behandeln. Die Zielgruppe sollte in entsprechend großer Zahl im Einzugsgebiet vorkommen („Speckgürtel" der Großstädte, Beamtenhochburgen usw.) und mit speziellen Anreizen umworben werden. Dafür kann dann aber das Tagesentgelt pro Patient höher ausfallen.

17.2 Betrieb einer Tagesklinik

Geld ist ein massiver Verhaltensverstärker. Die Finanzierung des laufenden Betriebs erhält die Tagesklinik – jedenfalls für gesetzlich Versicherte – gemäß einer Pflegesatzvereinbarung mit den Krankenkassenverbänden. Die Förderung leistungsstarker psychiatrischer Kliniken über ein leistungsgerechtes Entgelt ist ein nachvollziehbares politisches Anliegen, birgt in der Umsetzung aber viele Tücken.

17.2.1 Steuerungsinstrumente

Eine den DRGs der somatischen Fächer vergleichbare diagnoseabhängige Pauschalsumme als Entgelt (pauschales Entgeltsystem in Psychiatrie und Psychosomatik, **PEPP),** die auf Wunsch des Gesundheitsministeriums seit 2009 umgesetzt werden sollte, konnte bislang als alleiniger Erlösmaßstab abgewendet werden. Die Pauschalen (PEPPs) stellen nämlich für die psychiatrischen Krankenhäuser insgesamt einen starken Anreiz zur Konzentration auf die jeweils gerade höchstdotierten Fälle dar. Fehlanreize, wie sie aus der Somatik berichtet werden, wären dann auch in der Psychiatrie zu erwarten. Einzelne früh optierende Tageskliniken rechnen bereits nach PEPP ab, während andere noch tagesgleiche Pflegesätze vereinbaren. Die für Tagesklinik einfachen Regularien wurden inzwischen durch vielfältige Zusatzcodes verfeinert. Insbesondere die eher zur Vorbereitung geplanten Operationen- und Prozedurenschlüssel (OPS) haben an einigen Stellen bereits jetzt mit ihren in 25-Minuten-Abschnitten zu dokumentierenden Therapieeinheiten zu sinnfreien Umstellungen von Behandlungen, entsprechend der Dokumentation, geführt.

Tageskliniken haben bzgl. Aufwand und Verweildauer viel häufiger als vollstationäre Kliniken „Regelfälle“, um die herum sich wenige Ausreißer nach beiden Seiten gruppieren. Insofern ist für sie eine Systemumstellung weniger zu fürchten, sofern die Bewertungsrelation gegenüber vollstationärer Behandlung nicht zu niedrig angesetzt wird. Eine realistische Folge der Vorbereitungen zu PEPP ist, dass die bereits jetzt absehbar hohe Komplexität der PEPPs und OPS auch in Tageskliniken medizinische **Kodierfachkräfte** auf den Plan ruft, die trotz ihrer Patientenferne Mitsprache in der Behandlung haben. Außerdem wird die Investition in die **IT-Infrastruktur** immer höher ausfallen müssen. Die Tagesklinik kommt nicht um die gesetzlich vorgeschriebenen Kommunikationswege herum, über einen lizensierten Anbieter Software für die Datenübermittlung nach § 301 SGB V und PEPP-Grouper zu kaufen, die durch die im freien Fluss befindliche Gesetzeslage auch noch praktisch jedes Jahr aktualisiert werden müssen.

Nach dem „Gesetz zur Weiterentwicklung der Versorgung und der Vergütung für psychiatrische und psychosomatische Leistungen“ **(PsychVVG** von 2016) wird in den nächsten Jahren, entgegen den ursprünglichen Planungen zum PEPP, kein landeseinheitliches Preisniveau mehr eingeführt. Besonderheiten der einzelnen Tagesklinik, wozu akute Pflichtversorgung und ein aufwendiger zu versorgender Personenkreis gehören dürften, werden mit einem höheren Pflegesatz dotiert, sofern hierfür die dafür vorgesehenen, aber noch nicht entwickelten Standards zu Personalstärke und -qualifikation vorgehalten werden.

Um das wirtschaftliche Leben einer Tagesklinik zu gewährleisten, sollten genügend tagesklinische Behandlungen stattfinden, um die **Betriebskosten** zu sichern und geplante Überschüsse zu realisieren. Tageskliniken sind durch ihre hohe Belegungsquote mit überwiegend längeren Wartelisten auf der **Einnahmeseite** zuverlässig planbar. Und auch bei den **Betriebskosten** sind nur wenige Risiken zu befürchten. Den größten Teil nehmen die Personalkosten ein. Diese sind durch PsychPV und Tarifvertrag bzw. Arbeitsvertragsrichtlinien (AVR) ebenfalls recht starr. Einnahmen- und Ausgabenseite sind beide kleiner als in der Klinik, sodass auch die Überschüsse geringer ausfallen. Und da die Bundesländer bekanntlich ihren Verpflichtungen zur Übernahme der Investitionskosten nach dem Krankenhausfinanzierungsgesetz (KHG) unzureichend nachkommen, ist **Rücklagenbildung** notwendig, um möglichst keinen Investitionsstau aufkommen zu lassen.

Die Zusammenarbeit zwischen medizinischer und wirtschaftlicher Leitung ist zum Austausch von Informationen und Planungen über Belegungsschwankungen, Ersatzbeschaffungen oder Personalwechsel unerlässlich. Dem Austausch dienen monatliche bis vierteljährliche **Leitungskonferenzen.** Anstehende gesetzliche Regelungen müssen rechtzeitig vor Inkrafttreten auf die daraus resultierenden finanziellen Risiken und Chancen abgeklopft werden. Flexibel auf die Persönlichkeit der Tagesklinikleiter eingehen zu können zeichnet eine gute Geschäftsführung aus: Unsichere Chefärzte benötigen mehr Absprachen und Pläne, visionäre Chefs einen häufigen Realitätscheck, und medizinisch und wirtschaftlich erfahrene Leitungskräfte brauchen eher Freiräume zur Entwicklung. In allen Fällen ist gegenseitiges Vertrauen die beste Basis für erfolgreiches Arbeiten.

Instrumente der Planung wie die *Balanced Score Card* (Stoll 2013) stellen, in aufgabenspezifisch abgespeckter Version, auch im Gesundheitsbereich eine gut anwendbare Planungsgrundlage dar. Ein Managementzyklus erleichtert das Hierarchisieren von Vorhaben mit Zeitachse und Verantwortlichen und Umsetzungsschritten. Die Auswirkungen von Entscheidungen auf Patienten, Finanzen und Verwaltung sollten den Gesichtspunkten von Vorteilen, Nachteilen, Chancen und Risiken (SWOP-Analyse) unterliegen. Die Transparenz von strategischen Entscheidungen, wenn auch nicht immer in der ganzen Fülle, erleichtert es Mitarbeitern, diese motiviert mitzutragen. Wichtige Prinzipien für eine erfolgreiche Krankenhaus- und damit auch Tagesklinikmanagerin sind in ➤ Box 17.2 beschrieben.

BOX 17.2

Die wichtigsten Prinzipien eines erfolgreichen Krankenhausmanagements (nach Weimann 2017)

1. Involvieren Sie Ihre Mitarbeiter, Patienten und Einweiser.
2. Schaffen Sie eine Corporate Identity, die Sie gegenüber der Konkurrenz absetzt.
3. Entwickeln Sie Visionen und setzen Sie Prioritäten.
4. Stellen Sie sich aktiv dem Wettbewerb.

5. Schaffen Sie eine offene Kommunikation, Wertschätzung und einen krankenhausinternen Verhaltenskodex.
6. Schaffen Sie positive Einstellungen zu Veränderungen.
7. Entwickeln Sie gemeinsam mit Ihren Mitarbeitern die Strategien der Klinik und kommunizieren Sie regelmäßig die klinik- und handlungsrelevanten Kennzahlen.
8. Engagieren Sie die besten Mitarbeiter auf dem Markt, geben Sie ihnen Entfaltungsmöglichkeiten und setzen Sie sie ihren Fähigkeiten entsprechend ein.
9. Managen Sie Konflikte professionell.
10. Seien Sie ein verlässlicher Partner.

Ökonomische Steuerung erfordert aktuelle Informationen. Günstig ist dafür aufseiten der Finanzbuchhaltung eine **Kostenstellenrechnung,** damit die exakte Zuordnung von Einkommen und Ausgaben für Management und Klinikleitung als Grundlage von Entscheidungen genutzt werden kann. Auch der Zugang zu einer zeitnahen, zumindest groben Gewinn-Verlust-Rechnung ist ein wichtiges Hilfsmittel für den Tagesklinikchef, um Investitionsentscheidungen zum passenden Zeitpunkt vornehmen zu können oder nach etwaigen Alternativen in der Lebensmittelversorgung, Medikation oder Laborchemie zu suchen.

Die Personalkosten sind mit ca. 80 % der Ausgaben dagegen der wirklich entscheidende Posten. An **Personal** zu sparen senkt unweigerlich die Qualität und damit auch den langfristigen Erfolg und Ertrag. Personalvorgaben werden künftig in Budgetverhandlungen mit den Krankenkassen detailliert nach Berufsgruppen der Mitarbeiter geführt werden müssen. Praktisch effektiver als die reine numerische Fülle ist eine hohe Qualifikation geeigneter Therapeuten. Und da für einige tagesklinisch relevante Berufsgruppen im ländlichen Bereich bereits jetzt ein leergefegter Arbeitsmarkt vorliegt, lohnt sich die Personalpflege.

Sachkosten wie Energie, Versicherungen, Abschreibungen und Büromaterial sind nur wenig veränderbar. Der Tagesklinikleiter kann aber Investitionen verzögern oder vorziehen. Und die Selbststeuerung in einem festgelegten Rahmen fördert auch die Arbeitszufriedenheit der Mitarbeiter.

17.2.2 Pflegesatzverhandlung

Sobald die Genehmigung zum Betrieb erteilt wurde (und später jährlich), muss mit den Krankenkassen über einen **Pflegesatz** verhandelt werden. Dieser setzt sich derzeit noch zusammen aus einem tagesgleichen **Basis- und Abteilungspflegesatz** und dem zu erwartenden Grad der Belegung, ausgedrückt in Behandlungstagen, was multipliziert ein Jahresbudget ergibt. Die Verhandlung muss von Tagesklinikseite aus proaktiv betrieben werden. Die Krankenhausgesellschaften unterstützen zwar dabei, dennoch ist die Beschäftigung eines professionellen Beraters für die Tagesklinik zielführender.

Durch die leider nur wenig flexible Ausgabenseite kommt der **Verhandlung des Pflegesatzes** mit den Krankenkassen große Bedeutung zu. In Deutschland liegen die zusammengefassten Abteilungs- und Basispflegesätze wohl überwiegend zwischen ca. 120 und 220 Euro/Tag (die 5-Tage-Woche darf bei den Berechnungen nicht übersehen werden!). Besonderheiten können berücksichtigt werden (➤ Tab. 17.1). Alle Angaben sollten auch gut belegt werden können. Hieran zeigt sich, wie wichtig die Einbeziehung der Tagesklinikleiterin in die Pflegesatzverhandlungen ist. Im regionalen Austausch unter den Tageskliniken kann etwa abgeschätzt werden, ob der eigene Pflegesatz über- oder unterdurchschnittlich ist und

Tab. 17.1 Argumente für einen höheren bzw. geringeren Pflegesatz

Höhere Erlöse	Geringere Erlöse
Größere Anzahl multimorbid Erkrankter	Erhöhte Quote von Fehlbelegungen
Höherer Personalaufwand bei adoleszenten Patienten	Ineffiziente Therapie mit zu langen Verweildauern
Stärkere Belegungsschwankungen in der Regionalversorgung mit Sofortaufnahme in der Tagesklinik	Zu hohe Entlohnung der Mitarbeiter
Höherer Material- und Personalaufwand bei Mutter-Kind-Einheiten oder in der Gerontopsychiatrie	Überdurchschnittlich hoch kalkulierte Sach- oder Materialkosten
Intensivere Entlassungsvorbereitung bei unzureichenden ambulanten Weiterbehandlungsangeboten	Hoher Anteil von Verlegungen aus dem vollstationären Bereich

18.1 Von Moskau über London in die deutsche Provinz

1933, inmitten stalinistischer Gewaltherrschaft, entstand in **Moskau** die erste psychiatrische Tagesklinik (Dshagarov 1937). Die chronische **Überbelegung** der psychiatrischen Kliniken ließ nach neuen Formen der Behandlung suchen. Die Kranken wurden mit allen damals üblichen therapeutischen und diagnostischen Methoden versorgt. 78 % wurden in den ersten Jahren direkt eingewiesen und 22 % verlegt. **Arbeitstherapie** erhielt breiten Raum. In einem **festen Tagesplan** wechselten medizinische Behandlung und Visiten mit Arbeitsphasen und Pausen, Mahlzeiten und Kunst ab. Die Stigmatisierung war in der Tagesklinik geringer. Die Effektivität der tagesklinischen Behandlung war, wie sich zeigte, mit der vollstationären vergleichbar und dabei auch noch günstiger.

1946 gründete D. E. Cameron in **Montreal** im Allen Memorial's Institute die erste westliche Tagesklinik, gefolgt 1948 von der Gründung des Marlborough Day Hospital durch Joshua Bierer am Social Psychiatry Centre im **London**er Stadtteil Hampstead (Winick 1960). Bis 1959 waren schon 38 Tageskliniken in Großbritannien eröffnet worden (Garlipp 2008). In Größe und therapeutischem Angebot glichen sie den heute üblichen. In **London** forcierte die antipsychiatrische Bewegung von Ronald Laing und David Cooper die neue Behandlungsform für schwer psychisch Erkrankte. 1972 existierten in Großbritannien 145 Tageskliniken, die 11,4 % der Krankenhausfälle behandelten, entweder im Rahmen therapeutischer Kurz- oder rehabilitativer Langaufenthalte (Sachverständigenkommission 1975).

In **Deutschland** begannen 1959 später namhafte Psychiater (K. P. Kisker, H. Häfner, Ch. Müller, W. Bräutigam) mit der Gründung der ersten Nachtklinik in **Frankfurt/M.** unter Caspar Kulenkampff und Jürg Zutt (Finzen 1986). Daraus wurde 1961 oder 1962 zeitgleich mit einer Initiative in **München** die erste deutsche Tagesklinik. 1972 arbeiteten 20 Tageskliniken in Deutschland (Fanai 1972).

Vor Einführung der **Psychiatrie-Enquete** 1975 (Expertenkommission 1988) waren Tageskliniken in Deutschland nur vereinzelt und nur in Großstädten verfügbar. Mit der regionalisierten Dezentralisierung der psychiatrischen Krankenhäuser entstand ein für das Wachstum von Tageskliniken äußerst günstiges Klima. 1995 verfügte beinahe jedes psychiatrische Krankenhaus bzw. jeder Kreis über eine Tagesklinik.

1976 begann die Differenzierung mit der ersten **gerontopsychiatrischen** Tagesklinik in Hamburg. Anfang der 1990er-Jahre kamen die ersten Tageskliniken für **psychosomatische** Behandlung in Berlin und München dazu. Danach folgten erste **Suchttageskliniken** und weitere Subspezialisierungen.

18.2 Die neuere Entwicklung der Tagesklinik

In der westlichen Welt erwuchsen die tagesklinischen Anfänge aus einer institutionskritischen, sozial- bis antipsychiatrischen Tradition, die auf heilsame Formen menschlicher Gemeinschaft gegenüber der früheren Kasernierung setzte. Die **therapeutische Gemeinschaft** mit großer Nähe zwischen den Kranken und ihren Helfern standen dem Leben in einer großen Wohngemeinschaft näher als in einer institutionalisierten Psychiatrie. Der Moskauer Beginn kombinierte dagegen bereits das Element der **Wirtschaftlichkeit:** als günstiger Ersatz für fehlende Krankenhausbetten mit **sozialintegrativen** entstigmatisierenden Ansätzen. Der Gesichtspunkt der Aufwandsersparnis setzte sich in Deutschland in den letzten Jahrzehnten als treibendes Argument tagesklinischer Entwicklung gegenüber einer zuvor eher qualitativ begründeten Maxime durch.

Auch wenn über Menge und Dauer psychopharmakologischer Behandlung bis zuletzt Debatten geführt wurden (Lehmann et al. 2017), ist die **Psychopharmakologie** aber so erfolgreich, dass sie als Kernelement aller Tageskliniken unersetzlich wurde. Die **sozialintegrativen** Anstrengungen wurden mit immer spezifischeren Therapieformen einer störungsspezifischen und hochprofessionalisierten **Psychotherapie** ergänzt. Ob Ursache oder Folge – dies hat die diagnostische Zusammensetzung der Tagesklinikpatienten erheblich verändert. Die Orientierung an den schwer durch chronische Krankheit und Hospitalisierung gezeichneten Psychiatriepatienten der 1960er- und 1970er-Jahre wurde weitgehend aufgegeben. Wie auch sonst in der Psychiatrie und Psychosomatik dominieren in den Tageskliniken affektiv erkrankte, angstkranke und suchtkranke Patienten.

Politisch marktliberale Umorientierung führte dann weg von Gesundheitsfürsorge als einer staatlichen Aufgabe. In Angebotskonkurrenz sollte der niedrigste Preis für die beste **Gesundheitsdienstleistung** erstritten werden. Ethische Maximen wurden in den Bereich der Qualitätssicherung oder aushangfähiger Leitbilder abgedrängt. Der politische Wunsch nach Standardisierung und Vergleichbarkeit führte zur **teilstationären Klinik** statt zur ursprünglichen **Tagesklinik.** Defizitdefiniert beinhaltete Tagesklinik dann die Klinik minus der Übernachtung, während zuvor die Tagesklinik beste Kliniktherapie plus soziale Integration bedeutete. Die sozialintegrative Ausrichtung konnte den Tageskliniken vielerorts dennoch nicht ausgetrieben werden. Gebremst wurde die tagesklinische Ökonomisierung (noch) durch den Umstand, dass über vollstationäre Behandlung ein etwas höherer Gewinn entnommen werden kann als bei der teilstationären Behandlung, die im Schnitt nur ein dürres, aber sicheres Gewinnergebnis aufweist.

Die geradezu fließbandmäßig durchgestylten Therapieabläufe riesiger Rehabilitationskliniken mit elektiver Aufnahme einheitlicher Störungsbilder förderten auch entsprechende Tageskliniken, neben denen die auf Gemeinschaft und individuelle Therapiegestaltung setzende Tagesklinik weiterhin hochgeschätzt bleibt. Der **Wettbewerb** unterschiedlicher Formen der Tageskliniken läuft.

Auch die **Universitätskliniken** sind inzwischen auf den Zug aufgesprungen und betreiben allerorts Tageskliniken. Allerdings gilt es für sie nun, 60 Jahre vernachlässigter Versorgungsforschung in der Tagesklinik nachzuholen. Moderne Großkliniken offerieren als **Zentren seelischer Gesundheit** ein breites Portefeuille psychiatrischer Leistungen unterschiedlicher Intensitätsgrade, darunter auch eine bis mehrere Tageskliniken. Die noch geringe Erfahrung im teilstationären Vorgehen wird durch die Menge an Tagesklinikplätzen bald kompensiert sein.

Der Druck hin zu einer Verkürzung und Optimierung der Behandlung verändert die klassische Tagesklinik bereits zum **„Fast-Food**-Drive-in" der Psychiatrie. Während die Vorteile gegenüber vollstationärer Versorgung gut untersucht sind, wird die Tagesklinik sich künftig andererseits auch gegenüber **intensivierten ambulanten** und aufsuchenden Therapieformen (z. B. stationsäquivalente Behandlung [StäB], Home Treatment usw.) behaupten müssen.

In der deutschen Tagesklinik begegnen sich aktuell die psychiatrischen und psychosomatischen Bewegungen der letzten Jahrzehnte. Das multiprofessionelle Team mit einem psychotherapeutisch eklektischen Angebot, mit neuesten biologischen und personalaufwendigen sozialintegrierenden Therapien stößt auf evidenzbasierte und hoch manualisierte Behandlungsformen. Alte hierarchische Professionsgrenzen und neue gesundheitsökonomische Managementkonzepte reiben sich. Die Tagesklinik behält durch diesen Schmelztiegel ihre innovative Kraft und ihr Entwicklungspotenzial (➤ Tab. 18.2).

Die Entwicklung zu kennen macht wachsam, um die deutlichen Vorteile, aber auch die Gefahrenquellen der Tagesklinik zu erkennen und Tageskliniken in ihren aktuellen Möglichkeiten und Grenzen stärker auszuloten und zu festigen. Nun erst einmal innezuhalten bleibt vermutlich ein frommer Wunsch.

Die Tagesklinik sollte – als Gegenbild zu einer akuten psychiatrischen Aufnahmestation – ein Ort der **würdevollen Begegnung** von Menschen mit der Erfahrung einer psychischen Störung werden. Um die Mittel, wie dies zu erreichen ist, wird immer wieder gerungen. Konsens bleibt, dass der Kontakt zum gewohnten Lebensumfeld nicht aufgegeben wird.

Tab. 18.2 Der Beitrag unterschiedlicher Institutionen zur tagesklinischen Weiterentwicklung

Psychiatrische Institutionen	Entwicklungsbeitrag
Sozial- und Gemeindepsychiatrie	Enthospitalisierung, Orientierung am Lebensalltag
Psychosomatische Rehabilitationskliniken	Standardisierte Therapiemanuale für ausgewählte Patienten
Universitätskliniken	Forschung zur Wirksamkeit einzelner Elemente der Tagesklinik
Budgetfinanzierte Zentren seelischer Gesundheit	Durchlässige bis aufgelöste Grenzen zwischen voll-, teilstationär, ambulant und aufsuchend
Home Treatment	Intensive Nähe zum sozialen Umfeld

LITERATUR

Dzhagarov MA. Gesammelte Erfahrung über die Arbeit in einer Tagesklinik für seelisch Kranke. Neuropatologia i Psychiatria 1937; 137–147.

Expertenkommission der Bundesregierung. Empfehlungen der Expertenkommission der Bundesregierung zur Reform der Versorgung im psychiatrischen und psychotherapeutisch/psychosomatischen Bereich. Bonn: Bundesministerium für Jugend, Familie, Frauen und Gesundheit 1988.

Finzen A. Tags in die Klinik – abends nach Hause. Die Tagesklinik. Bonn: Psychiatrie-Verlag 1986.

Finzen A. Eine kurze Geschichte der psychiatrischen Tagesklinik. Bonn: Psychiatrie-Verlag 2003.

Fanai F. Die sozialtherapeutische und sozialmedizinische Bedeutung der Tagesklinik. Die Medizinische Welt 1972; 23: 1287–1290.

Garlipp P. Evaluation allgemeinpsychiatrisch-tagesklinischer Behandlung unter besonderer Berücksichtigung des Behandlungsendes. Heidelberg: Springer 2008.

Lehmann P, Aderhold V, Rufer M et al. Neue Antidepressiva, atypische Neuroleptika. Berlin: Verlag Peter Lehmann 2017.

Winick Ch. Psychiatric day hospitals: a survey. Social Issues 1960; 16(2): 8–13.

KAPITEL

19 Aktueller Stand der Tagesklinik in Deutschland und Europa

Für Tageskliniken existieren noch keine S3-Leitlinien. Kenngrößen (➤ Tab. 19.1), als erste Erhebungen des Ist-Werts, liegen inzwischen vor (Hopf und Diebels 2017). Es bleiben jedoch zu viele Einflussgrößen, als dass in absehbarer Zeit eine saubere Analyse die optimalen Wirkfaktoren isolieren könnte.

Tab. 19.1 Kenngrößen deutscher psychiatrischer Tageskliniken 2014 (Hopf und Diebels 2017)

Behandlungsplätze pro Tagesklinik	20,3
Auslastung	97,3 %
Tagesklinik als eigenständiges Krankenhaus	23,4 %
Raum pro Behandlungsplatz	20,5 m²
Mitarbeiter pro Behandlungsplatz	0,46
Behandlungszeit pro Woche	39,8 Stunden
Vorgespräche zur Aufnahmeindikation	98 %
Wartezeit zur Aufnahme	6,5 Wochen
Therapiegruppe für die Wartezeit	11 %
Weiterbehandlung in eigener PIA	74 %

19.1 Anzahl, Ausstattung, Verteilung in Deutschland

Nach langsamem Wachstum in den 1950er- bis 1970er-Jahren nahm die Zahl der Tageskliniken in Deutschland ab den 1980er-Jahren stark zu (➤ Abb. 19.1). 2018 verzeichnet die Liste der DATPPP über 720 Tageskliniken. Insbesondere psychosomatische Tageskliniken kamen in den letzten Jahren verstärkt hinzu. Inzwischen sind im städtischen und großstädtischen Milieu ausreichende bis gute Versorgungsgrade an Tagesklinken erreicht. Die Entwicklung geht hier zu weiteren Subspezialisierungen.

In jedem Bundesland wurden Tageskliniken als die erwünschte Alternative zum psychiatrischen Großkrankenhaus geplant. Praktisch jeder Kreis der Bundesrepublik Deutschland hält wenigstens eine, wenn nicht gar zwei bis vier psychiatrisch-psychosomatische Tageskliniken bereit. Die **Verteilung** der Tageskliniken auf die Bundesländer entspricht recht gut dem Bevölkerungsanteil der jeweiligen Bundesländer. Die anderen Kennwerte schwanken unsystematisch (➤ Tab. 19.2).

19.2 DATPPP, Länder-AGs

Zur **Interessenvertretung** und zur Förderung von Behandlungsqualität und Forschung in Tageskliniken wurde 2004 die Deutsche Arbeitsgemeinschaft der Tageskliniken Psychiatrie, Psychotherapie und Psychosomatik e. V. (DATPPP; ➤ Abb. 19.2) gegründet, die langjährig von Prof. Bernd Eikelmann geführt und geprägt wurde.

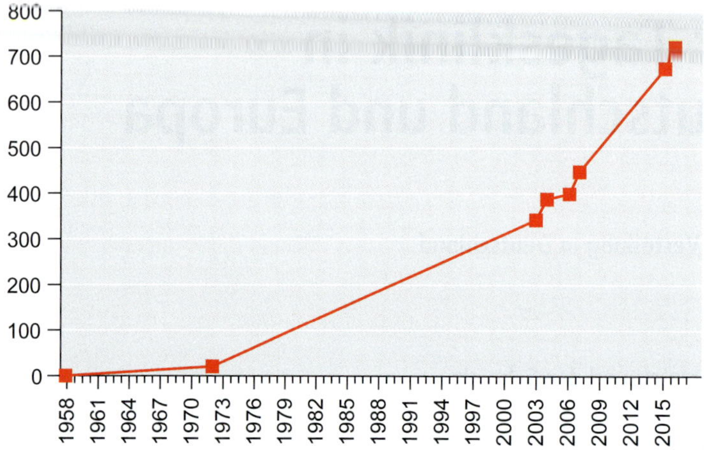

Abb. 19.1 Anzahl der psychiatrischen Tageskliniken für Erwachsene in Deutschland

Tab. 19.2 Unterschiede zwischen den Bundesländern in tagesklinischen Kenngrößen

Bundesländer	Behandlungsdauer	Plätze/TK	Aufnahmen/Platz/Jahr	m^2/Platz	Mitarbeiter/Platz
Deutschland	35,61	20,29	7,95	20,47	0,46
Baden-Württemberg	42,00	20,94	6,40	26,53	0,47
Bayern	39,86	22,21	7,22	19,10	0,40
Berlin	36,50	28,14	9,11	23,50	0,38
Brandenburg	32,25	17,62	7,77	16,92	0,36
Bremen	40,00	17,00	9,41	–	0,39
Hamburg	36,75	20,50	7,89	15,00	0,40
Hessen	34,41	16,65	8,25	23,38	0,75
Mecklenburg-Vorpommern	42,00	18,78	7,36	20,89	0,38
Niedersachsen	38,33	17,07	7,30	19,07	0,45
Nordrhein-Westfalen	34,91	21,67	8,35	17,20	0,40
Rheinland-Pfalz	39,29	18,11	7,25	21,35	0,43
Saarland	22,19	20,00	7,25	–	0,38
Sachsen	34,33	26,00	8,97	14,85	0,35
Sachsen-Anhalt	33,20	20,43	9,47	–	0,68
Schleswig-Holstein	29,76	19,35	9,53	20,14	0,45
Thüringen	26,75	28,00	9,40	16,03	0,37

DATPPP
Deutsche Arbeitsgemeinschaft Tageskliniken e.V.
Psychiatrie · Psychotherapie · Psychosomatik

Abb. 19.2 DATPPP-Logo

Die DATPPP ermöglichte die Zusammenstellung **wissenschaftlicher Literatur** zu Wirksamkeitsforschung (z. B. Schützwohl et al. 2007; Schultz-Venrath 2011; Eikelmann und Harter 2006; Zeeck et al. 2013 u. v. m.), Bestandsaufnahme (Eikelmann et al. 1999; Diebels 2004; Haltenhof et al. 2006, Hopf und Diebels 2017; Kallert et al. 2003) und Kosteneffizienz

(Kallert et al. 2005; Pausch et al. 2017) der Tageskliniken (➤ Box 19.1). Einzelne Tagesklinik erhalten Beratung und einzelne Mitarbeiter Fortbildung.

BOX 19.1

Aufgaben der DATPPP (www.datppp.de)

- Organisation von jährlichen Tagesklinik-Konferenzen
- Sponsoring von Forschungsvorhaben
- Vernetzung der Tageskliniken untereinander
- Vernetzung mit anderen Berufsverbänden
- Erstellen einer aktuellen Liste aller deutschen Tageskliniken
- Unterstützung von Gesundheitspolitik
- Einzige **Qualifizierungsfortbildung** für Tagesklinikmitarbeiter

Lokale Netzwerke von Tageskliniken oder **Landesarbeitsgemeinschaften** stellen eine gute **Informationsbörse** dar. Im lokalen Miteinander können Qualitätsstandards definiert werden, z. B. für ein Mindestmaß an Ausstattung, Mitarbeiteranzahl und -qualifikation sowie Therapieangeboten. Gemeinsam kann dort überlegt werden, wie man einen noch unerfahrenen MdK-Gutachter an die Tagesklinikarbeit heranführt, welche Kantine leckeres Essen preisgünstig anbietet oder welche Tagesklinik Erfahrungen mit Home Treatment gemacht hat. **Landesarbeitsgemeinschaften** können als Qualitätszirkel ihre Prozesse und Ergebnisse gut vergleichen und Ursachen und Folgen von Unterschieden in Verweildauer, Kontraindikationen oder Personalschlüssel diskutieren.

19.3 Tageskliniken in Österreich und der Schweiz

In **Österreich** wächst die Zahl tagesklinischer Angebote, ist allerdings noch nicht flächendeckend. Die Entwicklung verläuft regional noch sehr unterschiedlich, am schnellsten entwickeln sich Tageskliniken in den großen Städten. In der Arbeit von Evans et al. (2016) an 25 österreichischen Tageskliniken ergab sich eine durchschnittliche Größe der psychiatrischen Tageskliniken von 13,34 Plätzen, an denen 10,64 Mitarbeiter mit auffallend hoher Psychotherapieausbildungsquote tätig waren. Die mittlere Verweildauer lag bei 10,5 Wochen. Die durchschnittliche Wartezeit zur Aufnahme betrug 44 Tage. Psychosomatische Tageskliniken nehmen ein eingeschränkteres Spektrum von Erkrankten auf.

Im Gegensatz zur klaren gesetzlichen Einbindung der psychiatrischen Tageskliniken in Deutschland wurde in der **Schweiz** keine durchgehende teilstationäre Finanzierung in der Gesundheitsgesetzgebung vorgesehen. Dadurch kamen die schweizerischen psychiatrischen Tageskliniken in die missliche Situation – abhängig von der kantonalen Situation –, verschiedene Finanzierungen von ärztlicher, nichtmedizinischer Therapie und der Grundversorgung zusammenführen zu müssen. So müssen mancherorts Kunsttherapie und Mittagessen von den Patienten bezahlt werden, während die ärztliche Visite von der Versicherung übernommen wird. Auch hier bewährt sich der gemeinsame Zusammenschluss durch Mitgliedschaft in der für die Schweiz 2010 gegründeten **SGPPT** (www.sgppt.ch), die allein 36 Tageskliniken, überwiegend in der deutschsprachigen Schweiz, als Mitglieder führt.

19.4 Tageskliniken in Europa

In Europa besteht ein Wirrwarr unterschiedlichster Gesundheitssysteme. Ebenso bunt sind deshalb die Häufigkeit und die Einbindung von Tagesklinken. 2003 zeigten sich in einer Vergleichsstudie stationär vs. teilstationär in fünf europäischen Ländern überwiegend vergleichbare Ergebnisse zwischen den Sektoren und den Ländern (Kallert et al. 2005; Priebe et al. 2011). Weitere Untersuchungen ergaben für Europa eine gleich große Effektivität von Tageskliniken und Kliniken (Marshall et al. 2011; Lopes und Curral 2012).

In einem eigenen *European Day Clinic Project* (EDCP) weisen erste Ergebnisse darauf hin, dass die Tagesklinik überwiegend noch als Ergänzung zur vollstationären Behandlung gesehen wird, aber auch die soziale Rehabilitation als Spezifikum geschätzt wird. Tagesklinik als Akutklinik für Krisenintervention wird noch selten genutzt. Derzeit lässt sich nur sehr grob zeigen, dass eine wachsende Tagesklinikszene im Baltikum und auf dem Balkan entsteht, in

Polen und Tschechien auf bewährte Tradition zurückblicken kann und in Südeuropa auf niedrigem Niveau Bestand hat. In Nordeuropa, den Niederlanden und Großbritannien wurden Tageskliniken weitgehend verlassen und die stationäre Psychiatrie insgesamt erheblich reduziert. Kein europäisches Land hat eine vergleichbar hohe Anzahl teilstationärer Kliniken und Plätze wie Deutschland.

LITERATUR

Diebels E. Aspekte einer aktuellen Bestandsaufnahme psychiatrisch-tagesklinischer Arbeit in Deutschland. In: Eikelmann B, Reker T, Albers M. Psychiatrie und Psychotherapie in der Tagesklinik. Stuttgart: Thieme 2004, S. 19–24.

Eikelmann B, Reker T, Albers M. Die psychiatrische Tagesklinik. Stuttgart: Thieme 1999.

Eikelmann B, Harter C. Entwicklung und Nutzung der psychiatrisch-psychotherapeutischen Versorgung in Deutschland – 10 Jahre auf einen Blick. Nervenheilkunde 2006; 25: 278–285.

Evans J, Dummer V, Kinzl J. Psychiatrische und psychosomatische Tageskliniken in Österreich. J. Neuropsychiatr 2016; 30: 216; https://doi.org/10.1007/s40211-016-0207-9 (letzter Zugriff: 1.5.2018).

Haltenhof H, Brüggemann B, Garlipp P et al. Klientel und Strukturmerkmale allgemeinpsychiatrischer Tageskliniken in Deutschland. Sozialpsychiatrische Informationen 2006; 36: 27–32.

Hopf H, Diebels E. Merkmale und Praxis psychiatrischer Tageskliniken in Deutschland. Psychiat Prax 2017; 44(4): 228–233.

Kallert TW, Schützwohl M, Mathes C. Aktuelle Struktur- und Leistungsdaten allgemeinpsychiatrischer Tageskliniken in der Bundesrepublik Deutschland. Psychiat Prax 2003; 30: 72–82.

Kallert TW, Schönherr R, Schnippa S et al. Direkte Kosten akutpsychiatrischer tagesklinischer Behandlung. Ergebnisse aus einer randomisierten kontrollierten Studie. Psychiat Prax 2005; 32: 132–141.

Kallert TW, Priebe S, McCabe R, et al. Are day hospitals effective for acutely ill psychiatric patients? A European multicenter randomized controlled trial. J Clin Psychiatry 2007; 68: 278–287.

Lopes R, Curral R. Day hospital in community psychiatry: Is it still an alternative to mental health care? Arquivos de Medicina 2012; 26(1): 218–223.

Marshall M, Crowther R, Almaraz-Serrano A, et al. Day hospital versus admission for acute psychiatric disorders. Cochrane Database Syst Rev 2011; 12: CD004026.

Pausch K, Nordt C, Pichler EM. Akut-Tagesklinik als kosteneffiziente Alternative zu stationärer Therapie. Neuropsychiatr 2017; 31(2): 63–69.

Priebe S, McCabe R, Schützwohl M, et al. Patient characteristics predicting better treatment outcomes in day hospitals compared with inpatient wards. Psychiatr Serv 2011; 62(3): 278–284.

Schützwohl M, Koch R, Kallert TW. Zur Effektivität akutpsychiatrischer tagesklinischer Behandlung im einjährigen Follow-up-Zeitraum. Ein Vergleich zur vollstationären Behandlung im Rahmen einer randomisierten kontrollierten Untersuchung. Psychiat Prax 2007; 34: 34–37.

Schultz-Venrath U. Psychotherapien in Tageskliniken: Methoden, Konzepte, Strukturen. Berlin: Medizinisch Wissenschaftliche Verlagsgesellschaft 2011.

Zeeck A, von Wietersheim J, Weiss H, et al. The INDDEP study: inpatient and day hospital treatment for depression – symptom course and predictors of change. BMC Psychiatry 2013; 13: 100.

KAPITEL

20 Ausblick und Zukunftsszenarien

Worauf müssen sich Tageskliniken in nächster und weiterer Zukunft einrichten? Die Entwicklungen der Vergangenheit sind auch in der Zukunft zu erwarten, und der Trend in der Medizin insgesamt und in der Psychiatrie im Besonderen wird sich auch in den Tageskliniken niederschlagen.

20.1 Ökonomisierung, Standardisierung oder bleibende Werte

Die bis in die 1990er-Jahre geltende Auffassung von der medizinischen Versorgung als öffentlicher Aufgabe ist der Skepsis vor einem ineffizienten Staat gewichen. Seither dominiert das **finanzielle Ergebnis** das medizinische, wobei ja beide nicht ohne einander dauerhaft existenzfähig sind. Zwar hat die managementartige Durchsicht der Abläufe zu einer spürbaren Verbesserung des Personal- und Mitteleinsatzes geführt und zu klaren, verlässlichen und damit sicheren Abläufen beigetragen. In der Psychiatrie sind die Einsparmöglichkeiten bei den Arbeitsmitteln jedoch so gering, dass Ausgaben künftig wohl nur auf Kosten des Personalkörpers verschlankt werden können. Zentraler Faktor der Wirksamkeit einer Tagesklinik bleibt aber unverändert die tragfähige **Vertrauensbeziehung** zwischen Patienten und Behandlern. Psychotherapie als Beziehungsmedizin benötigt nicht nur den Raum einer Praxis oder Klinik, sondern ganz wesentlich die **Zeit** der Begegnung und des Lernens.

Noch ist nicht ersichtlich, ob die steile Wachstumskurve der Tageskliniken in Deutschland nun langsam abflacht oder weiter ansteigt. *„Herausforderung wird in den künftigen Jahren sein, wie der bereits sichtbare Widerspruch zwischen ökonomiegetriebener Marktentwicklung für die vollstationäre Versorgung psychischer Krankheiten insbesondere in der Psychosomatik und der Ressourcenverteilung weiter entwickelt wird“* (Borrmann-Hassenbach 2016: 25). Die **Folgen der Zunahme** von Tageskliniken sind in den Metropolen bereits zu spüren. Aktives Zugehen auf Zuweiser und verstärkte Werbemaßnahmen zeigen einen möglichen Sättigungsgrad an, wobei vollstationäre und tagesklinische Angebote weiterhin miteinander konkurrieren. Dadurch finden sich auch immer weitere tagesklinische Subspezialisierungen, mit denen die Reichweite des Instrumentariums der Tagesklinik in der Psychiatrie und Psychosomatik weiter ausgelotet werden wird. Diese Ergänzungen sind für Patienten überwiegend sehr hilfreich, können aber auch die schwer Erkrankten aus dem Blick verlieren.

Die tagesklinische Wirkung auf die **gesamte Psychiatrie** wird jedoch bleiben. Zum qualifizierten vollstationären Alkoholentzug wird auch künftig der abendliche Besuch einer Selbsthilfegruppe im echten Leben gehören. Am Ende mehrwöchiger psychiatrischer Behandlung werden Patienten zum Vorstellungsgespräch an den Arbeitsplatz, zum ambulanten Weiterbehandler oder zum Aufräumen der Wohnung nach Hause geschickt. Und zunehmend mehr Kliniken wandeln am Behandlungsende den Status ihrer vollstationären Patienten in einen tagesklinischen um. Wäre damit kein **finanzieller Ab-**

schlag verbunden, gäbe es vermutlich noch viel mehr tagesklinische Patienten auf vollstationären Stationen. Selbst wenn die Zahl der Tageskliniken zurückgehen sollte, hat sie doch die Behandlung lebensweltnäher gemacht und zur Entstigmatisierung beigetragen.

Andererseits besteht bei niedrigen Hemmschwellen für eine Behandlung in der Tagesklinik und bei Fehlen alternativer Zuwendungsmöglichkeiten auch die Gefahr der **Psychiatrisierung** von belastenden Lebensereignissen oder Fehlentwicklungen. Vereinzelung, Verlust von frei verfügbarer Zeit, polarisierende Eigentumsverhältnisse oder ein Solidaritätsverlust sind die Stichworte absehbarer Entwicklungen. Statt Nachbarschaft oder tröstender Seelsorge werden Psychiatrie und Psychosomatik bereits jetzt bei Naturkatastrophen, Verlusten oder Krisen im Leben nachgefragt. Enge Zusammenarbeit mit Beratungsstellen, kirchlicher Seelsorge oder Familienbildungsstätten kann die Tagesklinik vor Fehlbelegung schützen. Tageskliniken sollten daher dazu beitragen, **gesellschaftlichen Zusammenhalt und gemeinsame Werte** in einer sich immer weiter fraktionierenden westlichen Zivilisation zu pflegen und erlebbar zu machen.

Künftige Themen psychiatrischer Tageskliniken können der flächendeckende Aufbau von Angeboten für psychisch kranke Eltern und Kinder sein, also für **Familien mit psychischer Krankheit.** Es fehlen Tageskliniken für psychisch **kranke Straftäter,** also im forensischen Vollzug. Die **Arbeitsrehabilitation** auf dem ersten Arbeitsmarkt ohne den Umweg über beschützte Betriebe („first place, then train“) könnte zu einer stabileren Erwerbsbiografie psychisch Kranker führen und direkt von Tageskliniken angesteuert werden. **Effektivere Akuttherapien** bei depressiven Krankheiten sind noch zu entwickeln, um der größten tagesklinischen Patientengruppe endlich schneller wirksame, affektstabilisierende Heilmittel anbieten zu können.

Regionale Budgets mit einer hohen **Flexibilisierung der Behandlung** führen zu einem spielerisch leichten Einsatz der Settings stationär – teilstationär – ambulant – aufsuchend. Erneute staatliche Verantwortung ist vermutlich gefordert, um **die Gewinnmitnahmen** durch private Tagesklinikbetreiber zu begrenzen. Ein budgetiertes Entgelt könnte Freiräume für die Entwicklung **komplexer Therapieangebote** mit allen Behandlungsphasen schaffen inkl. der **Bereiche** soziale Integration und Rehabilitation, Arbeit und Wohnen sowie Krisenbewältigung.

20.2 Patientenwünsche

Auch wenn sie logisch im Zentrum stehen sollte, wird die Antwort auf die Frage nach den Wünschen der Behandelten noch wenig thematisiert. Befragungen zur **Patientenzufriedenheit** im Rahmen des Qualitätsmanagements sind in ihrer Aussagekraft sehr begrenzt. Eine Befragung zur Bedeutung und Wirksamkeit der Tagesklinik mehrere **Jahre nach Entlassung** würde einen besseren Blick auf das Resultat ermöglichen, existiert aber noch nicht.

Dennoch lassen sich erste Anforderungen erkennen. Gewünscht wird ein **angenehmes Ambiente** mit schmackhaftem Essen und ruhigen Rückzugsräumen. Therapeuten sollen im Notfall **rasch verfügbar** sein und die Therapie zur **Verbesserung der Alltagsbewältigung beitragen.** Bei der Therapeutenauswahl wird **Mitbestimmung** gewünscht. Patienten möchten respektvoll, individuell, freundlich, in sicherem Rahmen und in einer zugewandten Beziehung behandelt werden. Tageskliniken sind hierzu schon gut gerüstet. Sie müssen aber auch in den nächsten Jahren den ihnen Anvertrauten zuhören und sich rasch auf geänderte Anforderungen einstellen. Dann bleiben sie auf der Höhe der Zeit und wirksam.

Die Tagesklinik als einen Ort der freien Entwicklung heilsamer Therapie zu erhalten, der Verbindung schafft zwischen den aktuellsten Psychotherapiemethoden, den verträglichsten wirksamen pharmakologischen Strategien und einer Milieugestaltung, die Begegnung und Bindung erlaubt und die Veränderung im echten Alltagsleben fördert: Dies gilt es zu erhalten und fortzuentwickeln …

LITERATUR

Borrmann-Hassenbach M. Versorgungsmodelle für psychische Störungen. Die Psychiatrie 2016; 13: 25–27.

20

Register